新冠肺炎综合防控诊治丛书

SERIES IN COMPREHENSIVE PREVENTION, CONTROL, DIAGNOSIS, AND TREATMENT OF COVID-19

# 全科与社区

## 分册

河南省卫生健康委员会
河南省人民医院 编写

河南科学技术出版社
·郑州·

**图书在版编目（CIP）数据**

新冠肺炎综合防控诊治丛书. 全科与社区分册 / 河南省卫生健康委员会，河南省人民医院编写. —郑州：河南科学技术出版社，2020.6

ISBN 978-7-5349-9966-6

Ⅰ.①新… Ⅱ.①河… ②河… Ⅲ.①日冕形病毒–病毒病–肺炎–诊疗 Ⅳ.①R563.1

中国版本图书馆CIP数据核字（2020）第074465号

出版发行： 河南科学技术出版社

地址： 郑州市郑东新区祥盛街27号　　邮编：　450016

电话：（0371）65788613　　65788628

网址：www.hnstp.cn

策划编辑： 马艳茹

责任编辑： 吴　沛

责任校对： 王晓红　马晓灿

封面设计： 张　伟

责任印制： 张艳芳

印　　刷： 河南新华印刷集团有限公司

经　　销： 全国新华书店

开　　本： 787 mm×1 092 mm　1/16　印张：15　字数：265千字

版　　次： 2020年6月第1版　　2020年6月第1次印刷

定　　价： 50.00元

# 丛书编委会

# 本书编委会

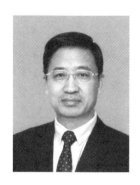

**顾建钦** 博士，主任医师，教授，硕士生导师，现任郑州大学人民医院党委书记、河南大学医学院院长（兼）。担任中国医师协会全科医师分会副会长、中国肿瘤防治联盟行政管理专业委员会主任委员、中国医师协会智慧医疗专委会智慧医院学组组长、河南省医院协会分级诊疗管理分会主任委员。长期致力于卫生健康事业发展与改革、全科医学方向的政策研究和临床工作。先后荣获郑州市"五一劳动奖章"、全国医药卫生系统先进个人、中国十大医改新闻人物、河南省卫生系统先进工作者、全国医院改革改进服务推进人物、国家卫生计生委脑卒中工程模范院长等荣誉称号。主要学术成果有：主持中央引导地方科技发展专项1项和省部级科研项目多项，获得省、市级科技进步奖10余项。以第一作者或通讯作者发表SCI/SSCI/中文核心期刊论文30余篇，主编出版《医院该给患者什么——现代医院的经营与管理》《公共卫生社会学》《健康郑州人系列丛书》《健康管理学教程》《医院信息化概论》等学术专著10余部。

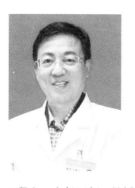

**王留义** 主任医师，教授，博士，博士生导师，郑州大学人民医院全科医学科主任。美国心脏病学会（AHA）会员，欧洲心脏病学会（ESC）会员，中国医师协会全科医师培训专家委员会委员、中华医学会全科医学分会常务委员，中国医师协会全科医师分会常务委员，全国十佳全科专业带教老师，中国老年医学会舒缓医学分会副主任委员，中国医师协会脑心同治专业委员会副主任委员，海峡两岸医药卫生交流协会全科医学专业委员会常务委员，吴阶平基金会家庭医学部常务委员，河南省全科医学分会主任委员，河南省中西医结合学会心血管专业委员会副主任委员，河南省中西医结合学会络病专业委员会常务委员，河南省全科医生培训讲师团首席培训师，《中华全科医师杂志》《中华全科医学杂志》《中国全科医学杂志》和《医学参考报》编委等。发表SCI和国家核心期刊论文60余篇，获省部级科技进步二等奖6项，国家发明专利3项，主编专著6部。获河南省优秀青年科技专家等称号。

# 序

整合：构建新冠肺炎健康服务生态系统。

Integration: Building COVID-19 Health Services Eco-system.

人类发展史是一部人类与传染病的斗争史。在历史上，危害过人类的传染病有鼠疫、天花、霍乱、麻风、白喉、流行性感冒、梅毒、斑疹伤寒、疟疾、狂犬病、肺结核等数十种之多，其中以鼠疫、天花、流行性感冒影响最大。进入21世纪以来，SARS（严重急性呼吸综合征）、禽流感、埃博拉出血热、中东呼吸综合征等疫情频发，近期新型冠状病毒肺炎（简称新冠肺炎，COVID-19）肆虐，人类与传染病斗争的形势依然严峻。

医院作为重大传染病预警研判、医疗救治、临床研究、宣教培训的综合载体，在疫情防控中的地位举足轻重。但在新冠肺炎疫情暴发初期，也暴露了一些共性短板，如信息传递和反馈滞后、形势误判、决策不当、措施不力、反应迟缓、协调不畅、物资储备不足等。这说明，传统经验式的医院医疗健康服务供给模式，已经无法胜任传播速度快、感染范围广、防控难度大的疫情防控重任。

河南省人民医院是河南省省级新冠肺炎定点救治医院，疫情暴发初期就坚持以生态论、系统论、协同论、制度论、信息论、资源论等方法论为指导，积极整合院内、院外优质资源，构建医院主导、社区支持、社会参与的"三位一体"的新冠肺炎防控健康服务生态系统，取得了"确诊病例全部治愈、医务人员零感染"的成效。

作为奋战在新冠肺炎疫情防控一线的医务工作者，我们不仅有义务提供优质高效的医疗健康服务，更有责任从学术角度寻求在新冠肺炎大流行背景下实施有效干预和优化服务供给的一般规律，以期从临床、护理、社区干预、应急管理、线上服务等多维视角，提供新冠肺炎综合防治示范方案，为巩固我国新冠肺炎疫情防控成果、降低社会经济健康总体代价做出贡献。

基于这种思考，我们着手编写了"新冠肺炎综合防控诊治丛书"。本丛书采用理论分析结合案例报道的形式展开写作，全面总结了新冠肺炎防控健康服务生态系统所涵盖的八个学科在疫情防控中的做法和经验，编著形成九个分册：《应急管理分册》《互联智慧分级诊疗分册》《河南省人民医院公共卫生医学中心分册》《全科与社区分册》《临床诊治分册》《重症救治分册》《护理案例解析及管理分册》和《影像学诊断分册》及其英文版 *Image Atlas of COVID-19*。

《应急管理分册》旨在全面总结河南省人民医院构建新冠肺炎疫情期间应急管理体系的做法和经验，涵盖应急管理概述、灾害脆弱性分析、应急管理系统设计、线下服务应急管理、线上服务应急管理、质量安全应急管理、人力资源应急管理、科技创新应急管理、支持保障系统应急管理、信息传播宣传应急管理和境外输入性病例应急管理十一个方面的内容。

《河南省人民医院公共卫生医学中心分册》旨在呈现河南省人民医院公共卫生医学中心尤其是新冠楼的建设成果，真实反映其在疫情防控救治中发挥的重要作用。全书从医防融合、新冠时刻两方面介绍了其建设理念，从区域相对独立、流向合理顺畅、设计标准规范、配套智能高端、防护安全可靠、人性关怀服务六个方面介绍了其特色亮点，从科学规划方面介绍了其支撑保障。

《互联智慧分级诊疗分册》旨在介绍河南省人民医院新冠肺炎线上服务供给，涵盖线上服务系统总论、互联网诊疗、远程医疗服务、96195综合服务及相关制度五个方面的内容。

《全科与社区分册》以医院–社区联防联控为出发点，涵盖疫情下全科与社区的功能定位、新冠肺炎认识、医务人员个人防护、全科及社区工作、信息管理、社区护理、慢性病管理七个方面的内容。

《临床诊治分册》旨在解决新冠肺炎临床诊疗面临的困惑，涵盖新冠肺炎的概述，新冠肺炎临床病例解析，新冠肺炎诊疗热点、难点问题解析，规范化新型冠状病毒临床实验室检测四个方面的内容。

《重症救治分册》重点关注新冠肺炎合并基础性疾病的危重型患者的救治和围术期管理，涵盖新冠肺炎重型及危重型患者在重症监护病房的诊疗及救治，新冠肺炎合并心血管疾病急重症手术及围术期管理四个方面的内容。

《护理案例解析及管理分册》旨在为各级医疗机构新冠肺炎疫情防控护理组织管理提供策略，为护理人员临床护理工作提供切实可行的指导，涵盖新冠肺炎护理案例解析与护理应急管理两方面内容。

《影像学诊断分册》收集了61例典型病例的CT、DR、PET/CT、PET/MR检查，每一张图片都有解释，部分病例还有出院后影像学检查，旨在通过汇编成功救治病例的影像资料，支持临床治疗方案完善。此外，编写委员会还编写了英文版的影像学诊断分册（*Image Atlas of COVID-19*）。

本丛书理论与案例深度融合，图文并茂，可为新冠肺炎临床诊治、社区防控，以及应急管理的日常工作和专项研究提供有益参考，同时也可为政策制定者、高等院校师生及其他有兴趣的社会大众提供借鉴。

本丛书在内容编写上引用了大量文献，皆附书末，在此对原文作者表示感谢。本丛书是在河南科学技术出版社的大力支持下，由河南省卫生健康委员会和河南省人民医院科研与学科建设部、互联智慧健康服务院、全科医学科、公共卫生医学中心、重症医学中心、护理部、影像科共同努力编撰完成，在此一并致谢。

新冠肺炎是新发疾病，研究进展不断更新，加之该病资料有限、编写时间紧迫，本丛书可能存在疏漏和不足之处，恳请各位同仁批评指正。

生命至上，谨以本丛书缅怀每一位因新冠肺炎逝去者，致敬奋战在新冠肺炎疫情防控一线的广大医务工作者！

丛书编写委员会

2020年5月27日

# 前　言

晴川历历，芳草萋萋。每一个寒冬的后面都是暖春。
2020 年，因为新型冠状病毒肺炎，这个春天也变得有些特
殊。众志成城，齐心协力，华夏大地上的抗疫情况，牵动
着十四亿中国同胞的心。

河南地处中原，南接湖北，是国内有名的人口大省，
在抗击这次疫情的战斗中积累了丰富的抗"疫"管理经验。
全科医生是居民健康的"守门人"。如何守好第一道防线，
切断疾病的传播途径，基层团队和全科医生付出了不懈努
力。

本书围绕当下新冠肺炎疫情防控工作，从全科及社区
的角度进行编写。编者团队通过查阅大量文献，结合已有
疫情防控经验，从疫情下全科与社区的功能定位、新冠肺
炎认识、医务人员个人防护、全科及社区工作、信息管理、
社区护理、慢性病管理等方面分七章展开论述，内容涉及
临床医学、预防医学、心理学、中医学、流行病学、护理学、
管理学等各个方面，以期为全科及社区医生提供其所关注
问题的答案，为抗击疫情奉献一份力量。

本书的特色在于结构清晰，层次分明，内容丰富，贴
近生活及临床，实用价值高，可以作为抗击疫情期间全科
医生与社区医生的常用书。本书主要读者为综合医院全科
医学医务工作人员、基层医疗机构医务工作人员，全科医
学相关政策制定者、全科医学研究生、全科医学住院医师

规范化培训医生、实习医生、进修医生、普通大众等也可以从中有所收获。

由于时间紧迫，书中疏漏之处，请各位读者不吝雅正，万分感谢！

时至今日，疫情不止，抗战不息！每一个生命都值得被珍视，每一个英灵都值得被铭记。受苦受难的同胞们，让我们相信：希望和光明终将到来！

本书编委会

2020 年 3 月 14 日

# 目　录

# 第一章

# 全科与社区在疫情防控中的定位

从2019年12月开始，全国范围内暴发了新型冠状病毒肺炎（COVID-19，以下简称"新冠肺炎"）疫情。2020年1月20日，国家卫生健康委员会公布将新型冠状病毒肺炎归为乙类传染病，按照甲类传染病进行预防控制。新冠肺炎造成了大量的居民和医务人员感染，多省市先后启动重大突发公共卫生事件Ⅰ级响应，但疫情的暴发依然给中国和世界人民造成了巨大的生命健康威胁和经济损失。

随着国民健康素养的提高，家庭医生签约服务已经逐渐深入人心。全科医生已然成为居民健康的"守门人"。在此次疫情防控的总体工作中，全科与社区也起到了不可或缺的作用。本章将从认识突发性公共卫生事件出发，总体阐述全科与社区在疫情防控中的定位和作用。

## 一、突发性公共卫生事件

1.定义　突发性公共卫生事件指突然发生，造成或者可能造成社会公众健康严重损害的重大传染疫情、群体性原因不明疾病、重大食物和职业中毒及影响严重公众健康的事件。历史上发生的突发性公共卫生事件也不在少数，近100年来，史料记载出现过很多重大突发性公共卫生事件。每一次事件的发生都给世界造成了巨大影响，近年来我国也频繁出现了突发性公共卫生事件，比如1988年上海甲肝暴发、2003年非典型肺炎流行等，严重威胁了人民的生命健康和社会的经济稳定。

2.分类　突发性公共卫生事件具有不同的分类方法。

（1）根据受损害程度，分为一般、较重、重大和特大四类。

（2）根据造成事件的原因不同，分为两类：一类是自然灾害引起的突发性公共卫生事件；一类是由人为因素或社会动乱引起的突发性公共卫生事件。

新时期世界范围内遇到的突发公共卫生事件主要有以下几种：

1）食品安全事件：比如欧洲的二噁英污染畜禽饲料，比利时可口可乐污染，法国的李斯特菌污染熟肉罐头，日本的生拌色拉大肠杆菌污染，英国、比利时的猪口蹄疫，以及弥漫欧洲许多国家的疯牛病食品污染事件等。

2）新出现或者反复出现的传染病：新出现的传染性疾病是指新检出的、以前未明确的、能造成地方或全球公共卫生问题的疾病，比如SRAS、MERS等。反复出现的传染性疾病是指那些已经知道的，但以前没有造成很多感染而不再被认为是公共卫生问题的传染病，由于重新出现或感染人数骤增被称作反复出现的传染病。

3）意外事故：煤矿瓦斯爆炸、飞机坠毁、空袭等重大生产安全事故让我们感到震惊，一些生活意外事故也在严重威胁着人们的安全。这类事件由于没有事前的准备和预兆，往往会造成巨大的经济损失和人员伤亡。

4）生物恐怖和生物安全问题：科技发展及强杀伤性生化武器的能力大为提高，近年来恐怖事件的发生也使人们对生物战争和生物恐怖主义倍加关注。

3.危害　突发公共卫生事件造成的危害和影响巨大。

（1）突发公共卫生事件会直接危及人民群众的生命安全和身体健康。

（2）突发公共卫生事件会使人们产生不良心理反应，出现不合理的行为表现，危及社会秩序，影响社会稳定。

（3）突发公共卫生事件会影响经济发展和国家安全。

4.响应级别划分　突发公共卫生事件通常有4个级别的响应，从高到低依次如下：

（1）Ⅰ级响应：发生特别重大突发公共卫生事件，省指挥部根据国务院的决策部署和统一指挥，组织协调本行政区域内应急处置工作。

（2）Ⅱ级响应：发生重大突发公共卫生事件，省指挥部立即组织指挥部成员和专家进行分析研判，对突发公共卫生事件影响及其发展趋势进行综合评估，由省人民政府决定启动Ⅱ级应急响应，并向各有关单位发布启动相关应急程序的命令。

（3）Ⅲ级响应：发生较大突发公共卫生事件，地级以上市、省直管县（市、区）突发公共卫生事件应急指挥机构立即组织各单位成员和专家进行分析研判，对事件影响及其发展趋势进行综合评估，由地级以上市人民政府决定启动Ⅲ级应急响应，并向各有关单位发布启动相关应急程序的命令。必要时，省卫生健康委员会派出工作组赶赴事件发生地，指导地级以上市、省直管县（市、区）突发公共卫生事件应急指挥机构做好相关应急处置工作。

（4）Ⅳ级响应：发生一般突发公共卫生事件，县（市、区）［不含省直管县（市、区），下同］突发公共卫生事件应急指挥机构立即组织各单位成员和专家进行分析研判，对事件影响及其发展趋势进行综合评估，由县级人民政府决定启动Ⅳ级应急响应，并向各有关单位发布启动相关应急程序的命令。必要时，地级以上卫生健康部门派出工作组赶赴事件发生地，指导县（市、区）突发公共卫生事件应急指挥机构做好相关应急处置工作。

## 二、全科在疫情防控中的定位

全科医生作为居民健康问题的"守门人"，是大多数突发公共卫生事件的直接暴露者和首诊患者接触的对象，在应对突发公共卫生事件中起着不可替代的作用。在此次新冠肺炎暴发期间，社区全科医生在抗疫方面同样做出了巨大的贡献，但是也暴露了一些问题，比如应急反应机制不健全，应对能力不足和自我防范意识缺乏等。加强全科医生在应对突发公共卫生事件的能力，发挥其积极作用，是有效地预防、控制突发公共卫生事件，保障公众身体健康与生命安全，维持社会稳定的重要环节之一。

1.疫情报告　不管是国外还是国内暴发的突发性公共卫生事件，最先接触并进行报告的往往是全科医生。他们工作在基层，服务在社区，最有可能接触第一个发病的患者。以此次新冠肺炎为例，全科医生在社区较短时间内收治多例不明原因的发热、咳嗽的患者时，应该首先意识到可能出现的流感疫情或者其他呼吸道传染病暴发的可能，应以最快方式向当地疾病控制和疾病监测机构或卫生行政机关做出报告。突发公共卫生事件的早期报告和早期发现对于疾病预防控制、减少经济损失都具有重要的意义。

2.实施防控措施　在疾病预防与控制中心或者卫生行政部门下达防控命令之前，即刻开始社区防疫。

（1）根据所在社区情况，制定行之有效的防控措施和诊疗流程，避免感染范围的进一步扩大。

（2）采取有效的自我防范手段，比如穿戴符合要求的防护服、口罩、帽子和防护眼镜。

（3）将可疑患者进行规范隔离，详细筛查可能暴露者。

（4）对可疑患者接触过或者污染的物品、环境等进行及时消毒处理，切断病毒传播途径。

（5）对易感人群进行观察和保护，避免感染扩散。

（6）采集血样、痰液、可疑物品等，配合有关部门进行疾病的筛查工作。

（7）做好就诊患者的分流、宣教工作，稳定患者情绪。

3.患者与疑似患者的救治　医护人员是新冠肺炎患者救治的前锋，全科医生是救治工作的前卫，在疫情暴发之后，基层医疗服务机构的全科医生也不可避免地承担确诊病例和疑似病例的救治工作。救治初期，首先应该熟悉如何进行规范的个人防护，其次详细阅读并了解相关的诊疗政策和诊疗指南，在诊疗过程中给患者以合理的解释和治疗方案，帮助其树立信心、消除焦虑。最后是严格把控患者的会诊和转诊指征，在超出社区或者本身的诊疗范围时及时联系上级医师会诊或者远程会诊获取帮助，必要时转诊至上级医院进行诊疗，避免延误患者的救治。

4.开展疫情相关的宣教工作　在新冠肺炎疫情完全暴发之后，工厂停工、学校停课、车辆限行、道路关闭、小区封锁等一系列措施迅速铺开，在控制疫情的同时也给居家生活的居民造成了一定的恐慌和焦虑情绪。全科医生们应该借助自己在基层卫生服务的优势开展健康教育工作，向公众宣传疫情防控的正确方法和措施：①指导公众如何做好居家防护，比如，如何进行家庭消毒、如何做好居家隔离、如何做好自我监测。②解释公众提出的健康问题，比如出现发热怎么办，慢性病随访期到了是否需要改期，接触了可疑患者是否一定会感染等。③稳定辖区居民的情绪，比如总感觉外面全是病毒不敢开窗，开工期到了迟迟不能上班造成的焦虑等。

5.开展疫情相关问题的研究工作　在疫情暴发之后，国内外的研究者们在世界顶级期刊接连发表了自己的研究成果，比如新型冠状病毒基因序列、确诊病例临床特征分析、影像学分析、诊断方法的更新、与往年数据的对比等，这些研究帮助国家制定了防治指南，为临床防治工作提供了依据，提高了疫情防控的效率。全科医生作为基层医疗服务的提供者，不需要大量的基础研究工作，但应注意总结疫情早期防治的经验和教训，了解前沿动态，适当时可以开展疫情下其他社会问题的研究，比如公众的心理健康问题、经济损失问题、疾病认识现状等，为今后更好地防治这类事件的发生提供经验。

## 三、社区在疫情防控中的定位

社区是我们生活中不可缺少的一个综合基础的群众基础机构，其拥有庞大的群体，人们的生活和工作都是集中在社区里进行的。社区的这些特性决定了一些突发性公共卫生事件更易在人群中传播，且一旦开始传播，由于社区人口密度较大，感染人数就会很容易出现成倍增长的趋势，使病情变得更加难以控制。因此，发挥社区在疫情防控中的重要作用，减少人员往来，有利于发现隐性感染者，找出传染源，早发现、早报告、早隔离、早治疗，有效切断疫情扩散蔓延的渠道，控制并战胜疫情。SARS、甲型H1N1流感等在我国甚至世界范围内的流行，已经为我们敲响了警钟，社区工作牵一发而动全身。

1.疫情发现和处理　疫情的及时发现和正确处理对控制疫情至关重要。

（1）对于因发热、干咳、腹泻等症状就诊的病例，除询问疫区、疫源地人员或确诊病例接触史，还应注意询问家庭成员发病情况，以及家庭成员疫区、疫源地人员或确诊病例接触史。一旦诊断为疑似病例者，应填写疑似病例传染病报告卡，2h内报告辖区疾控部门；或者将患者转诊至定点医院发热门诊。不符合疑似病例标准者，根据病情需要安排进一步住院治疗或居家治疗。对于居家治疗者，社区应进一步随访其病情变化，病情无好转或恶化者，建议其返回发热门诊复查。

（2）对于符合流行病学史但是没有临床症状的居家人员进行每日访视，访视内容包括：是否发热、是否咳嗽、是否乏力等，一旦发现被访视人员出现新冠肺炎相关的症状和体征，及时上报并建议其到定点医院发热门诊进行筛查。

（3）收到疾控部门关于辖区范围内出现确诊病例或者疑似病例的通知时，应规律访视其家庭成员和接触人员，避免疫情扩散。

2.协助疾控部门进行流行病学调查　习近平总书记指出：生命重于泰山。疫情就是命令，防控就是责任。战"疫"打响后，全国各地社区坚决贯彻习近平总书记重要讲话和重要指示精神，把人民群众生命安全和身体健康放在第一位，把疫情防控工作作为当前最重要的工作来抓，通过扎实有效的工作，筑起了一条最广泛坚实的防疫战线。社区及基层医疗服务机构应该协助疾控部门详细调查确诊和疑似病例的感染来源、活动轨迹、密切接触者等信息。运用大数据、人工智能等技术，加强社区人员精准管理和疫情监测溯源，发现问题第一时间报告，建立统一高效的疫情报送系统，提高疫情防控效率和能力。合理分配本部门的人员，做好资源合理配置，在政府的正确指导下，发挥社区卫生服务机构的最大作用。

3.密切接触者或者返乡人员隔离　密切接触者或者返乡人员应进行医学隔离观察，对在家隔离居民和集中隔离居民的家人提供上门服务，提供个性化服务。加强心理干预和疏导，有针对性地做好人文关怀。对于隔离期间出现发热或者新冠肺炎相关症状时按照疫情发现和处理标准严格执行。

4.强化宣传动员　人们对新冠肺炎之所以害怕恐慌，主要是由于对其认识不足，缺乏有效的治疗手段。社区卫生服务机构要切实加强对社区居民的宣传教育工作，宣传防控措施，引导居民正确防控，自觉服从管理，支持疫情防控工作；宣传居家隔离、集中隔离、病例救治流程和做法，引导居民克服担心和焦虑心理，不信谣、不造谣、不传谣，增强打赢疫情防控阻击战的信心和决心。

5.保障社区健康服务工作　社区防控既要看到"病"，也要看到"人"；既要管理，也要服务。根据政府工作要求，有序开展筛查和健康管理工作。在突发急性事件或者慢性病随访工作中提供力所能及的帮助，避免造成疫情之外疾病影响居民健康，比如突发心脑血管事件、外伤、中毒、慢性病用药量不足等。

6.安全有效转诊　本次疫情中，老年人及合并慢性病的患者往往更容易感染，且预后更差。对于在社区接受救治的患者，由于受社区诊疗设备、人员构成及患者病情复杂性等因素的影响，往往需要进行上级医院转诊，如何进行转诊期间的防控，对于避免出现交叉感染和疫情传播至关重要。社区医疗卫生服务机构需充分评估，结合社区现有条件并且按照转诊要求执行。

# 第二章

# 认识新型冠状病毒肺炎

随着疫情相关的报道不断增多，第一例感染新冠肺炎的病例一度进入热搜榜单。新冠肺炎的高致病性，也致使许多城市陷入了"空城"的境地，很多医务人员因为感染新冠肺炎离开人世。英雄需要我们铭记，但是充当"罪魁祸首"的新冠肺炎也需要我们深刻认识。本章将从冠状病毒、新冠肺炎、新冠肺炎病毒及相关法律等方面进行深入阐述。

## 第一节　什么是冠状病毒

### 一、概述

冠状病毒在系统分类上属于套式病毒目（Nidovirales）冠状病毒科（Coronaviridae）冠状病毒属（Coronavirus）。冠状病毒科拉丁文名Coronaviridae，简称CoV，因为外形呈球状，具有花瓣状的刺突，因此根据其形状，国际病毒命名委员会在1975年正式将其命名为"冠状病毒科"。

### 二、宿主

目前已知的冠状病毒包括人类冠状病毒（HCoV），猪、猫、犬、牛、兔、大鼠、小鼠肝炎病毒，以及禽冠状病毒等20多种脊椎动物的冠状病毒，是自然界广泛存在的一大类病毒。

### 三、分类

2019新型冠状病毒（SARS-CoV-2，以前曾暂时称2019-nCoV），引发新型冠状病毒肺炎COVID-19，是目前已知的第7种可以感染人的冠状病毒，其余6种分别是HCoV-229E、HCoV-OC43、HCoV-NL63、HCoV-HKU1、SARS-CoV（引发重症急性呼吸综合征）和MERS-CoV（引发中东呼吸综合征）。

## 四、生存条件

1.温度　人冠状病毒对热较为敏感，病毒在4 ℃合适维持液中为中等稳定，-60 ℃可保存数年，但随着温度的升高，病毒的抵抗力下降，如HCoV-229E于56 ℃10 min或37 ℃数小时即可使其丧失感染性。

2.理化性质　人冠状病毒不耐酸、不耐碱，病毒复制的最适宜pH值为7.2，同时对有机溶剂和消毒剂敏感，75%乙醇、乙醚、氯仿、甲醛、含氯消毒剂、过氧乙酸和紫外线均可灭活病毒。

# 第二节　冠状病毒的特性

## 一、冠状病毒的基因

冠状病毒属的病毒是具有囊膜（envelope）、基因组为线性单股正链的RNA病毒，冠状病毒直径80~120 nm，基因组5′端具有甲基化的帽状结构，3′端具有poly（A）尾，基因组全长27~32 kb，是目前已知RNA病毒中基因组最大的病毒。

## 二、冠状病毒的蛋白组成

冠状病毒进入宿主细胞是由跨膜刺突（S）糖蛋白（S蛋白）介导的，其中S蛋白形成从病毒表面突出的同型三聚体。

S蛋白包含两个功能性亚基S1和S2，其中S1负责与宿主细胞受体结合，S2亚基负责病毒膜和细胞膜融合。对于许多冠状病毒而言，S蛋白在S1和S2亚基之间的边界处受到切割，而S1和S2亚基在融合前的构象中保持非共价结合。位于远端的S1亚基包含受体结合结构域，并有助于稳定包含融合装置（fusion machinery）的膜锚定S2亚基的融合前状态。对于所有的冠状病毒而言，S蛋白会在紧邻融合肽上游的所谓S2′位点被宿主蛋白酶进一步切割。

由此可知，冠状病毒进入易感细胞是一种复杂的过程，需要S蛋白的受体结合和蛋白水解过程协同作用以促进病毒-细胞融合。

# 第三节 新冠肺炎的概念及概况

## 一、新冠肺炎的概念

新型冠状病毒肺炎（COVID-19），简称新冠肺炎，顾名思义是指2019新型冠状病毒感染导致的肺泡、远端气道和肺间质的感染性炎症。新冠肺炎患者临床上以发热、干咳、乏力为主要表现，少数患者伴有鼻塞、流涕、咽痛、肌痛和腹泻症状，重症患者多在发病一周后出现呼吸困难和/或低氧血症，严重者可快速进展为急性呼吸窘迫综合征、脓毒症休克、难以纠正的代谢性酸中毒和出凝血功能障碍及多器官功能衰竭。

## 二、新冠肺炎与重症急性呼吸综合征的联系与区别

同样是冠状病毒导致的肺炎，新冠肺炎与重症急性呼吸综合征（SARS）有什么异同呢？

1.临床表现 我国著名呼吸内科专家刘又宁教授指出，新冠肺炎和SARS临床表现类似，只不过轻重有差别，两种病毒对儿童易感性都差，发病都轻，不同之处在于：①SARS传染性没有新冠肺炎强，但病死率较高；②SARS临床很容易发现，它是典型的高热肺炎。

2.治疗方法 治疗上新冠肺炎个体化差异特别大，在临床表现得更多样化，轻重不一，应付起来更困难，特别是新冠肺炎晚期患者治疗普遍比SARS还要难。

中科院院士、陆军军医大学西南医院病理科主任卞修武表示，通过病理观察，从肺部病变来看新冠肺炎轻于SARS：①新冠肺炎肺的结构破坏和坏死程度比SARS略轻；②两者都有Ⅱ型肺泡上皮增生，但程度不同，在SARS时，增生非常大比例地掉到肺泡腔里脱落；③两者肺泡纤维化的程度和进程有差异。

因此，着重分析新冠肺炎与SARS临床和病理上的相似之处为新冠肺炎的治疗提供前车之鉴，分析它们的不同之处，为新冠肺炎的治疗敲醒警钟。

## 三、新冠肺炎治疗进展与展望

实际上，正因为我国一线抗疫人员及专家对新冠肺炎病理学特征和临床表现进行深入的分析与研究，才有了今天理想的治疗效果。截至成稿之日，新感染患者的重症和危重症的比例明显下降。同时，从全国病例分析来看，新冠肺炎大多数是轻症，一部分变成肺炎，极少部分变成重症、危重症。抗疫期间各项工作有

条不紊地展开，快速检测新冠病毒试剂盒的诞生、ECMO技术的广泛应用、抗病毒药物的筛选、中医辨证治疗、科研工作者应急攻关及一线抗疫人员的不畏牺牲的精神等，都在为提高患者治愈率做出贡献。

尽管在"疫线"取得的了很多的战绩，但在治疗上仍存在诸多问题，例如重症和危重症患者里老年人的比例较多，有基础疾病的病例较多，救治任务依旧严峻；对于新冠肺炎的治疗方法，一直在探索阶段，克力芝、氯喹等药物都已确定疗效；针对新型冠状病毒，目前尚无可以用的疫苗，但是中国疾病中心早已启动新型冠状病毒疫苗的研发，而且已成功分离病毒，疫苗已进入临床试验阶段。

# 第四节　什么是新冠病毒

## 一、新冠病毒概述

新型冠状病毒，顾名思义，它也是一种冠状病毒。这是一类RNA病毒，呈球形或椭圆形，病毒外面有一层蛋白质做的"外套"，医学称"囊膜"；膜上存在很多突出的"钉子"，称"棘突"，在电子显微镜下形如"王冠"，这就是冠状病毒的名称由来。

## 二、新冠病毒微观结构

新型冠状病毒（SARS-CoV-2）直径60~140 nm，为线性单链RNA（ssRNA）病毒，基因组全长约29 903个核苷酸，共包含10个基因。SARS-CoV-2基因组与SARS冠状病毒、中东呼吸综合征（MERS）冠状病毒进行了全基因组比对，发现平均分别有70%和40%的序列相似性，其中可产生病毒表面糖蛋白"S"基因差异尤为明显。

## 三、新冠病毒进入靶细胞的途径

那么新冠病毒是如何进入靶细胞的呢？新型冠状病毒感染人体时，通过鼻腔、口腔和眼睛黏膜进入人体咽喉部后，可以进一步蔓延至气管及更细的支气管，进而到达肺泡。近来的多篇研究报道，SARS-CoV-2 S蛋白的结构域B与人血管紧张素转换酶2（ACE2）具有较高的结合亲和力，可能是通过S蛋白与人ACE2相互作用的分子机制，来感染人的呼吸道上皮细胞。同时，与人ACE2的紧密结合也可以部分解释SARS-CoV-2在人类中的有效传播。此次，武汉发现的新型冠状病毒是一种以前尚未在人类中发现的新型冠状病毒。

# 第五节　新型冠状病毒的特点、传播途径

## 一、新型冠状病毒的特点

1.生物学特性　SARS-CoV-2是β属冠状病毒家族的一员，是目前人类发现的第7种人冠状病毒。病毒学家通过Illumina二代测序和nanopore三代测序技术已经获取了其全基因序列，通过与目前已知的β冠状病毒全基因序列进行对比发现，新型冠状病毒与蝙蝠携带的SARS样冠状病毒RaTG13株全基因组亲缘关系最为接近，同源性达85%以上。通过生物信息学分析得出，新型冠状病毒具有冠状病毒的一般特点，有包膜，颗粒呈圆形或者椭圆形，常为多形性，它的基因特征与SRAS-CoV和MERS-CoV具有明显的不同。利用人呼吸道细胞进行细胞分离时发现，接种96 h左右即可观察到细胞病变效应。负染后在透射电子显微镜下可以观察到典型的病毒颗粒，并且从恢复期患者的血清可以完全中和分离病毒的感染性，这就是临床应用恢复期患者血浆治疗的实验依据。

2.理化性质　对于新型冠状病毒的认识大多来源于对SRAS-CoV和MERS-CoV的研究，病毒对紫外线和热敏感，56 ℃ 30 min、乙醚、75%乙醇、含氯消毒剂、过氧乙酸和氯仿等脂溶剂均可有效灭活病毒，但是需要提醒的是氯己定不能灭活新型冠状病毒。

3.临床特点　与SARS-CoV比较，SARS-CoV-2具有传染性强、传播快、发病隐蔽、致死率低、症状不典型等一系列独特的特点。SARS-CoV-2特殊的分子结构及分子机制造就了新冠肺炎一些独特的临床特点，主要表现为：

第一，SARS-CoV-2由刺突糖蛋白组成的棘突，可以识别和结合人体细胞表面上的一种受体——ACE2，就像"钥匙"开"门"一样。ACE2是人体内一个非常有用的酶，是治疗高血压、心力衰竭等疾病的理想靶点。可"要命"的是，这种酶主要分布在呼吸道的表皮细胞上，会吸引新冠病毒找上门来，进而引起新冠肺炎。更"要命"的是，ACE2主要分布在下呼吸道表皮细胞上，也就是肺部较深的位置。这就导致了临床确诊最主要的指标——上呼吸道咽拭子采样检测位置较浅，这也是出现了较高的阴性率的原因之一。有些患者直到CT出现"白肺"，咽

拭子检测才显示阳性。

第二，新冠病毒进入人体后的目标很明确——直奔肺泡，并迅速激活机体的炎症反应来攻击肺组织。肺泡里是没有神经组织的，不会引发咳嗽反射，因此，临床上很多患者不怎么咳嗽。无明显症状这一特点，还使得很多感染者意识不到自己生病了，仍然像健康人一样在社区里活动甚至外出旅行，容易造成感染扩散。

第三，除了肺部，ACE2也分布于肠道表皮细胞，所以，有些新冠肺炎患者会出现腹泻，而消化道可能是新冠病毒的另一潜在感染途径，因此，尽管《新型冠状病毒感染的肺炎诊疗方案（试行第五版）》中指出，气溶胶和消化道等传播途径尚待明确，但可能带来的粪—口途径传播和居家下水道传播隐患，仍然引起了人们的担忧。

4.细胞因子风暴　在首批确诊的SARS-CoV-2重症感染者里面，大量患者出现了细胞因子风暴，同时细胞因子风暴也是新冠肺炎的一个重要特点。此前的非典、中东呼吸综合征和埃博拉病毒等感染疾病案例证明，细胞因子风暴才是真正的夺命杀手，可以触发免疫系统对身体的猛烈攻击。

细胞因子风暴（cytokinestorm）是指机体感染微生物后引起体液中多种细胞因子，如TNF-α、IL-1、IL-6、IL-12、IFN-α、IFN-β、IFN-γ、MCP-1和IL-8等迅速大量产生的现象，是引起急性呼吸窘迫综合征和多器官衰竭的重要原因。细胞因子风暴是一种求助信号，目的是让免疫系统霎时间火力全开，这最后一招自杀式的攻击能够损伤病毒，但也会留下一大堆连带伤害。血管承受了其中最主要的攻势，细胞因子风暴令血管壁变得更容易穿透，因此动脉、静脉和毛细血管都开始渗出血液和血浆，最终导致多个器官产生衰竭。

中日友好医院曹彬教授发表在*Lancet*的研究披露了新冠肺炎患者细胞因子水平的变化，ICU患者和非ICU患者的初始血浆IL-B1、IL-1RA、IL-7、IL-8、IL-9、IL-10，碱性FGF、GCSF、GMCSF、IFN-γ、IP-10、MCP-1、MIP-1A、MIP-1B、PDGF、TNF-α和VEGF浓度均高于健康的成年人。健康成年人和感染SARS-CoV-2的患者的血浆IL-5、IL-15、IL-12p70、嗜酸性粒细胞趋化因子和RANTES水平相似。ICU患者与非ICU患者之间的进一步比较表明，ICU患者的IL-2、IL-7、IL-10、GCSF、IP-10、MCP-1、MIP-1A和TNF-α的血浆浓度高于非ICU患者，因此可看出分析细胞因子水平对评价患者预后至关重要，同时也为开发新药提供方向。以上正是基于科研工作者对SARS-CoV-2的一些分子结构及致病机制的探索，才慢慢揭开了新冠病毒更加狡猾的"面纱"。

## 二、传播途径

新冠肺炎病毒的传播途径目前并未完全明确。通过分析大量的病例报道和文献，下面列出已经确定的和有待验证的传播途径，希望对广大医务工作者有所帮助。

1.飞沫传播　飞沫传播是最主要的传播途径，但不是唯一的传播途径。

2.直接/气溶胶传播　吸入感染者咳嗽、打喷嚏、说话时喷出的飞沫，或者飞沫形成的气溶胶。

3.黏膜接触传播　飞沫沉积在物品表面（如桌子或门把手），之后再触摸口、鼻或眼。此外，接近携带病毒的动物，食用未煮熟的带病肉类，也可以感染病毒。

4.其他传播方式　除了上述已经明确的传播途径外，下面的一些可能的传播方式需要医务工作人员警惕，同时有待临床科研进一步验证。

（1）皮肤接触传播：是不会传播病毒的，除非皮肤破了，否则单纯的皮肤接触不会感染。

（2）粪—口途径传播：新冠肺炎患者粪便中检测到了病毒阳性，说明存在粪—口途径传播的风险，因此粪便或下水道有可能传播病毒，值得大家注意和警惕。

（3）外卖和快递会传播病毒吗？可能性不高，但仍需要注意防护。

（4）病毒可能通过母婴垂直传播吗？尚不清楚。近日，武汉儿童医院确诊两例新生儿新冠肺炎病例，暂时不清楚这两例新生儿是通过什么方式感染的。但是，之前也有确诊孕妇顺利产下了健康婴儿的先例。从目前的情况来看，即使孕妇感染了病毒，依然可以继续妊娠。

# 第六节　新冠肺炎的临床表现

## 一、新冠肺炎患者的临床表现

新冠肺炎患者的临床表现不具备特异性，从无症状到重症肺炎和死亡不等。

1.潜伏期　基于目前的流行病学调查和分析，潜伏期为1~14 d，多为3~7 d。

2.临床表现　中国-世界卫生组织（WHO）联合调查报告指出，基于2020年2月20日55 924例实验室确诊病例的临床特征分析得出，典型症状和体征包括发热（87.9%）、干咳（67.7%）、乏力（38.1%）、咳痰（33.4%）、气短（18.6%）、咽痛（13.9%）、头痛（13.6%）、肌痛或者关节痛（14.8%）、寒战（11.4%）、恶心或呕吐（5.0%）、鼻塞（4.8%）、腹泻（3.7%）、咯血（0.9%）、结膜充血（0.8%）。从以上数据可以看出，新冠肺炎患者具有一般呼吸道感染患者的症状，也有一些非特异性的症状和体征。

2020年2月《柳叶刀》预印版发表的一篇荟萃分析得出，新型冠状病毒感染患者的临床特征中，发热的发生率为90.9%，咳嗽的发生率为70.8%，肌肉酸痛或疲劳的发生率为41%，急性呼吸窘迫综合征（ARDS）发生率为14.8%，胸部CT异常率为95.6%，重症病例占全部感染病例的比例为24.3%，新型冠状病毒感染患者死亡率为6.4%。相比SARS和MERS来说，新冠肺炎感染患者的死亡率更低。中国疾病预防控制中心新冠肺炎应急响应机制流行病学组对截至2020年2月11日中国内地报告所有病例的流行病学特征进行描述和分析得出，在确诊病例中，以轻/中症病例为主（80.9%）。确诊病例中，死亡1 023例，粗病死率为2.3%。循证医学研究方面，昆明理工大学等于2020年2月17日在*medRxiv*上发表题为*Clinical Characteristics of 2019 Novel Infected Coronavirus Pneumonia：A Systemic Review and meta-analysis*的文章，通过文献梳理发现5.7%经过逆转录聚合酶链反应（RT-PCR）确诊的患者没有任何症状。

3.影像学检查　CT影像学检查发现，大多数患者表现出双侧肺斑驳或毛玻璃样混浊，有8.6%的患者出现铺路石征，而11.5%的患者无明显CT影像表现。

总的来说，新冠肺炎患者以发热、干咳、乏力为主要表现。儿童或者新生儿的症状不典型，表现为腹泻、呕吐等消化道症状，或仅仅表现为精神弱、呼吸急促。成人轻症患者多表现为低热、乏力而无肺炎的表现；重症患者可能在发病一周后出现呼吸困难和/或低氧血症；严重者可快速进展为急性呼吸窘迫综合征、脓毒血症、难以纠正的代谢性酸中毒、出凝血障碍和多器官功能衰竭等。

## 二、新冠肺炎的转归

多数新冠肺炎患者为轻症，且症状轻微，预后良好，可完全治愈。调查研究显示，约80%的实验室确诊病例为轻症或者普通型，包括无肺炎或者肺炎患者，约13.8%为重症病例，预后相对较差。当然临床也发现了无症状感染者，不过这类患者多于后续随访中出现症状，相对来说该类患者较为少见，也不是传播的主要驱动因素。

重症或者死亡病例多为60岁以上老年人，多合并高血压、糖尿病、心血管疾病、呼吸道疾病等慢性疾病。国家卫生健康委员会（卫健委）2020年2月4日新闻发布会公布，全国新冠肺炎死亡病例中，湖北省死亡病例占95.8%，80%以上为60

岁以上老年人，75%以上患有心脑血管疾病、糖尿病等一种以上基础疾病。与其他人群相比，合并基础疾病的老年男性病死率更高；重型患者病死率高于普通型和轻型；诊断时间越晚（发病至诊断时间超过5 d），死亡风险越高。

儿童病例较少且病情较轻，中国–WHO联合报告显示19岁以下感染者占总报告病例的2.4%，极少数19岁以下患者发展为重症或者危重症。

# 第七节　新冠肺炎的诊断与鉴别诊断

## 一、新冠肺炎的诊断

新冠肺炎和其他病毒引起的呼吸道感染具有相似的症状和体征，很难根据症状和常规血液检查来诊断。目前新冠肺炎的诊断标准仍在不断更新，但确立诊断需要符合以下条件：具备确诊要求的流行病学史+呼吸道症状或者临床表现，同时具备病原学或者血清学证据之一。具体诊断标准如下：

1.疑似病例　有下列流行病学史中的任何一条，且符合临床表现中的任意两条。无明确流行病学史的，符合临床表现中的三条。

（1）流行病学史：①发病前14 d内有疫情暴发地及周边地区，或其他有病例报告社区的旅行史或接触史；②发病前14 d内与新型冠状病毒感染者（核酸检测阳性者）有接触史；③发病前14 d内曾接触过来自疫情暴发地及周边地区，或来自有病例报告社区的发热或有呼吸道症状的患者；④聚集性发病（2周内在小范围，如家庭、办公室、学校、班级等场所，出现2例及以上发热和/或呼吸道症状的病例）。

（2）临床表现：①发热和/或呼吸道症状。②具有新冠肺炎影像学特征：早期呈现多发小斑片影及间质改变，以肺外带明显；进而发展为双肺多发磨玻璃影、浸润影，严重者可出现肺实变，胸腔积液少见。③发病早期白细胞总数正常或降低，淋巴细胞计数正常或减少。

2.确诊病例　疑似病例同时具备以下病原学或血清学证据之一者：

（1）实时荧光RT–PCR检测新型冠状病毒核酸阳性。

（2）病毒基因序列，与已知的新型冠状病毒高度同源。

（3）血清新型冠状病毒特异性IgM抗体和IgG抗体阳性，血清新型冠状病毒特异性IgG抗体由阴性转为阳性或恢复期较急性期4倍及以上升高。

**3.诊断标准的修改**　目前随着病毒学家对于新型冠状病毒的认识加深，关于新冠肺炎的诊断标准也在不断修正，并且越来越多的临床数据为诊断的确立贡献了证据支持。2020年2月17日，*medRxiv*上发表了来自武汉协和医院的一项病例对照研究，提出了一个有助于早期识别COVID-19患者的简单临床参数。研究发现，白细胞计数（正常或减少）或淋巴细胞减少（当前中国-WHO COVID-19诊疗指南建议的两个参数）的患者比率在病例组与对照组之间没有差异，但是，SARS-CoV-2阳性患者的嗜酸性粒细胞减少率明显高于SARS-CoV-2阴性患者。文章认为，嗜酸性粒细胞减少可能是一个潜在的更可靠的实验室预测COVID-19的参数。

定量逆转录PCR（qRT-PCR）是目前检测SARS-CoV-2的标准方法。2月19日，《柳叶刀》预印版发表了逆转录环介导等温扩增（RT-LAMP）反应快速检测新型冠状病毒的技术，这是一种新冠病毒快速检测技术，耗时约为30 min，模拟的患者样本是带有部分SARS-CoV-2核酸序列的血清、尿液、唾液、口咽拭子和鼻咽拭子，采用RT-LAMP法和常规qRT-PCR法对样品进行检测。

## 二、新冠肺炎的鉴别诊断

新冠肺炎轻型患者症状多为不典型或者轻微呼吸道症状，比如低热、乏力等，因此轻型患者首先应与其他病毒引起的呼吸道感染相鉴别。新冠肺炎患者因存在与病毒感染相似的影像学表现或者实验室检查结果，所以还应与流感病毒、腺病毒、呼吸道合胞病毒及肺炎支原体感染相鉴别（表2-1）。

**表2-1　新冠肺炎、流感、普通感冒的区别**

| | 新冠肺炎 | 流感 | 普通感冒 |
|---|---|---|---|
| 病原体 | SARS-CoV-2 | 流感病毒 | 病毒、细菌、支原体、衣原体等多种病原体 |
| 主要症状 | 发热、乏力、干咳为主，部分患者无发热，或出现胸闷、呼吸困难等症状 | 高热、咳嗽、咽痛、头痛、肌肉疼痛等。流感也可引起肺炎，但并不常见 | 鼻塞、流涕等，多数患者症状较轻，一般不引起肺炎 |
| 是否有疫苗预防 | 否 | 是，建议每年接种一次 | 否 |

除此之外，少数新冠肺炎患者还具有呼吸道症状之外的以下临床表现，比如肌痛或关节痛、腹泻、结膜充血、恶心或呕吐等，因此还需要与非感染性疾病如血管炎、皮肌炎等进行鉴别。

# 第八节　新冠肺炎相关的各类人群的定义

疑似病例和确诊病例的诊断与鉴别需要接诊医生结合流行病学史和临床表现综合评估。根据国家卫生健康委员会发布的新型冠状病毒肺炎诊疗方案第七版指定的标准，各类患者的定性标准如下。

## 一、疑似病例

疑似病例的具体定义详见本章第七节。

## 二、确诊病例

确诊病例的具体定义详见本章第七节。

## 三、密切接触者

密切接触者指凡与传染源（新冠肺炎患者和病原携带者）有过密切接触（1 m内）并可能受感染者。这里的接触不一定指的是身体方面的接触，主要见于以下几种情况：

（1）与患者共同居住、学习和工作，为同一办公室的同事或者同一教室的同学。

（2）诊疗和护理患者的医护人员，探视患者的亲属和朋友，或其他与患者有过近距离接触的人员。

（3）与患者乘坐同一交通工具，并有近距离接触的人员，包括在交通工具上照料护理人员、同行人员（家人、同事、朋友等），或经调查评估后可能近距离接触病例和无症状感染者的其他乘客和乘务人员。

不同交通工具密切接触者判定标准如下：

1）飞机：①民用航空器舱内新冠肺炎患者或疑似患者座位的同排和前后各三排座位的全部旅客，以及在上述区域内提供客舱服务的乘务员；②乘坐未配备高效微粒过滤装置的民用航空器，舱内所有人员。

2）铁路旅客列车：①乘坐全封闭空调列车，新冠肺炎患者或疑似患者所在硬座、硬卧车厢或软卧同包厢的全部乘客和乘务人员；②乘坐非全封闭的普通列车，新冠肺炎患者或疑似患者同间软卧包厢内，或同节硬座（硬卧）车厢内同格及前后邻格的旅客，以及为该区域服务的乘务人员。

　　3）汽车：①乘坐全密封空调客车时，与新冠肺炎患者或疑似患者同乘一辆汽车的所有人员；②乘坐通风的普通客车时，与新冠肺炎患者或疑似患者同车前后三排座位的乘客和驾乘人员。

　　4）轮船：与新冠肺炎患者或疑似患者同一舱室内的全部人员和为该舱室提供服务的乘务人员。

　　在判断密切接触者时要综合其感染发病的可能性，充分考虑与病例接触时，病例的临床表现、接触方式、接触时使用的防护措施及暴露于病例污染的环境和物品的程度等因素。

## 四、可疑暴露者

　　可疑暴露者是指暴露于新型冠状病毒检测阳性的野生动物及其污染的物品和环境，且暴露时未采取有效防护的加工、售卖、搬运、配送或管理等人员。

　　对于密切接触者和可疑暴露者要进行居家隔离医学观察，具体观察指标如下：

　　1.发热　每天2次进行体温监测并记录或者上报社区，体温高于37.3 ℃者必须上报社区。

　　2.咳嗽　每天观察有无咳嗽症状。

　　3.无力或呼吸困难　每天观察有无乏力、呼吸困难。

　　4.其他症状　需要注意的早期症状包括畏寒、寒战、咽喉痛、头痛、腹泻、恶心或呕吐等。

　　如果出现发热、咳嗽等异常症状，及时向当地社区随访医生报告，在医生的指导下到指定医疗部门进行排查、诊治。

## 五、其他几个关键的概念

　　1.首发病例　是指SARS-CoV-2核酸检测呈阳性，且在某一特定环境中，比如家庭、学校、医院等发病日期最早的病例。将发病日期与首发病例的发病日期间隔不足24 h的病例视为共同首发病例。

　　2.继发病例　继发病例是指在首发和/或共同首发病例的最新阳性检测日期后24 h或更长时间内检测结果阳性的接触者病例，或最新发病后24 h或更长时间内发病的接触者病例。

　　3.输入病例　在发病前14 d内有受影响地区旅行史的病例。

　　4.接触者　与病例某一活动区域相关，可能有类似的或其他暴露情况的所有个人。接触者可包括家庭成员、其他家庭联系人、访客、邻居、教师、同学、同事、社会或医务工作者和社会群体的成员。

5.无症状感染者 新冠肺炎无症状感染者（以下简称无症状感染者）是指无相关临床症状，如发热、咳嗽、咽痛等可自我感知或可临床识别的症状与体征，但呼吸道等标本新冠病毒病原学检测阳性者。无症状感染者属于确诊病例，也应集中隔离14 d。原则上集中隔离满14 d且两次连续标本核酸检测阴性者（采样时间至少间隔24 h）可解除隔离；如果核酸检测仍为阳性者，则继续隔离医学观察。

# 第九节 新冠肺炎的治愈标准

从目前国家卫生健康委员会公布的数据来看，多数新冠肺炎患者预后良好，无明显并发症，可以达到临床治愈的标准，少数病例病情危重，甚至出现呼吸衰竭、多脏器功能衰竭甚至死亡等。60岁以上老年人或者合并较多慢性病患者预后较差，儿童感染病例较少且症状较轻，预后较好。

临床上针对新冠肺炎的治疗措施多为对症和支持治疗，研究发现部分抗病毒药具有一定的临床疗效，但尚有待进一步验证。同时，国家公布的《新型冠状病毒诊疗方案》建议加用中医药联合治疗，具体诊疗方案根据病情、当地气候特点及不同体质等情况进行辨证施治。

新冠肺炎患者解除隔离和出院标准如下：

体温恢复正常3 d以上，呼吸道症状明显好转，肺部影像学显示急性渗出性病变明显改善，连续两次呼吸道病原核酸检测阴性（采样时间间隔至少24 h），可解除隔离或者根据病情转至相应科室治疗其他疾病。

# 第十节 传染病管理相关内容及解读

## 一、国家卫健委公告

2020年1月20号经国务院批准，国家卫生健康委员会公告：

将新型冠状病毒感染的肺炎纳入《中华人民共和国传染病防治法》规定的乙类传染病，并采取甲类传染病的预防、控制措施。

将新型冠状病毒感染的肺炎纳入《中华人民共和国国境卫生检疫法》规定的检疫传染病管理。

国家卫生健康委员会要求，新型冠状病毒感染的肺炎纳入法定传染病管理，各级人民政府、卫生健康行政部门、其他政府部门、医疗卫生机构可以依法采取患者隔离治疗、密切接触者隔离医学观察等系列防控措施，共同预防控制新型冠状病毒感染的肺炎疫情的传播。

## 二、传染病分类

目前，《中华人民共和国传染病防治法》规定管理的传染病分甲类、乙类、丙类三类。

甲类传染病是指：鼠疫、霍乱。

乙类传染病是指：传染性非典型肺炎（重症急性呼吸综合征）、艾滋病、病毒性肝炎、脊髓灰质炎、人感染高致病性禽流感、麻疹、流行性出血热、狂犬病、流行性乙型脑炎、登革热、炭疽、细菌性和阿米巴性痢疾、肺结核、伤寒和副伤寒、流行性脑脊髓膜炎、百日咳、白喉、新生儿破伤风、猩红热、布鲁氏菌病、淋病、梅毒、钩端螺旋体病、血吸虫病、疟疾。

丙类传染病是指：流行性感冒、流行性腮腺炎、风疹、急性出血性结膜炎、麻风病、流行性和地方性斑疹伤寒、黑热病、棘球蚴病、丝虫病，除霍乱、细菌性和阿米巴性痢疾、伤寒和副伤寒以外的感染性腹泻病。

国务院卫生行政部门根据传染病暴发、流行情况和危害程度，可以决定增加、减少或者调整乙类、丙类传染病病种并予以公布。

## 三、什么是乙类甲治

《中华人民共和国传染病防治法》第一章第四条规定：对乙类传染病中传染性非典型肺炎、炭疽中的肺炭疽和人感染高致病性禽流感，采取本法所称甲类传染病的预防、控制措施。其他乙类传染病和突发原因不明的传染病需要采取本法所称甲类传染病的预防、控制措施的，由国务院卫生行政部门及时报经国务院批准后予以公布、实施。需要解除依照前款规定采取的甲类传染病预防、控制措施的，由国务院卫生行政部门报经国务院批准后予以公布。

从上述规定可以看出，本次型冠状病毒肺炎患者和2003年SARS、肺炭疽一样同属于乙类传染病的范畴，也就是说国家综合考虑本次疫情暴发以来的情况，不管是致死率还是传染性方面，新型冠状病毒都还达不到甲类传染病的标准。但是由于其传染暴发、流行的特殊性，国家采取了甲类传染病的预防控制措施，这也体现了国家对于本次疫情的重视程度。

## 四、社区如何进行乙类甲治

1.疫情报告　任何单位和个人发现传染病患者或者疑似传染病患者时，应当及时向附近的疾病预防控制机构或者医疗机构报告。

如果怀疑自己感染了新型冠状病毒，比如出现可疑症状发热、干咳、乏力等，首先不要去人口密集的地方，做好自我隔离，与家人保持距离，注意通风及个人卫生，及时向就近定点医院发热门诊寻求帮助，并配合接诊医生进行接触者筛查工作。

如果怀疑身边人感染了新型冠状病毒，首先做好自身防护，戴好口罩，保持一定的距离，同时建议对方也戴好口罩，尽快向就近定点医院发热门诊进行筛查。

2.疫情防控　一是对患者、病原携带者，予以隔离治疗，隔离期限根据医学检查结果确定；二是对疑似患者，确诊前在指定场所单独隔离治疗；三是对医疗机构内的患者、病原携带者、疑似患者的密切接触者，在指定场所进行医学观察和采取其他必要的预防措施。

对已经发生甲类传染病病例的场所或者该场所内的特定区域的人员，所在地的县级以上地方人民政府可以实施隔离措施，并同时向上一级人民政府报告；接到报告的上级人民政府应当即时做出是否批准的决定。在隔离期间，实施隔离措施的人民政府应当对被隔离人员提供生活保障；被隔离人员有工作单位的，所在单位不得停止支付其隔离期间的工作报酬。

3.法律责任　地方各级人民政府未依照《中华人民共和国传染病防治法》的规定履行报告职责，或者隐瞒、谎报、缓报传染病疫情，或者在传染病暴发、流行时，未及时组织救治、采取控制措施的，由上级人民政府责令改正，通报批评；造成传染病传播、流行或者其他严重后果的，对负有责任的主管人员，依法给予行政处分；构成犯罪的，依法追究刑事责任。

# 第三章

# 医务工作人员个人防护

疫情无情人有情，无论是2003年的非典型肺炎，还是2019年的新冠肺炎，总有平凡而勇敢的医务工作者，临危不惧，奔赴前线。此次疫情，从李文亮医生的不幸去世，到一千多名医务工作者相继感染，不能不令人心痛。每一个温暖生命都值得珍视，每一步防护细节都值得关注。医务工作人员是抗击疫情的中坚力量，如何做好自身防护是每个人都应该掌握的基本技能。

## 第一节　新冠肺炎的三级防护

各级医疗卫生机构人员除按常规做好个人防护工作外，在新冠肺炎流行期间、流行地区的医务人员、疾病预防控制机构或其他有关机构的工作人员到医院或其他现场进行新冠肺炎流行病学调查、消毒等工作时尚应遵循以下防护原则。

### 一、一级防护

1.适用范围　适用于发热门（急）诊的医务人员；对新冠肺炎疑似患者和临床诊断患者的密切接触者进行流行病学调查和医学观察时的工作人员；对公共场所、学校、托幼机构及其他场所进行预防性消毒的工作人员。

2.防护要求　具体防护要求如下：

（1）严格遵守标准防护的原则。

（2）严格遵守消毒、隔离的各项规章制度。

（3）穿普通工作服，戴工作帽，外罩一层防护服（流调人员可不穿防护服），戴符合N95或FFP2标准的口罩。

（4）严格执行洗手与手消毒制度：每次接触患者后立即进行手清洗和消毒。洗手应采用非接触式的洗手装置，离开病区时，脱防护服前用流水及肥皂冲洗手一次，脱防护服后再次用流水及肥皂冲洗手。手消毒用0.3%~0.5%碘伏消毒液或快速手消毒剂（新洁尔灭醇、75%乙醇等）揉搓1~3 min。

（5）下班时进行个人卫生处置，并注意呼吸道与黏膜的防护。

## 二、二级防护

1.适用范围　适用于进入隔离留观室或专门病区的医务人员；接触从患者身上采集的标本的工作人员，处理其分泌物、排泄物、使用过的物品和死亡患者尸体的工作人员；转运患者的医务人员和司机；在发热呼吸道疾病门诊、集中收治定点医院污染区或其他发病地点，对疑似病例或临床诊断病例进行流行病学调查，在疫点或疫区进行终末消毒的专业人员。

2.防护要求　具体防护要求如下：

（1）严格遵守标准的防护原则。

（2）根据新冠肺炎的传播途径，采取飞沫隔离、接触隔离与空气隔离。

（3）严格遵守消毒、隔离的各项规章制度。

（4）防护要求为穿普通工作服、外罩一层防护服，戴防护帽和符合N95或FFP2标准的防护口罩（离开污染区后更换），以及戴乳胶手套和鞋套，近距离接触患者时戴防护眼镜。

（5）进入隔离留观室和专门病区的医务人员必须戴防护口罩，穿工作服、防护服，戴手套、鞋套、工作帽。严格按照清洁区、半污染区和污染区的划分，正确穿戴和脱摘防护用品，并注意呼吸道、口腔、鼻腔黏膜和眼睛的卫生与保护。

（6）医务人员进入病区穿戴防护用品程序：

1）医务人员通过员工专用通道进入清洁区，认真洗手后依次戴工作帽、防护口罩，换工作鞋袜，有条件的医院可以更换刷手衣裤。

2）在进入半污染区前穿工作服，手部皮肤有破损或疑似有损伤者戴手套进入半污染区。

3）在进入污染区前，穿防护服，加戴一次性帽子和一次性外科口罩、防护眼镜、手套、鞋套。

（7）医务人员离开病区脱摘防护用品程序：

1）医务人员离开污染区前，应先消毒双手，依次脱摘防护镜、外层口罩和工作帽、防护服、鞋套、手套等物品，分置于专用容器中，再次消毒手，进入半污染区。

2）离开半污染区进入清洁区前，先洗手与手消毒，脱工作服，洗手和手消毒。

3）离开清洁区前，洗手与手消毒，摘去防护口罩、帽子，沐浴更衣，并进行口腔、鼻腔及外耳道的清洁。

4）每次接触患者后立即进行手的清洗和消毒。

5）一次性外科口罩、防护口罩、防护服等防护用品被患者血液、体液、分泌物等污染时应当立即更换。

6）医务人员在下班前应进行个人卫生处置，并注意呼吸道与黏膜的防护。

## 三、三级防护

1.适用范围　适用于为患者实施吸痰、气管插管和气管切开的医务人员，采集疑似病例、临床诊断病例咽拭子等标本的工作人员。

2.防护要求　具体防护要求如下：

（1）除二级防护外，将口罩、防护眼镜换为全面型呼吸防护器（符合N95或FFP2级标准的滤料）。

（1）隔离留观室、隔离病区、ICU必须配置耐穿刺、防渗漏的容器盛装各类锐器，预防医务人员发生锐器伤。

# 第二节　医务工作人员的个人防护

## 一、医务人员防护的原则

医务人员对新冠肺炎的防护采取标准预防的原则，并根据传播途径采取飞沫隔离、接触隔离和空气隔离。医院应当根据医务人员在工作时接触疑似新冠肺炎患者或临床确诊新冠肺炎患者和导致感染的危险性程度采取分级防护，防护措施应当适宜。

1.标准预防的内容　医院内所有区域应当采取标准防护。标准预防的核心内容包括：

（1）所有的患者均被视为具有潜在感染性的患者，即认为患者的血液、体液、分泌物、排泄物均具有传染性，必须进行隔离，不论是否有明显的血液或是否接触非完整的皮肤与黏膜，接触上述物质者，必须采取防护措施。

（2）要防止经血传播性疾病的传播，又要防止非经血传播性疾病的传播。

（3）强调双向防护。既要预防疾病从患者传至医务人员，又要防止疾病从医务人员传给患者。

2.标准预防的措施　临床上针对不同的场景，有不同的预防措施。具体包括：

（1）接触血液、体液、分泌物、排泄物等物质，以及被其污染的物品时应当戴手套。

（2）脱去手套后立即洗手。

（3）一旦接触了血液、体液、分泌物、排泄物等物质，以及被其污染的物品后应立即洗手。

（4）医务人员的工作服、脸部及眼睛有可能被血液、体液、分泌物、排泄物等物质喷溅到时，应当戴一次性外科口罩或者医用防护口罩、防护眼镜或者面罩，穿防护服或围裙。

（5）处理所有的锐器时应当特别注意，防止被刺伤。

（6）对患者用后的医疗器械、器具应当采取正确的消毒措施。

## 二、防护用品的标准及使用

医务人员使用的防护用品应当符合国家医级标准。

1.防护服　应当符合《医用一次性防护服技术要求》GB19082—2003，可为联体或者分体式结构，穿脱方便，结合部严密。袖口、脚踝口应当为弹性收口，具有良好的防水性、抗静电性、过滤效率，无皮肤刺激性。

2.防护口罩　应当符合《医用防护口罩技术要求》GB19083—2003，口罩可分为长方形和密合型，应当配有鼻夹，具有良好的表面抗湿性，对皮肤无刺激，气流阻力在空气流量为85 L/min的情况下，吸气阻力不得超过35 mmH$_2$O，滤料的颗粒过滤效率应当不小于95%。也可以选用符合N95或者FFP2标准的防护口罩。

3.防护眼镜或面罩　使用弹性佩戴法，视野宽阔、透亮度好，有较好的防溅性能。

4.防护服　材料易于清洗和消毒，长袖、拉链或者纽扣位于背部。

5.手套　为医用一次性乳胶手套。

6.鞋套　为防水、防污染鞋套。

# 第三节 医务工作人员的心理防护

新型冠状病毒的传染性很强，而目前尚无治疗新冠肺炎的特效方法。医务工作者面临着工作任务重、感染风险高、工作和休息条件有限等情况，处于这样高危的救援环境中，必然容易引发焦虑、恐惧等情绪反应，甚至产生心理障碍，因此需要学会自我调节。

## 一、医务人员可能出现哪些不良心理反应

许多与应激事件有关的心理困扰，都可能在此刻发生，并对医务工作者造成严重影响。

1.心理特点　医务工作者可能反复回想起某些跟工作有关的应激事件。常被噩梦惊醒，变得迟钝麻木，总是快乐不起来，无法跟人亲近，且有失眠、注意力不集中、记忆力减退等情形；此外，全身无力、想哭等症状也屡见不鲜。

2.焦虑　医务工作者可能感到十分焦虑。整个人从上到下都没有办法放松，稍有风吹草动，就会反应过度、过分紧张，常伴有头痛、肩颈酸痛、胸闷、心悸、颤抖、尿频等症状；也会出现情绪低落、失去斗志、对一切事物都不感兴趣、沉默寡言、不喜欢活动、食欲减退等状况。

3.抑郁　医务工作者可能陷入抑郁状态。每天面对繁重、压抑、危险的工作，医务人员会因为救治不了患者而不断自责，会因为害怕被感染而焦虑，会因为工作不顺利而有挫败感等。

4.成瘾问题　有的医务工作者甚至会出现成瘾问题。个别医务工作者可能借助香烟、咖啡、酒等来减轻紧张、焦虑、恐惧、失眠等身心不适症状，长期使用有成瘾的可能。

## 二、如何识别自己和他人的心理危机

医务工作者面对疫情危机时会产生一系列身心反应，这些危机反应一般会持续6~8周。危机反应主要表现为生理、情绪、认知和行为的异常。

1.生理方面　常出现肠胃不适、腹泻、食欲下降、头痛、疲乏、失眠、噩梦，感觉呼吸困难或窒息、哽塞感、肌肉紧张等。

2.情绪方面　常出现紧张、焦虑、恐惧、怀疑、沮丧、抑郁、悲伤、易怒、绝望、无助、麻木、否认、孤独、烦躁、自责、过分敏感等。

3.认知方面　常出现注意力不集中、缺乏自信、无法做决定、健忘、效能降低、不能把思想从危机事件上转移等。

4.行为方面　常出现退缩、逃避、不敢与人交流、容易自责或怪罪他人、不易信任他人等。

## 三、如何判断自己是否需要接受心理咨询

人在严重的灾难面前，通常会出现一系列诸如恐惧、悲伤、愤怒等心理应激反应，医务工作者在面对新冠肺炎疫情的蔓延时也不例外。但是若在较长时间内体验到强烈的害怕、无助、恐惧等情绪，严重影响正常的工作与生活，且出现以下情况，就应该寻求心理咨询师的帮助。

（1）苦恼压抑，无法排解。

（2）脑海中或者梦中持续出现患者痛苦的表情，一闭上眼就会想起悲伤的情境，无法摆脱，不能想别的事情，并且感到痛苦。

（3）回避跟新型冠状病毒有关的话题、场所、活动等，对工作、生活造成了不良影响。

（4）出现难以入睡、注意力不集中、过度警觉及过分的惊吓反应。此外，若上述反应并不强烈，但持续时间长，也应当寻求专业的心理帮助。除了上述情况外，有些个体可能还会表现出其他非典型的心理与行为的不适反应，包括酗酒、性格改变等，均可寻求心理咨询师的帮助。

## 四、心理调节的方法有哪些

在抗击新冠肺炎疫情的工作中，医务工作者会面临危险度高、隔离封闭的工作环境等问题，所以需要了解一些自我心理调节的方法。

1.倾诉　倾诉可以使人取得内心情感与外界刺激的平衡。一线医务工作者切勿把心事深埋心底，而应将烦恼通过各种方式向自己信赖、头脑冷静、善解人意的朋友或远方的家人倾诉。

2.阅读　阅读自己感兴趣的书，也可以阅读使人轻松愉快的书，即使读书时漫不经心、随便翻翻，也能使我们的心情变得平静。

3.听音乐　音乐是人类最美好的语言。听轻松愉快的音乐会使人心旷神怡，沉浸在幸福愉悦之中而忘记烦恼。音乐可以愉悦心情、鼓舞斗志、改善大脑功能，因此，在高强度的工作下，可以经常有规律地听音乐，它可以帮助我们克服孤独、压抑、恐惧、焦虑等不良情绪，代之以轻松平静的良好心态。

4.适当运动　锻炼可以增强人体的免疫功能，可以提高人体对外界的适应能力。运动也可以调节神经，增加自信、愉快等有利于身心健康的积极因素。由于医务工作者的工作环境较为封闭，因此可以利用休息时间在房间里做适当运动，如练瑜伽、做俯卧撑或仰卧起坐等，以增强自身的免疫力。

5.环境调节　环境对人的情绪、情感起着重要的影响和制约作用。素雅整洁的房间，光线明亮、颜色柔和的环境，能使人产生恬静、舒畅的心情；相反，阴暗、狭窄、肮脏的环境，会给人带来烦闷和不快的情绪。医务工作者长期处于隔离状态，难以享受大自然的美妙，因此，可以在房间内挂一些自己喜欢的自然风景画或活泼可爱的动物画等。

6.转移注意力　学会放松自己，在情绪不好时做深呼吸。做一些可以让自己情绪得到舒缓、令自己心情愉悦的事情。虽然医务工作者身处险境，但也要照顾好自己，充分利用兴趣爱好来调节自己。也可以通过写信、写作文、赋诗或记日记等方式，将内心的消极情绪排解出来。

# 第四章

# 疫情下综合医院全科医学科的工作

在我国，综合医院的全科医学科是基层医疗机构的支持力量，也是连接基层医疗机构与综合医院专科的桥梁。同时，综合医院的全科医学科还肩负着培养全科医生的重担。在疫情期间，各综合医院全科医学科也承担了许多重要责任，将在未来的医疗领域扮演更加重要的角色。

## 第一节　全科门诊管理

在新型冠状病毒感染的肺炎流行期间，全科门诊是开展综合性慢性病防治的主战场，但因病源复杂，人员密集，全科门诊也是病毒防控的重点及难点区域。

疫情流行期间需要规范医务人员个人防护，严格患者筛查梳理，实时管控诊区秩序及患者就诊过程等措施，旨在切实把好门诊防护关，避免门诊交叉感染，确保医患安全，遏制新型冠状病毒在院内传播。

### 一、规范全科医务人员个人防护

全科门诊工作人员做好个人防护既是保护个人，也是保护患者，重要性不言而喻。要对全科门诊工作人员进行个人防护培训，包括出诊医生、护理人员、保障人员等，确保100%人员覆盖，全员考核过关，对考核不通过者暂不安排上岗。

培训方式可采用视频授课、分批次、分时间段专家指导练习及考核，确保每个工作人员掌握基本防护知识。并做好各岗位的防护巡查，及时纠正出现的防护不当。需要提出的是，非常时期不建议大规模集中培训。

## 二、严格患者筛查梳理

不必要的家属不进入门诊，对需要家属帮助完成就医的患者，限制1名家属陪同，以减少门诊人员聚集。

检测进入门诊的人员的体温，询问其是否来自疫区，2周内是否接触过疫区人员或确诊及疑似患者，体温高于37.3℃的患者建议其沿指示牌指引到发热门诊就诊，体温正常且无疫情接触史者进入门诊就诊。

因新型冠状病毒感染者可能仅表现为干咳、乏力等症状，患者体温正常，甚至无呼吸道症状，而表现为腹泻、乏力等消化道症状，对有典型症状但未发热的患者建议其到发热门诊进行筛查。

## 三、加强候诊区及诊疗区的管理

1.减少人员聚集　实时控制各诊室门诊候诊人数，减少人员聚集，当等候区人数超出设定数量时，由诊区护士反馈至挂号室及设置在入口的检查站，控制人员进入。

2.保持候诊及诊室卫生　关闭中央空调，开窗通风，每天两次进行消毒处理，诊区内摆放免洗手消毒液。

3.保持诊区秩序井然　使用临时警戒带隔离医护及患者之间的（距离大于1 m），落实一患一诊室，并加强诊区人员活动管理，非就诊需要尽量避免诊区间穿行。因特殊时期，患者及其家属等候时容易出现烦躁情绪，导诊人员还需做好患者的安抚工作，对无理滋事者及时联系应急处置组处理，避免不良情绪扩散。

当新型冠状病毒疫情流行期间，全科门诊既是进行慢性病综合管理的第一哨口，也是发生交叉感染的高危区域。切实把好门诊防护关，是降低院内感染率，确保医患安全，遏制病毒院内传播的关键。

# 第二节　住院患者及病房管理

抗疫期间，医院的医疗工作主要集中在发热门诊和急诊，住院患者的管理容易被忽视，为了做好疫情防控工作，避免交叉感染，在病房管理方面着重做好以下工作。

## 一、患者住院流程

所有患者均需要从门诊或者急诊收住院，住院证当天有效，隔天作废，严禁医生在病房接诊门诊患者或者未经排查直接开具住院证。

1.普通患者住院  普通住院患者入院前都需要经过严格的排查，详细询问流行病学史，发热症状，如若排除疑似新冠肺炎患者，患者入院前还要完善肺部CT、血常规检查，此两项检查正常时方可住院，入院后患者单人单间。

2.急危重症患者住院  针对急危重症患者，由医院设立急危重症患者隔离筛查病房，配备抢救所需要的设备和经验丰富的急救人员，一边抢救，一边排查，排查结果为阴性以后，方可进入ICU或者病房。

3.紧急手术患者住院  需要紧急手术的患者，如果不能排除新冠肺炎，则按照疑似患者处理，在专门的负压手术间进行手术，医务人员实行二级防护，术后收治在负压ICU进行排查，确定为阴性后方可转入病房。

## 二、患者及陪护要求

所有人员进入病区之前，在住院大楼门口和病区门口两次检测体温，询问流行病史。每个病区每天需要汇报医务人员、患者、陪护人员、保安、护工、保洁人员的体温和健康状况。

疫情期间住院患者谢绝探视，原则上不允许陪护；对于确需陪护的，仅限1名陪护人员并相对固定，医院配发专用陪护证，凭陪护证出入医院和病区。陪护期间严格控制出入病区、医院频次，不得进入其他病区和病房，不得参与聚众活动。患者家属若有发热或呼吸系统症状，谢绝作为陪护。

住院期间，所有患者及陪护家属主动接受医院流行病学调查，如实提供14 d内相关流行病学史信息，并自觉配合医院和病区进行健康监测。当住院期间出现发热（体温＞37.3 ℃）、乏力、干咳等不适症状时，应主动告知，医院将按照相关规范诊治流程引导就诊。

住院诊疗过程中患者及其家属需要全程佩戴口罩，自觉保持个人清洁卫生，勤洗手，注意咳嗽礼仪。

## 三、设置隔离排查病房

每个病区设置2个相对独立的隔离排查病房。对于经过以上门诊或急诊排查仍存有疑虑的患者，可将其先安排在隔离排查病房观察，并进一步检查，确定无新冠肺炎风险后，方可转普通病房。

## 四、医务人员工作规范

医务人员进出病区，需要做好个人防护。根据患者情况，佩戴合适的防护用具。

为了避免医务人员给病区带来交叉感染，疫情期间医务人员未经批准严禁外出会诊和手术。

合理安排作息，不熬夜，少聚集。科室可根据患者情况，合理安排医务人员排班。

# 第三节　全科教学管理

教学是全科工作的重点，但是生命重于泰山，疫情就是命令，防控就是责任。2014年教育部、国家卫生与计划生育委员会等6部门联合印发《关于医教协同深化临床医学人才培养改革的意见》，确立了以"5+3"（5年临床医学本科教育+3年住院医师规范化培训或3年临床医学硕士专业学位研究生教育）为主体、以"3+2"（3年临床医学专科教育+2年助理全科医生培训）为补充的全科医生培养模式。全科本科生、规培生、研究生承担着基层医疗服务的未来，是未来基层服务的中坚力量，也是推进分级诊疗工作的关键。在新冠肺炎疫情肆虐期间，首先应该保证他们的生命健康和人身安全。如何在疫情暴发期间做好学员的安全防护，保证教学任务有条不紊地进行是需要破解的难题。

## 一、本科生教育

本科生全科医学教育作为全科教育的启蒙阶段，对后续医学生的职业选择存在着深远的影响。疫情突发，教学医院或者高等院校应首先强调把守护师生的身体健康和生命安全放在第一位，科学实施，既要保证教学运行，又要关注师生的身心健康。努力做到"延期开学、按时开课、保证质量"。

1.双向联络，明确目标　首先，院校与教师之间、教师与学员之间建立联络平台，通过电话随访、微信、QQ、邮件、问卷等方式明确教学目标及学员需求，强化统筹，平稳推进线上教学，优化教学质量。做好院校-教师-学员之间线上教学的协同管理，为教师在线教学提供培训与支持，了解师生教学过程中的困难和问题，不断优化工作机制。

2.质量控制，注重效率　线上教学避免了教师与学员，以及学员之间的相互接触，减少了疫情期间聚集性事件的发生，但是课堂的互动性及学员积极性也会受到一定的影响。院校在组织教学时应根据课程类型、课程特点、课堂组织形式综合把握疫情时期的教学质量监控工作，采取教学管理部门调查、学院普查、督导随机听课的形式进行，对于线上教学资料不全、信息不通的问题应及时予以解决。

3.多方协作，活跃课堂　线上教学本身的特点决定了教学质量的关键是激发师生"教"与"学"的主动性。院校应积极收集教师在教学时急需解决的难题，对于网络、设备、软件等方面有操作困难的教师们及时提供线上帮助，不断优化教学质量。组织学员成立互助小组，注意课堂互动和组内协调，采用多种教学方法提高课堂的趣味性以及学员的积极性。

4.及时总结，引领改革　在信息化技术高速发展的时期，线上教学或者远程教学的兴起改变了传统的教学模式。在疫情暴发期间，线上教学是大势所趋。对教师而言，课前的教学设计和内容准备、课中的引导启发和督促考核、课后的辅导答疑和综合评判等，这些都需要教师投入更多的时间和精力，才能最终保障课堂活力和教学效果。对于学生来讲，学习的主动性和自主学习的能力就成为教学效果的关键，也需要学生克服艰苦条件，做好课前学习和准备，多方查阅资料完善学习内容，尝试课堂上对老师的问题进行横向学习信息反馈，充分调动学习的主动性，提升独立思考的能力。探索线上教育对传统教育的辅助机制，是教学改革研究的创新与实践。

## 二、全科住院医师规范化培训

全科住院医师规范化培训（规培）是全科教学工作的另一重点。2013年，国家卫生与计划生育委员会、教育部等7部门联合印发《关于建立住院医师规范化培训制度的指导意见》（国卫科教发〔2013〕56号），将全科专业作为36个培训专业之一纳入住院医师规范化培训制度框架统一实施，并作为紧缺专业予以重点倾斜。加强以全科医生为重点的基层人才队伍建设、提升我国临床医师整体水平、促进医师队伍同质化、从根本上提高医疗卫生服务水平具有重要意义。规培学员在医院中担任住院医师的职责，疫情在春节关口突发，规培学员部门仍坚守在一线，医院应统筹安排做好他们的安全保障和学员的教育。

1.非在岗学员　对于居家防护的学员，不鼓励其安排返程参加抗疫工作，部分学员尚在学习阶段，个人防护和安全意识尚有待提高，应时刻将学员的生命健康安全放在防疫的第一位。医院或者全科培训基地应制订详细的疫情期间监测和培训计划，停工不等于停学。全科基地应与居家学员之间建立联络，发布监测和培训计划，一方面，定期收集学员监测情况，加强疫情期间的安全教育；另一方面，利用基地资源，通过远程教学的方式开展小讲课、教学查房、病例讨论等教学形式，并定期发布教学任务，培养学员主动学习、及时总结的习惯。

2.在岗学员　疫情就是命令，部分学员在疫情暴发后仍坚守在一线，对于这类学员：

（1）应保证其生命健康和人身安全，不断强化安全防范措施的教育，指导其有序开展一线救治工作，严格遵守医院的各项规章制度。

（2）在保证学员休息时间的前提下开展教学工作，通过远程教学的方式统一制订教学培训计划，鼓励其及时总结疫情防控期间的经验与教训。

（3）做好学员的心理辅导，学员在从事一线工作时难免接诊到确诊或者疑似病例，由于现阶段知识体系的不完善，不可避免地会出现一些焦虑和担忧，全科基地应及时发现问题，并给予学员相应的指导和关怀。

（4）帮助其解决生活难题，学员在疫情防控期间可能面临着食宿方面的难题，全科基地应随时监控学员存在的问题与困难，让其在疫情期间感受集体的存在。

## 三、全科研究生教育

全科医学专业研究生培养是医学教育改革和发展社区卫生事业的关键。培养全科医学专业研究生可以引进高层次医学人才从事全科医学，同时带动全科医学科研教学工作的发展，进一步扩充与规范全科医学师资队伍，带动基层全科医生参与培训，提高科研能力，推动全科医学理论与实践的全方位发展。疫情期间，部分全科研究生还面临了毕业与就业的双重压力，如何做好教学工作至关重要。

1.理论教学　对于新一届的全科研究生可能还有基础理论课程未完成，教师首先应通过微信、邮件等方式建立联系，公布课程设置及课程安排。通过多种线上教育方式开展理论授课，由院校或者医院负责监督课程安排与执行情况。授课师资应主动分享授课PPT或者其他教学资料，以供学员在课余进行消化与理解。及时跟踪学生的学习进度，关注学生反馈的问题，强化过程考核，切实做好线上教学、答疑、作业、测验等环节，全力保证教学质量，并保留好线上教学的数据。

2.临床教学　疫情期间部分临床教学工作难以正常开展，全科基地可通过视频资料或者线上组织研究生进行小课堂、教学查房、临床科研培训等方面的课程，鼓励学员通过查阅文献，精读最新刊登的文献资料发现问题、总结问题，为回归临床后顺利开展临床工作和科研工作奠定基础。

3.科研教学　指导教师利用微信、QQ等进行线上指导，保证与学生每周至少交流一次，了解学生科研学习情况，完成相应的开题报告、中期检查和毕业设计答辩等环节。对于学生必须在校或者医院完成的科研进度适当予以调整，必要时可根据疫情防控需要调整相关实验设计的题目、内容和形式。

4.心理疏导　部分研究生面临毕业与就业，有着双重压力，全科导师们应及时与学员进行沟通交流，了解目前学员存在的困惑，尽力帮助学员解决难题。比如合理安排时间进行毕业论文书写的指导、就业方面的指导等。

# 第四节　疫情下的医患沟通

临床医学教育之父奥斯勒曾说过："医学是不确定的科学，也是概率的艺术。"正因为这种不确定性，临床工作想做到万无一失是不大可能的。这个道理医生都懂，但患者及其家属不见得懂。这个时候，纠纷就容易出现。良好的医患关系源于沟通，和谐的医疗环境源于交流。沟通和交流是医患关系的润滑剂。信任与合作是相互的。当患者把对恢复健康甚至是生的希望都交给了医生护士时，表达完全的尊重和敬意；医护人员全力救治患者，信任患者的理解与配合，那么这就是一种完美的医患关系。

疫情牵动人心，大家通过各种媒介看到医护人员与患者互动，给他们鼓劲打气，互相鼓舞的气氛，让很多人感动。医患关系平时也应如此。但是，由于多种干扰因素，本应简单的医患关系变得复杂化，还被蒙上了阴影。这些干扰因素不但引起医患双方的互不满意，甚至时有伤医案件发生。就在疫情袭来之前，北京的两起伤医案引起巨大的社会震动，一名女医生殉职，一名优秀的眼科医生躺在病房里。当然，伤医者必定要受到法律的严惩，故意杀害医生的孙文斌已经被判处死刑。

疫情暴发以后，全国各地的医护工作者从各地驰援湖北。他们不是不清楚病毒的危险，但是职责所在，义不容辞。他们不是天生的英雄，而是在尽自己的一份专业力量，践行"救死扶伤"的入职誓言。抓紧时间，多救治一个是一个是他们共同的心愿。

新冠病毒是一种新型病毒，传染性和危害显而易见。患者很清楚这场疾病是前所未有的，医护人员也清楚自己面对的是新"敌人"。只有双方配合，才能实現最佳的治疗效果。这时候，医护人员与患者面临共同的"敌人"，是一体的。虽然隔着口罩和防护服，但医患双方在共同抗疫。

此次疫情来得太快，在没有准备充足的情况下，一些抢救无效的案例还是不可避免地发生了，再者个体差异大，相同的感染患者预后也不尽相同，医生和医院也从来都不是"包治百病"。因此，治疗的结果也总有失败和成功两种，另外，为了抗疫，很多年轻有为的青年医师奔赴前线，我们为他们鼓掌、加油，然而此时此刻许多患者的心理与我们是有差别的。因为患者生病的时候，会产生很多负面情绪，例如焦虑、恐惧等，而这种负面情绪会让他们害怕年轻医生因为经验不足而耽误了他们的诊治，在这之间就有可能产生医患之间的矛盾，其实这些青年医生都是医院精挑细选的专业骨干，而患者要做的就是信任医生，积极配合治疗，才最有利于病情的控制。面对此次疫情，也有很多方法改善医患沟通，比如加强医学宣传、加强病例管理、尊重患者权益等，同时医患沟通也需要一些技巧，在疫情当下，更应该注重运用这些技巧来改善医患沟通，例如医生多多肯定患者的回答，让患者觉得自己被关注，患者也尊重医生，等医生说完如果有不理解的再提问，这样就会解决无效沟通带来的问题，另外医患沟通时，医生多使用目光注视，医生镇定的目光可以消除患者焦虑情绪，积极的目光可以消除患者孤独的情绪等，总之，疫情当下医生需要更耐心地去与患者解释病情，去倾听患者的倾诉，在治病的同时也更加关注患者的心理问题。

平时，由于医患关系的复杂性，患者不满意个别医生没耐心、没有人情味、冷漠，而医生同样不满意一些患者的刁钻刁难。有时双方除了简单的交流，没有其他的沟通。患者采用的一些过激手段更促使医生不得不提高警惕，从而加剧了医患之间的不信任，导致了医患矛盾的升级、恶性循环。如今还在"疫"中，经此一"疫"后，和谐的、相互信任的医患关系一定会"永葆青春"。

## 第五节　综合医院专科－综合医院全科－社区全科的分工协作

做好新冠肺炎的防控需要医院之间、医院各个科室之间，以及基层医疗机构之间的密切配合，只有加强信息沟通、相互协同，才能更好地进行新冠肺炎的防控。

综合医院专科医生是治疗新冠肺炎患者的主要执行者。专科医生在新冠肺炎诊疗中需综合患者的临床症状、体征、实验室检查与影像学结果，进行最优化的治疗，使患者早日康复，达到出院标准。明确出院后续跟踪随访事项，建立专门的随访登记制度、手册和出院告知书。并为其他科室和基层医疗单位提供技术支持。

疫情期间，除了疫区的患者们需要救助，还有大量的慢性病患者也因为疫情的影响，面临科室停诊而陷入"无医可就，无药可用"的困境。综合医院全科门诊是开展综合性慢性病防治的主战场，全科医生作为医疗保健服务的首诊者与"守门人"，需使用自身优势有效宣传疾病预防知识，如开展差别形式的康健教育，促使人们接纳预防措施，积极管理好患者的血压、血糖、血脂等指标，降低慢性病患者罹患新型冠状病毒肺炎的风险。另外，可以通过运用信息手段开展线上问诊，续方开药，药品配送到家等服务，解决慢性病患者们的就医断药难题。

社区全科医生要充分发挥在新型冠状病毒感染的肺炎疫情防控中的网底作用，在综合医院专科和全科医生的指导下，配合社区委员会做好社区防控工作，及早发现和报告病例，协助管理密切接触者和来自疫情发生地区的人员，有效遏制疫情扩散和蔓延，积极应对和做好在城市社区和乡村的疫情防控工作。

在综合医院专科和全科指导下，做好发热患者的发现、登记、相关信息报告和处理工作。要加强对发热患者的筛查，做好预检分诊和门诊登记。发现不明原因发热、咳嗽的患者，必须询问发病前14 d内的旅行史或可疑的暴露史，按照疾病登记的规范要求进行全面完整的信息登记，并立即就近转诊至设有发热门诊的上级医院。信息登记完成后要按时上报。

各地基层医疗卫生机构的全科医生要依据上级防治机构提供的规范、准确的信息，及时向辖区居民宣传新型冠状病毒感染的肺炎疫情防控核心知识，科学指导辖区居民认识和预防疾病，引导居民树立正确的防控观念，规范防控行为，提高自我防范意识和个人防护能力，尽量减少大型公众聚集活动，出现症状及时就诊。

另外，对于新冠肺炎出院患者，社区全科医生可以通过定期随访，提示患者治愈后仍有再次感染的风险，建议患者出院后居家隔离两周。每天通过网络或电话随访监测体温、呼吸道症状等情况，全面掌控出院患者隔离14 d的健康情况，严控感染的隐患，遇到问题及时反映、及时应对。针对出院患者中的慢性病患者进行重点监测，了解其罹患慢性病的变化情况和用药指导。在对患者进行随访的过程中，积极向患者宣传家庭医生签约服务相关内容及签约后可享受的服务等，鼓励患者和社区卫生服务机构签约，促进健康管理全周期延伸。

# 第六节　疫情期间的双向转诊之下转

如前所述，综合医院的全科医学科在疫情防控期间应当发挥其协调作用。为确保新型冠状病毒感染的肺炎病例转运工作顺利开展，有效控制疫情，保障人民身体健康安全，合理分配医疗资源，应当根据实际情况继续开展双向转诊。对于双向转诊中的上转问题，将在第五章第十五节进行详细阐述。本节主要叙述符合下转要求的轻症患者或疑似患者的下转工作方案。

## 一、基本要求

定点医疗机构应当设置专门的区域停放转运救护车辆，配置洗消设施，配备专门的医务人员、司机、救护车辆负责新型冠状病毒感染的肺炎患者的转运工作。

医疗机构和急救中心应当做好患者转运交接记录，并及时报上级卫生健康行政部门。

## 二、转运要求

医务人员和司机的防护，车辆、医疗用品及设备消毒，污染物品处理等按照《医院感染管理办法》《消毒技术规范》及相关规定执行。

1.转运救护车　转运救护车辆车载医疗设备（包括担架）专车专用，驾驶室与车厢严格密封隔离，车内设专门的污染物品放置区域，配备防护用品、消毒液、快速手消毒剂。转运救护车应具备转运呼吸道传染病患者的基本条件，尽可能使用负压救护车进行转运。转运时应保持密闭状态，转运后对车辆进行消毒处理。救护车返回后需严格消毒方可再转运下一例患者。

2.转运人员　医务人员穿工作服、防护服，戴手套、工作帽、医用防护口罩；司机穿工作服，戴医用外科口罩、手套。医务人员、司机转运新型冠状病毒感染的肺炎患者后，须及时更换全套防护物品。

## 三、工作流程

1.转运流程　穿、戴防护物品→出车至医疗机构接患者→患者戴医用外科口罩→将患者安置在救护车→将患者转运至接收医疗机构→车辆及设备消毒→转运下一例患者。

2.穿戴及脱摘防护物品流程 穿戴防护物品流程：洗手或手消毒→戴帽子→戴医用防护口罩→穿工作服→穿防护服→戴手套。脱摘防护物品流程：摘手套→洗手或手消毒→脱防护服 →洗手或手消毒→摘口罩、帽子→洗手或手消毒。

3.医务人员、司机 下班前进行手部卫生→逐层脱去防护用品→淋浴更衣。

4.救护车清洁和消毒 对救护车的消毒包括空气、车厢及物体表面。

（1）空气：开窗通风，有条件的可进行紫外线消毒。

（2）车厢及其物体表面：过氧化氢喷雾或含氯消毒剂擦拭消毒。

# 第五章
# 疫情下社区医疗机构的工作

## 第一节　基层医疗机构工作

### 一、疫情严峻时期的主要工作

随着我国分级诊疗及家庭医生签约服务的全面开展，全科医生承担起社区居民的健康重任。社区卫生服务中心作为基层医疗卫生体系中重要组成部分，在我国基层医疗卫生服务体系建设中起重要作用。新冠肺炎疫情发生以来，社区作为疫情联防联控第一线，基层医疗机构和医务人员也在积极开展疫情防控，全力参与疫情防控工作，为有效遏制疫情在城乡社区的扩散和蔓延，发挥了重要的基础性作用。

基层医疗机构和医务人员主要开展三个方面的工作：

（1）守好阵地，包括做好预检分诊、及时发现发热患者和疑似患者并做好隔离和转诊，同时开展正常的诊疗活动。

（2）基层医务人员和社区工作者一起进行网格式管理和地毯式排查，进行居家或集中隔离管理。

（3）把好道口，包括在机场、码头、高速公路的出入口等地，大家都可以看到基层医务人员的身影。

### 二、复工复产期间的主要工作

当疫情防控形势向好的方向发展时，需要逐渐复工、复学，逐渐恢复正常生活、生产秩序。根据《关于基层医疗卫生机构在新冠肺炎疫情防控中分类精准做好工作的通知》，要求基层医疗机构根据区域风险级别，配合城乡社区组织在基层落实针对性疫情防控措施和做好基本医疗卫生服务工作。

1.低风险区防控措施　在疫情防控低风险县（市、区），基层医疗卫生机构要落实相应防控措施，加强门诊预检分诊筛查，做好对发热患者的监测、发现、报告和转诊；协助落实对重点地区和高风险地区返回人员的管理措施；加强公众健康宣教，引导做好个人防护。

2.中风险区防控措施　在疫情防控中风险县（市、区）的基层医疗卫生机构，要贯彻落实区域"外防输入、内防扩散"的策略，会同城乡社区组织积极落实"四早"措施，实施网格化、地毯式管理，强化相应防控措施，协助落实对辖区病例密切接触者的追踪排查和隔离医学观察措施，配合疾控机构开展流行病学调查。

3.高风险区防控措施　在疫情防控高风险县（市、区）的基层医疗卫生机构，协助落实好辖区"内防扩散、外防输出、严格管控"策略，全力参与做好城乡社区综合防控工作，及时协助落实社区管控和限制人员聚集等措施。

4.其他工作　同时做好疫情防控和日常诊疗、慢性病管理、健康指导等工作，关注辖区重点人群基本卫生健康和用药需求，确保城乡居民及时、就近获得基本卫生健康服务，继续开展家庭医生签约服务。

## 三、疫情期间接诊要求

2020年2月25日国家卫健委发布了《关于印发基层医疗卫生机构在新冠肺炎疫情防控期间为老年人、慢性病患者提供医疗卫生服务指南（试行）的通知》，要求基层医疗机构在疫情期间接诊达到以下要求：

1.候诊区　做好患者预检分诊，合理布局候诊区域，候诊患者间隔1 m以上距离，保证候诊环境卫生。

2.门诊时间　实行错峰诊疗，保证正常诊疗秩序，并积极推行网上预约、电话预约等方式，减少就诊患者排队聚集。

3.优化服务流程　优化挂号、诊疗、检查、取药等服务流程，减少患者待诊时间及患者间接触风险。

4.长期处方服务　对诊断明确、病情稳定的慢性病患者，根据需要制订长期药物治疗方案，给予长期处方服务。

5.特殊服务　有条件的基层医疗卫生机构可对确有实际困难的高龄、失能老年人及行动不便的慢性病患者提供上门巡诊、家属代取药等特殊服务。

6.慢性病随访　采取信息化手段与老年人、慢性病患者或其家属（照护人员）建立有效的沟通并开展随访服务给予针对性指导。

7.健康教育　指导居民的饮食、运动等。

8.心理疏导　加强老年人、慢性病患者心理疏导，引导其树立既要高度重视，又不过分恐慌的防控观念，提高自我防范意识。

9.暂缓年度体检　暂缓居民年度体检工作，待疫情防控结束后，视情况逐步恢复相关工作。

10.正确对待舆情　鼓励居民利用多种媒介，了解新冠肺炎防控知识技能、疫情动态与相关政策，全面、正确看待疫情发展。

11.个人防护宣传　教育居民尽量居家减少外出，做好室内消毒通风，避免走亲访友等聚集性活动。确需外出时，要规范佩戴口罩，加强手部卫生，做好个人防护，并避免乘用人员密集的交通工具。

12.疑似病例转诊　对有发热、呼吸道症状怀疑新冠肺炎的患者立即按规定报告并做好隔离控制，及时转送发热门诊就诊。

## 四、疫情期间基层医务人员防护

疫情期间加大对基层医疗卫生机构消毒、防护物资调配力度，保障参与疫情防控的基层医务人员的防护用品。由于基层医务工作者与患者的接触多于一般人与患者的接触，是疫情防护的主力军，WHO建议医务工作者采取适当感染防控措施，按照标准预防原则，根据医疗操作可能传播风险，做好个人防护、手部卫生、病室管理、环境消毒和废弃物管理等医院感染控制工作，避免医院感染发生。

对社区医务人员进行新型冠状病毒感染的防控知识、方法与技能的全员培训。要求熟练掌握，做到早发现、早报告、早隔离、早诊断、早治疗、早控制。

根据《新型冠状病毒肺炎疫情下基层一线医务人员暴露风险及防护建议》及《新型冠状病毒感染基层防控指导意见（第一版）》结合基层医务人员的工作性质、工作场所、与患者的接触距离，认真评估感染暴露风险，按照暴露风险级别给予相应的个人防护、选择相应的防护用品（表5-1）。

表5-1　基层一线医务人员暴露风险分级

| 暴露风险分级 | 基层工作岗位 |
| --- | --- |
| 高风险 | 1.疫区发热诊室/发热就诊点<br>2.确诊/疑似患者诊疗及相关转运工作<br>3.疑似患者咽拭子采样工作 |
| 较高风险 | 1.非疫区疫点发热诊室/发热接诊点<br>2.留观点<br>3.密切接触者诊疗及相关转运工作<br>4.密切接触者居家隔离上门随访<br>5.可疑密切接触者排查<br>6.确诊患者出院后上门随访 |

| 暴露风险分级 | 基层工作岗位 |
| --- | --- |
| 中等风险 | 1.普通门诊<br>2.住院部<br>3.妇幼保健与计划免疫<br>4.检查室<br>5.检验室<br>6.药房 |
| 较低风险 | 1.车站/高速公路出口卡点<br>2.企业上门督查<br>3.复工人员健康体检<br>4.返程人员排查 |

一级防护：针对中等及较低风险岗位工作人员，遵循标准预防原则，常规穿工作服（每日更换），戴工作帽、一次性医用外科口罩等，在工作中严格执行手部卫生。计划免疫科工作人员工作时戴乳胶手套。

二级防护：针对较高风险岗位工作人员，循标准预防原则，常规穿戴工作服（每日更换）、工作帽、一次性医用外科口罩、一次性乳胶手套、防护服等，每班更换，污染、破损时立即更换，在工作中严格执行手部卫生。居家隔离上门随访时，保持1 m以上距离。需要进行检查而密切接触时戴防护眼镜、防护面屏。若可能受到患者血液、体液、分泌物等喷溅时为暴露高风险，需进行三级防护。

三级防护：针对高风险岗位工作人员，循标准预防原则，常规穿戴工作服（每日更换）、工作帽、一次性乳胶手套、防护服、医用防护口罩、防护眼镜、防护面屏等，每班更换，污染、破损时立即更换，在工作中严格执行手部卫生。对疑似患者进行诊疗及标本采集时建议戴双层手套。

# 第二节　社区医疗废物管理

为做好新冠肺炎疫情期间医疗废物管理工作，有效防止疾病传播，社区卫生服务中心严格按照国家卫健委办公厅印发的《关于做好新型冠状病毒感染的肺炎疫情期间医疗机构医疗废物管理工作》的通知，落实社区卫生服务中心法定代表人为医疗废物管理的第一责任人，产生医疗废物的具体科室和操作人员为直接责任人。

# 一、加强医疗废物的收集

**1.明确分类收集范围** 医疗废物包括医疗垃圾和生活垃圾，对于有疑似症状或疑似新型冠状病毒感染患者产生的废弃物，均应当按照医疗废物进行分类收集。

**2.规范包装容器** 医疗废物专用包装袋、利器盒的外表面应当有警示标志，在盛装医疗废物前，应当进行认真检查，确保其无破损、无渗漏。医疗废物收集桶应为脚踏式并带盖。医疗废物达到包装袋或者利器盒的3/4时，应当有效封口，确保封口严密。应当使用双层包装袋盛装医疗废物，采用鹅颈结式封口，分层封扎。

**3.做好安全收集** 按照医疗废物类别及时分类收集，确保人员安全，控制感染风险。盛装医疗废物的包装袋和利器盒外表面被感染性废物污染时，应当增加一层包装袋。分类收集使用后的一次性防护服、防护服等物品时，严禁挤压。每个包装袋、利器盒应当系有或粘贴中文标签，标签内容包括：医疗废物产生单位、产生部门、产生日期、类别，并在特别说明中标注"新型冠状病毒肺炎"或者简写为"新冠"。

# 二、加强医疗废物的储存

**1.安全运送管理** 在运送医疗废物前，应当检查包装袋或者利器盒的标志、标签及封口是否符合要求。工作人员在运送医疗废物时，应当防止造成医疗废物专用包装袋和利器盒破损，防止医疗废物直接接触身体，避免医疗废物泄漏和扩散。每天运送结束后，对运送工具进行清洁和消毒，使用含氯消毒液浓度为1 000 mg/L；运送工具被感染性医疗废物污染时，应当及时消毒处理。

**2.规范储存交接** 医疗废物暂存处应当有严密的封闭措施，设有工作人员进行管理，防止非工作人员接触医疗废物。医疗废物宜在暂存处单独设置区域存放，尽快交由医疗废物处置单位进行处置。用1 000 mg/L的含氯消毒液对医疗废物暂存处地面进行消毒，每天2次。医疗废物产生部门、运送人员、暂存处工作人员及医疗废物处置单位转运人员之间，要逐层登记交接。

**3.做好转移登记** 严格执行危险废物转移联单管理，对医疗废物进行登记。登记内容包括医疗废物的来源、种类、重量或者数量、交接时间，最终去向及经办人签名。

医疗机构要及时通知医疗废物处置单位进行上门收取，并做好相应记录。

# 第三节　疫情期间家庭及个人防护

## 一、如何正确佩戴口罩

　　冠状病毒已确认存在人传人的特征，且存在一定范围的社区传播。目前所见主要传染源是新冠肺炎感染的患者，无症状的感染者也有可能成为传染源。冠状病毒从传染源传播到易感人群的方式包括经飞沫传播、接触传播（包括手污染导致的自我接种）及不同大小的呼吸道气溶胶近距离传播。咳嗽、打喷嚏等飞沫直接传播及相对封闭环境中气溶胶传播是冠状病毒传播的主要方式。目前认为所有人群普遍易感。《预防新型冠状病毒感染的肺炎口罩使用指南》提醒，口罩是预防呼吸道传染病的重要防线，合理佩戴口罩，可有效挡住飞沫及气溶胶，不仅可以防止患者喷射飞沫，降低飞沫量和喷射速度，还可以阻挡含病毒的飞沫核，防止佩戴者吸入，能减少病毒进入人体的机会，可以降低新型冠状病毒感染风险。戴口罩就好像是给自己的呼吸系统设置一道"过滤屏障"，对于感染者戴口罩可以防止感染他人，健康人戴口罩预防被感染。

　　1.口罩类型　佩戴口罩的基本原则是科学合理佩戴，规范使用，有效防护，不过度防护。目前存在的口罩类型有哪些？

　　（1）普通口罩：纸口罩、棉布口罩、活性炭口罩、海绵口罩等，主要在于防寒保暖，避免冷空气直接刺激呼吸道，但几乎没有任何防尘防菌效果，在流行病高发期和雾霾天气，这类口罩几乎没有作用。

　　（2）医用口罩：一次性使用医用口罩、医用外科口罩。

　　（3）符合N95标准的防护口罩：需要提醒的是，不是所有人都要戴KN95或N95口罩，也不是任何时候、任何场合都要戴口罩，更不是所有口罩都有用。

　　2.口罩使用对象　不同类型的口罩适合不同的使用对象，具体如下：

　　（1）非医用口罩。推荐人群：低风险暴露人员，如居家室内活动、散居居民；户外活动者，包括空旷场所的儿童、学生；通风良好工作场所工作者。

　　防护建议：居家、通风良好和人员密度低的场所也可不佩戴口罩。非医用口罩，如棉纱、活性炭和海绵等口罩具有一定防护效果，也有降低咳嗽、打喷嚏和说话等产生的飞沫播散的作用，可视情况选用。

　　需注意：棉纱口罩、海绵口罩和活性炭口罩对预防病毒感染无保护作用。

　　（2）一次性使用医用口罩。推荐人群：在超市、商场、交通工具、电梯等人员密集区的公众；室内办公环境；医疗机构就诊（除发热门诊）的患者；集中学习和活动的托幼机构儿童、在校学生等。

防护建议：佩戴一次性使用医用口罩，儿童选用性能相当产品。

（3）医用外科口罩。防护效果优于一次性使用医用口罩。推荐人群：中等风险暴露人员，包括医院、机场、火车站、地铁、地面公交、飞机、火车、超市、餐厅等相对密闭场所的工作人员；从事与疫情相关的行政管理人员、警察、保安、快递等从业人员；居家隔离及与其共同生活的人员。

（4）KN95/N95及以上标准的颗粒物防护口罩。防护效果优于医用外科口罩、一次性使用医用口罩。推荐人群：现场调查、采样和检测人员使用，公众在人员高度密集场所或密闭公共场所也可佩戴。在人员密集的公共交通场所和乘坐公共交通工具时要佩戴KN95/N95及以上标准的颗粒物防护口罩。

（5）医用防护口罩。推荐人群：发热门诊、隔离病房医护人员及确诊患者转移时、有疑似症状到医院就诊时佩戴。

（6）特殊人群：有呼吸道基础疾病患者需在医生指导下使用防护口罩。年龄极小的婴幼儿不能戴口罩，易引起窒息。

3.正确使用口罩　知道如何选择口罩后，那要如何正确使用口罩呢？我们以居民使用最多的一次性使用医用口罩为例介绍。

（1）洗：因为手上细菌较多，首先清洗双手，以免不干净的手污染口罩内面。

（2）挂：口罩有里外之分，颜色深的是正面，正面应该朝外，浅色面有吸湿功能，应朝内，即正对脸部。有金属条的部分应该在口罩的上方，便于定型贴合；分清楚口罩的正面、反面、上端、下端后，将口罩横贴在脸部口鼻上，用双手将两端的绳子挂在耳朵上。

（3）拉：双手同时向上下方向将口罩的皱褶拉开，不留有褶皱，使口罩能够完全遮盖住口鼻和下巴。

（4）压：最后用双手的示指紧压鼻梁两侧的金属条，使口罩上端能够紧贴鼻梁。

（5）注意事项：

1）不管是哪种类型的口罩，防护效果都是有限的，一定要定期更换，最好每2~4 h更换一次。在新型冠状病毒感染的肺炎流行期间，在保障公众健康的前提下，可适当延长口罩使用的时间和次数，口罩在变形、弄湿或弄脏导致防护性能降低时需及时更换。口罩专人专用，人员间不能交叉使用。

2）口罩使用过程中严禁用手触摸口罩外侧，一旦触摸应立即洗手。

3）口罩佩戴一定要贴合面部，正反面正确，形成密闭的环境，让通气经过口罩而不是四周的缝隙，防止眼镜上有雾形成。

4.正确摘脱口罩　洗手，从系绳取下，内面朝外折叠系好，投入塑料袋密封放入垃圾桶内，再次洗手。

摘下口罩这一步非常重要，要记住4个"不要"：

（1）不要触碰口罩的外表面。

（2）不要触碰口罩的内表面。

（3）不要触碰别人使用过的口罩，避免交叉感染。

（4）不要直接放在包里、兜里等处，容易造成持续感染风险，可以由内向外反向折叠后，用自封袋包装。

5.废弃口罩处理方法　使用过的口罩存在污染环境、感染他人的可能，开水烫、焚烧、剪碎后扔掉都是不合理的处理方式，容易增加感染风险。正确有效的处理方式应该分为以下两种：

（1）如果恰好在医院或相关医疗机构：可直接投入医疗废物垃圾袋中，专业处理机构会进行集中处理。

（2）如果平时在家：①对于存在咳嗽、发热、咳痰、打喷嚏等症状的民众，推荐将口罩先丢至垃圾桶，再使用5%的84消毒液按照1：99配比后，洒至口罩上进行处理。如无消毒液，也可以使用密封袋/保鲜袋，将口罩密封后丢入垃圾桶。②疑似病例或确诊患者佩戴的口罩，不可随意丢弃，应视作医疗废物，严格按照医疗废物有关流程处理，不得进入流通市场。健康人群佩戴过的口罩，没有新型冠状病毒传播的风险，使用过的口罩可直接丢入垃圾桶，按照生活垃圾分类的要求处理即可。处置废弃口罩时要记得做好呼吸道防护（戴口罩、开窗通风等），取下口罩后一定要认真洗手。

（3）机关、企事业单位、宾馆酒店、机场、地铁车站、公交车站及菜市场等人员密集场所，设置专门的废弃口罩投放箱，并及时对投放箱进行消杀。

6.长期佩戴防护用品后皮肤护理　长期佩戴口罩、防护眼镜或其他防护用品，皮肤由于受压会出现各种各样的情况。

（1）长期佩戴口罩，因潮湿导致的皮肤浸渍处理建议：

1）及时暴露晾干。

2）局部涂抹含有修复成分的修复霜或者保湿霜。

3）若浸渍长时间不能得到缓解而出现浸渍糜烂，局部皮肤破溃及渗出，可用3%的硼酸溶液冷湿敷，局部外用氧化锌软膏等使皮肤愈合。

（2）长时间佩戴口罩和防护眼镜等防护工具致出现压疮处理建议：

1）可选用不同样式的防护工具交替使用，如挂耳式和头戴式口罩交替使用，避免同一部位持续压迫。

2）可利用创可贴、输液贴及泡沫敷料等预先贴在骨性结构突出的部位，再戴口罩和防护眼镜，减轻局部压力。

3）反复压迫处出现瘀斑时，可外用改善局部血液循环的药物，如多磺酸黏多糖乳膏。

4）出现皮肤局部糜烂和溃疡时，可外用抗菌药膏，如夫西地酸和莫匹罗星软膏等，局部贴创可贴，避免继续压迫。

（3）使用防护用品出现皮肤过敏处理建议：

1）首先停止使用可疑致敏防护用品，避免重复刺激。

2）皮损较轻时，可在停用3~5 d后自行改善，无须特殊处理。

3）若皮损严重，瘙痒明显，可短期外用糖皮质激素如糠酸莫米松和曲安奈德益康唑乳膏等，配合局部外用保湿霜。必要时需口服抗过敏药物如西替利嗪等。

4）若出现渗出等情况，可先用3%硼酸溶液冷湿敷20 min，减少渗出，外用氧化锌等保护性药膏待皮肤恢复。

## 二、疫情期间，如何正确洗手

新冠肺炎病毒除了飞沫传播以外，另一个主要的传播途径是直接或间接的接触传播。与我国相比，欧美国家认为对于新冠病毒的防护更重要的是洗手，正确及时洗手是预防胃肠道和呼吸道感染的最有效措施之一。国家疾病预防与控制中心、WHO及美国CDC（美国疾控中心）等权威机构均推荐用肥皂和清水（流水）充分洗手。通过充分涂抹肥皂和揉搓动作，能有效清除皮肤表面的污垢和微生物，而流水冲洗掉肥皂泡沫也可以最大限度地减少对皮肤的刺激。

1.洗手的时机　日常生活中，当手部有可见的污染时，应使用肥皂或含酒精的洗手液在流动水下洗手；当手部无肉眼可见的污染时，可以使用含酒精成分的免洗手消毒剂消毒双手。哪些时刻需要洗手？

（1）在咳嗽或打喷嚏后。

（2）在照护患者时。

（3）准备食物前、中、后。

（4）吃饭前。

（5）上厕所后。

（6）手脏时。

（7）接触动物或处理动物的粪便后。

（8）接触他人或公共设施后。

2.正确洗手的步骤

（1）内：双手手心相对，手指并拢互相揉搓（双手合十搓五下）。

（2）外：双手交叉搓洗手指缝（手心对手背，双手交叉相叠，左右手交换各搓洗五下）。

（3）夹：手心对手心，手指交错相互揉搓（手心相对十指交错，搓洗五下）。

（4）弓：指尖搓洗手心，左右手相同（指尖放于手心相互搓洗）。

（5）大：一只手握住另一只手的拇指搓洗，左右手相同。

（6）立：指尖并拢在另一手掌中揉搓，然后两手交替。

（7）腕：一只手握住另一只手的手腕转动搓洗，双手交替。

3.注意事项　洗手的注意事项如下。

（1）旅途在外没有清水，不方便洗手，可以使用含酒精的消毒产品清洁双手。

（2）每次洗手应超过20 s，将《生日快乐》歌唱两遍就可以了。

（3）洗手时应摘掉首饰后再洗，有条件者也可以清洗戒指、手表等饰品。

## 三、在家中怎样预防新型冠状病毒传染

目前新型冠状病毒没有特效疫苗可以预防，主要通过减少接触或暴露的机会，做好个人卫生防护，增强免疫力，降低感染概率。

对于普通居家人员，《新型冠状病毒感染不同风险人群防护指南》指出：

1.尽量减少外出活动　减少走亲访友和聚餐，尽量在家休息。减少到人员密集的公共场所活动，尤其是相对封闭、空气流动差的场所，例如公共浴池、温泉、影院、网吧、KTV、商场、车站、机场、码头和展览馆等。

2.做好个人防护和手部卫生　不要吃未经检疫的野生动物、生鲜等食品，比如路边摊售卖的肉食，不要为了"尝鲜"而冒险。避免交叉使用口罩，选择合适口罩并正确佩戴。需要丢弃的口罩，按照生活垃圾分类的要求处理。及时正确洗手，随时保持手部卫生。不确定手是否清洁时，避免用手接触口、鼻、眼。打喷嚏或咳嗽时，用手肘衣服遮住口鼻。

3.保持良好的生活习惯　保持居住及生活环境卫生，勤开窗、通风，定时消毒。平衡膳食，均衡营养，适度运动，充分休息，保持心情愉悦，提高自身免疫力。

4.主动监测　主动做好个人与家庭成员的健康监测，自觉发热时要主动测量

体温。家中有小孩的，要早晚摸小孩的额头，如有发热要为其测量体温。

5. 有可疑症状者及时就诊　若出现发热、咳嗽、咽痛、胸闷、呼吸困难、乏力、恶心呕吐、腹泻、结膜炎、肌肉酸痛等可疑症状，应根据病情，及时到医疗机构就诊。

## 四、疫情期间，如何增强免疫力

由于冠状病毒发生抗原性变异产生了新型冠状病毒，人群缺少对变异病毒株的免疫力，新型冠状病毒对人群普遍易感，所以可引起新冠肺炎的流行。是否发病与接触机会、接触病毒的量及个人免疫力均有一定关系。密切接触的人更容易感染，并不是抵抗力强的人群感染的风险更低；新冠肺炎在免疫功能低下和免疫功能正常人群均可发生，如果一次接触大量病毒，即使免疫功能正常，也可能患病。同样的接触机会及病毒量，老年人、有慢性病的人及抵抗力差的人感染概率更大，更容易发展为重症，预后更差。因此预后与自身免疫力密切相关，提高自身免疫力是避免被感染的最重要手段。

提高免疫力是指通过一定手段来使自身免疫力加强，那么在新冠肺炎疫情特殊时期如何增强免疫力？提高免疫力日常应做的就是戒烟、限酒、多吃蔬果、规律锻炼、保持健康体重、保持充足睡眠、保持良好卫生习惯、减少心理压力、避免产生过度疲劳。做到戒烟、限酒，可以避免对免疫系统的主动伤害；多吃蔬果则能够为人体提供免疫系统正常工作所需的维生素和矿物质；规律锻炼、保持健康体重、保持充足睡眠、降低压力则能够帮助降低机体发生疾病的概率；良好的卫生习惯能够减少"外患"的入侵风险。

1. 疫情期间的饮食营养　宅在家里的日子，很多人开始做各式美食，肥腻的、油炸的、辛辣刺激的，再加上春节期间大家都准备了很多零食、白酒、饮料等，这些食物美味解馋，但我们的体重也在不断上涨，这对我们的免疫系统肯定是有害的，因此要注意饮食多样化，保证营养的均衡，才能增强免疫力。

COVID-19 疫情防控期间，根据《新型冠状病毒肺炎防治营养膳食指导建议》，普通大众仍以平衡膳食为基本原则，适当增加新鲜蔬果、蛋白质和水的供应，以保持与改善机体生理功能和免疫力，储备足够的营养物质。

（1）保证每天足够的能量摄入，食物多样，主食粗细搭配，谷类为主。注意选择全谷物、杂豆类和薯类，另外B族维生素对维持健康也很重要，应多吃富含维生素B的食物。

（2）多吃蔬果、奶类、大豆、坚果增加微量元素和维生素，微量元素和维生素与免疫应答有关，缺乏则会导致机体抵抗力下降。所以，每天应保证摄入充足的新鲜蔬菜和水果，尤其是深色蔬菜，其中含有多种维生素和抗氧化成分，对维持免疫力很重要。维生素A能促进糖蛋白的合成，细胞膜表面的蛋白主要是糖蛋白，免疫球蛋白也是糖蛋白；另外，带酸味的水果也很重要，这些水果的维生素C含量比其他水果高很多，应该多吃。

（3）适量吃鱼、禽、蛋、瘦肉，保证摄入足量的优质蛋白质。蛋白质是构成人体组织细胞的主要成分，具有多方面的重要生理作用，尤其对于维持机体的正常免疫功能、防御病毒感染有至关重要的作用，因此要保证每天摄入充足优质的蛋白质。而且蛋白质可以增加饱腹感，防止热量摄入过多。饮食中可增加鱼虾类水产品摄入，其中富含的ω-3不饱和脂肪酸有降低炎症反应的作用。

（4）少盐少油，清淡饮食，忌油腻，可用天然香料等进行调味以增加食欲。控糖限酒。

（5）足量饮水，足量的水是维持人体内物质代谢和正常生理功能（包括免疫功能）所必需的，故应保证每日有充足的饮水量。成年人每天饮水7~8杯（1 500~1 700 mL），提倡饮用白开水和茶水。

2.疫情期间的身体锻炼　疫情期间，一定要注意维持体重稳定，不可让体重增长过快，也不要让体重突然下降很多，否则都会影响免疫力。即使要减肥，也应该采取科学合理的方式循序渐进地进行，不要通过节食或吃减肥药来减重，否则蛋白质大量丢失，也会使免疫力下降。运动既可以保持体重，也有助于维持免疫力。坚持运动可以提高人体对疾病的抵抗能力。美国阿帕拉契州立大学研究指出，每天运动30~45 min，每周5天，持续12周后，免疫细胞数目会增加，抵抗力也会相对增加。在持续不断的运动中，免疫功能不断上下波动，而就在这种反复的上下波动中，人体整体的免疫功能会得到加强。

但是大家疫情期间都在家里宅着，锻炼场地有限，可以通过做家务增加运动量，做家务既可以锻炼身体，增强免疫力，又能够让居住环境整洁，有利于家庭和睦，于身体和心理皆有利。也可以做些室内瑜伽、健身操、太极等，不限地点、器械的运动方式，可以促进新陈代谢，提高机体免疫力。但是运动要遵循三个原则：全面锻炼、循序渐进、持之以恒。①全面锻炼，一是指尽可能使身体各部位、各系统都得到锻炼；二是指尽可能拓宽练习项目和形式，以求发展各类身体素质。②循序渐进，既指运动强度应由小到大，在身体逐步适应的基础上不断提高要求；又指学习动作、掌握技术要从易到难。③持之以恒，是指形成习惯，常练不懈，直到终生。

国家体育总局科学研究所研究员徐建方给出居家运动的建议：

首先要明确，居家健身不适宜进行长时间大强度锻炼，疫情期间不可以通过大强度的锻炼来提高抵抗力。在居家防疫期间，为确保运动安全有效，运动强度必须适宜。

强度过低，没有锻炼效果，但是长时间大强度的运动，会导致身体机能失调，免疫功能下降，并且运动损伤风险增加。因此，特别忌讳平常不运动、锻炼搞突击。

居家健身运动强度适宜，主要表现是：运动后感觉轻度的呼吸急促，周身微热，面色微红，内心感觉轻松愉快。虽然稍微感觉有点疲乏，但是经过休息以后可以消除，并且没有疼痛和麻木。

（1）成年人和老年人如何居家健身：身体素质较好的和平常有着良好体育锻炼习惯的成年人，建议可以进行高强度间歇训练，这样能够提高心肺功能和基本力量素质，同时，还能够在短时间内达到良好的锻炼效果。比如可以做一些原地跑、俯卧撑、开合跳、波比跳等，每个动作练习10~15次，进行2~4组。

老年人及一些缺乏体育锻炼的成年人，建议以功能性练习和柔韧、平衡素质提升的练习为主。针对肩、颈、腰、背这些关键部位的肌肉进行拉伸和转体类的练习，每组拉伸时间持续20~30秒，进行2~4组。另外，还可以练习一些仰卧背桥、小燕飞等。

（2）儿童、青少年居家如何进行体育锻炼：儿童、青少年生性活泼好动，在家里应当遵循安全、科学、适度、多样化的原则进行锻炼。运动量要适度，以中低强度为主，身体微微出汗为宜，运动后要注意保暖和休息。建议上午、下午和晚上各进行15~20 min的居家健身，防止返校后肥胖和近视率的急剧上升。

儿童以灵敏、柔韧、协调和平衡练习为主，比如做一些听口令的动作，单脚站立、抛球接球，还有钻"山洞"、推"小车"、跳格子、爬行等。青少年可以加入速度、小力量（如自身体重），还有心肺耐力练习，如左右两点跑、振臂跳、原地踏步、开合跳、高抬腿、波比跳、仰卧踩单车等。有条件的可以在家里进行小哑铃或者是弹力带的练习。每个动作进行20~30秒，依据身体的素质进行2~4组。

3.戒烟、限酒　吸烟的时候，会导致人体血液中尼古丁含量增高，容易引起血管痉挛，导致局部器官短暂性的缺氧，尤其是呼吸道和内脏器官的氧气含量减少，容易导致人体抗病能力的减弱，酒精亦如此。男性一天饮用酒的酒精含量不超过25 g，女性不超过15 g。提倡戒烟、限酒。

4.保持心情愉悦、心理平衡　疫情期间，注意心理防护，有心理平衡，才有生理平衡，才能延缓大脑和免疫系统的老化。新冠肺炎疫情的蔓延是一个突发应急事件，面对这种突如其来的情况，人的心理、生理及行为容易产生各种负面反应，如感到抑郁、焦虑、恐惧、紧张、烦躁等，甚至愤怒，抱怨家人、医护人员和社会等。有时伴有记忆力下降、反应迟钝、淡漠、头痛、头晕、心慌、胸闷、出汗等躯体化症状。还可能出现原有偏瘫、震颤、认知障碍等神经系统症状的主观加重。心理的应激会导致交感神经兴奋性增高，体内儿茶酚胺增加，导致血压升高、血管收缩，易诱发心脑血管等不良事件的发生。学会自我调控情绪，正确应对各种刺激：积极的生活事件使免疫球蛋白IgA增高，相反，如面对考试压力，学生的各项免疫应答指标如NK细胞活性及淋巴细胞增殖能力均下降，克服心理恐慌应做到以下几点：

（1）减少对疫情信息的过度关注，通过权威机构发布的信息了解疫情和防控知识。

（2）用电话、短信、社交APP等途径多与亲友交流，保持良好的人际关系，这将有助于免疫力增高、健康和长寿。研究显示，孤独的一年级医学生、分居或离婚女性的NK细胞活性偏低。

（3）要养成乐观、开朗和宽容的性格，要笑口常开。笑能增加血液和唾液中的抗体及免疫细胞数量，缓解疲劳，是提高免疫力的良药。保持乐观的情绪有助于提高免疫力，而压力则对免疫系统产生抑制作用，使人体受到感冒或其他疾病的侵袭。

（4）要学会发泄：有欢乐就可跳一跳或唱一唱，有苦恼不要闷在心里，可向朋友倾诉或大哭一场。

5.作息规律提高免疫力　养成规律的作息时间，不要黑白颠倒，不要熬夜，也不要久睡，最好每晚11点前入睡，做到早睡早起，并保证每天的睡眠时间不少于8 h。

## 五、家庭成员出现可疑症状怎么做

当家庭成员中出现可疑症状时，首先将患者与家中其他人隔离开来，至少保持1 m距离；照料患者时应用口罩遮掩住口鼻；与患者接触后应用肥皂等彻底洗净双手，双手接触呼吸道分泌物后（如打喷嚏后）应立即洗手。患者居住空间应保持空气流通，保持良好的呼吸道卫生习惯。咳嗽或打喷嚏时，用纸巾、毛巾等遮住口鼻，然后洗手。

结合临床表现及流行病学史进行自查。

（1）是否具备新冠肺炎的症状：主要是有无发热（大于37.3 ℃）、干咳、乏力，其次是否伴有鼻塞、流涕、咽痛、肌痛和腹泻等症状。对于儿童及新生儿来说

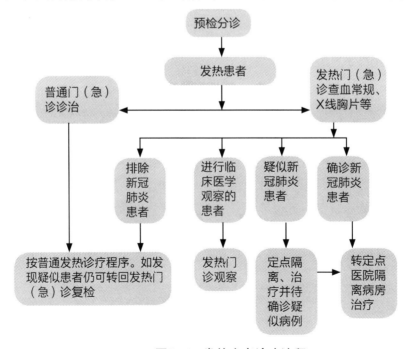

症状可不典型，可表现为呕吐、腹泻等消化道症状或仅表现为精神弱、呼吸急促。

（2）是否具有流行病学史：①发病前14 d内有疫区及周边地区，或其他有病例报告社区的旅行史或居住史；②发病前14 d内与新型冠状病毒感染者（核酸检测阳性者）有接触史；③发病前14 d内曾接触过来自疫区及周边地区，或来自有病例报告社区的发热或有呼吸道症状的患者；④聚集性发病（2周内在小范围如家庭、办公室、学校班级等场所，出现2例及以上发热和/或呼吸道症状的病例）。

若有流行病学史中的任何1条，且符合临床表现中任意1条或无明确流行病学史的，符合临床表现中的3条，考虑可疑，建议及时就诊。家庭其他成员应做好隔离防护。及时向当地疾病预防控制机构报告，在其指导下到指定医疗机构进行排查、诊治等。就医时患者及其家庭成员应佩戴口罩，与其他人保持距离，避免近距离接触，以保护自己和他人。避免乘坐地铁、公共汽车等公共交通工具，避免前往人员密集的场所。就诊时应详细告诉医生自己的症状及流行病学史以便进行排查（图5-1）。

在可疑症状的家庭成员就诊后，应对其隔离的房间和接触物品［如居室地面、卫生间、家具台面，门把手，餐（饮）具等］进行消毒。

根据《新型冠状病毒感染不同风险人群防护指南》：

（1）其他家庭成员如果经判定为密切接触者，应采取居家隔离医学观察14 d。医学观察期限为自最后一次与病例、感染者发生无有效防护的接触后14 d。

**图5-1　发热患者诊疗流程**

备注：摘自《关于规范发热及疑似新型冠状病毒感染的肺炎患者诊疗流程及医护人员防护工作的通知》。

居家隔离人员应相对独立居住，尽可能减少与共同居住人员的接触，做好医学观察场所的清洁与消毒工作，避免交叉感染。观察期间不得外出，如果必须外出，经医学观察管理人员批准后方可，并要佩戴医用外科口罩，避免去人群密集场所。

（2）居家隔离人员每日至少进行2次体温测定，谢绝探访。尽量减少与家人的密切接触，不得与家属共用任何可能导致间接接触感染的物品，包括牙刷、香烟、餐具、食物、饮料、毛巾、衣物及床上用品等。

（3）家属戴防护口罩，期间不要触碰和调整口罩。尽量避免与居家隔离人员直接接触，如发生任何直接接触，应及时做好清洁和消毒。

## 六、公共场所如何做好防护

新冠肺炎主要通过空气中的飞沫、易感者与感染者之间的接触或与被污染物品的接触而传播。传染病流行期间，尽量不到人多且封闭的公共场所，特别是儿童、老年人及免疫力低下的人群，如必须去，应戴口罩。咳嗽、讲话、打喷嚏时产生的飞沫，是很多病毒的重要传播载体。口罩能够阻挡飞沫进入口腔和鼻腔，预防病毒感染。

在自己咳嗽或打喷嚏时，用纸巾、手帕将口鼻完全遮住，以减少飞沫传播，并将用过的纸巾立刻扔进封闭式垃圾箱内，防止病菌传播。接触呼吸道分泌物后，应该立即执行手部卫生，勤洗手。

保持工作场所室内不断的通风换气；不要随地吐痰，可以先吐在纸上，在方便时扔进封闭式垃圾箱内；保持个人卫生，勤洗手。

## 七、乘坐公交车、地铁、轮船和飞机等公共交通工具时，如何做好防护

作为健康人尽量减少乘坐公交车、地铁、轮船和飞机等人流密集的公共交通工具，如若必要，要佩戴口罩，尽量减少与他人的近距离接触，避免接触有呼吸道感染症状的人。

外出前往超市、餐馆等公共场所和乘坐公共交通工具时，要佩戴口罩，尽量减少与他人的近距离接触。

在人员密集的公共交通场所和乘坐公共交通工具时要佩戴医用外科口罩或KN95/N95及以上标准的颗粒物防护口罩，其他口罩效果不如这三种好。妥善保留赴流行地区时公共交通票据信息，以备查询。

出现可疑症状需到医疗机构就诊时，应佩戴口罩，可选用医用外科口罩，有条件的选择防护口罩，尽量避免乘坐地铁、公交车等公共交通工具，在自己咳

嗽或打喷嚏时，用纸巾将口鼻完全遮住，并将用过的纸巾立刻扔进封闭式垃圾箱内，防止传播。

出行随身携带消毒用品。接触是很多病毒的重要传播方式，保持手部卫生很关键。可以选择方便携带的含有乙醇的免洗洗手液或消毒湿巾，做好手部清洁。搬运行李后、吃东西前、上厕所后……都应该及时对双手进行清洁；对扶手、座椅、小桌板等身体能够接触到的地方进行清洁处理。注意查看产品说明，乙醇含量超过 60% 才有效，最好为 70%~80%。

在机场、车站，甚至车厢里，遇到有发热及呼吸道症状的人，尽量避免与他近距离接触，戴好口罩。如果和疑似症状的人距离较近，应该注意消毒。

回家后及时洗手，对随身的行李进行消毒，并及时清洗旅途中的穿戴衣物。

## 八、疫情期间居民如何就医

（1）去医院看病、探望患者时，推荐至少戴一次性使用医用口罩或医用外科口罩，去医院的发热门诊或呼吸科就诊时应该戴KN95/N95口罩。

（2）避免乘坐人群密集的公共交通工具，与他人保持1 m以上的社交距离，尽可能避免与有呼吸道疾病症状（如发热、咳嗽或打喷嚏等）的人密切接触。

（3）保持良好的个人卫生习惯，咳嗽或打喷嚏时用纸巾掩住口鼻；将用过的纸巾立刻扔进封闭式垃圾箱内；不用不卫生的手触摸眼睛、鼻或口。

（4）若出现发热（不超过38 ℃），不伴有其他明显症状时可居家隔离观察，若伴有其他症状，有高危因素，观察1~2 d病情加重的一定要及时就近就医，了解清楚定点医院。就医途中尽量佩戴防护口罩，与其他人保持1 m以上的距离。到医疗机构后详细告知医生患病病史，尤其要告知近期是否有疫区旅行史，以及是否与可疑患者或动物有接触史。

## 九、疫情期间，如何做好家庭消毒

冠状病毒对热敏感，56 ℃30 min、乙醚、75%乙醇、含氯消毒剂、过氧乙酸和氯仿等脂溶剂均可有效灭活病毒。氯己定不能有效灭活病毒。

家庭用消毒目前最佳推荐是75%乙醇或使用稀释的次氯酸钠，也就是我们常见的84消毒液。含氯的消毒剂消毒效果要好一点，但是它对家具或者金属类的物品有一定的腐蚀作用；含醇的消毒剂可用于皮肤、手机屏幕擦拭消毒。

在疾病流行期间，外出回家后，应及时用洗手液和流动水洗手，或用含醇手消毒剂进行手消毒。桌椅等物体表面每天做好清洁，并定期消毒；有客人（身体健康状况不明）来访后，及时对室内相关物体表面进行消毒，可选择合法有效的消毒剂或消毒湿巾擦拭消毒。

（1）地面、玩具、桌面、家具表面等可以用抹布蘸取配制好的消毒液进行擦拭，消毒作用时间应不少于15 min，用清水再擦拭，去除残留消毒剂。

（2）毛巾、衣物及床上用品可用配制好的消毒液进行浸泡消毒15 min，用清水清洗后，冲干净，再用洗衣液清洗一遍。消毒时应注意含氯消毒剂能够造成衣物的脱色。

（3）水杯、饮具可以煮沸消毒15~30 min；也可以使用远红外线消毒碗柜，温度达到125 ℃，维持15 min，消毒后温度应降至40 ℃以下方可使用。

消毒前，首先要做好个人防护，手套、口罩佩戴齐全。同时，要把所有食物、日常用品及潮湿的被子遮盖好。在喷洒过程中，要倒退着喷洒药物，避免对已消毒完成区域造成再次污染。

84消毒液则是按照1：60的比例稀释后，调制成消毒水进行使用。如果家里没有专业喷桶，家中常用的浇花小喷雾器也可以。此外，用抹布擦洗，效果也一样，消毒频率为每天1~2次。

84消毒液应即配即用，超过1 h，其消毒效果会降低。此外，居民在配制消毒液时，不是说浓度越高，消毒效果就越好。过高的浓度会对环境造成很大污染，所以在操作过程中，要按照调制比例去做。84消毒液必须避光密封保存，即配即用，禁止与酸性清洁剂（如洁厕灵）同时使用。

## 十、卫生间如何管理

在《新型冠状病毒肺炎诊疗方案（试行第七版）》对传播途径的特点明确提出，在患者粪便及尿中分离出了冠状病毒，所以粪便、尿对环境污染可造成气溶胶和接触传播，某些病毒毒株还可引起腹泻症状。所以，对卫生间的消毒管理是预防新型冠状病毒进行粪—口途径传播、气溶胶传播的一项有效措施。

1.卫生间加强预防性消毒　给卫生间消毒，首先要将卫生间打扫干净；其次将卫生间内的水清理干净；最后撒或喷洒一些消毒粉或者消毒液进行消毒，尤其要注意一些死角。

保持环境和物品清洁卫生，卫生间物品表面、马桶/便池等要经常擦拭或冲刷，高频接触物件或部位如门把手、洗手池台面、水龙头开关、洗手盆、坐便器、便池、马桶按钮等要定期消毒。

（1）物体表面：对卫生间内外门把手、洗手池台面、水龙头开关、洗手盆、坐便器、便池、马桶按钮等经常接触的物体表面，可使用含有效氯浓度250~500 mg/L 的消毒液擦拭或喷洒至表面完全湿润，作用 30 min，再用清水擦净。不耐腐蚀的物品可用 75%乙醇消毒液擦拭或喷洒表面。

（2）地面：可使用含有效氯浓度 250~500 mg/L 的消毒液用拖布拖拭，作用 30 min，再用清水洗净。

（3）空气：无人情况下进行空气消毒。消毒前关闭排气扇和窗户，可用 3%~6%过氧化氢消毒液自上而下、从里到外进行喷雾消毒，喷雾完毕关门作用 30 min后开窗通风。消毒期间禁止人员进入卫生间。

2.每周处理一次地漏　卫生间保持开窗通风，不能自然通风的可采用排气扇等机械通风。卫生间地漏口非排水时用盖子遮挡，并每周一次将一杯清水（约500 mL）倒进排水口，然后倒入含有效氯浓度 2.5 g/L 的含氯消毒液 10 mL（一茶匙），30 min后再倒入一杯清水。

3.养成良好的卫生习惯　冲水时养成良好习惯，先盖上马桶盖再冲水，并及时使用洗手液在流动水下洗手。研究表明其实卫生间里很多其他表面，频繁接触物件或部位如门把手、洗手池台面、水龙头开关、洗手盆、坐便器、便池、马桶按钮等，都比马桶圈脏得多，其实，真正会引起感染的危险来自你的手。留在手上的病毒可以通过接触，进入眼睛、嘴巴和鼻子，而这几个位置被感染了，就很容易生病。所以，最重要的有两点：第一，手不要乱摸；第二，便后认真洗手！

## 十一、如何做好宠物管理

香港一例新冠肺炎确诊者的宠物狗，经香港渔农自然护理署两次病毒测试，发现其口腔及鼻腔样本呈弱阳性反应，但这条狗并无任何相关病症。此前，许多卫生医疗机构都曾发文：目前无证据显示猫狗等宠物会感染新冠病毒。相关机构对这条狗仍在进行密切监察，并进一步抽取样本化验，以确定该狗是已感染该病毒还是其口及鼻部从环境中沾染病毒。

疫情下建议：

1.要圈养、不遛狗　疫情防控期间一律实行拴养或圈养宠物，严禁散养，不携宠物乘公用电梯和公共交通工具，不去户外遛狗。

2.少接触、勤洗手　切实提高防护意识，避免在未加防护措施的情况下与宠物密切接触，与宠物接触后应立刻用肥皂、洗手液等洗手。

3.多消毒、多通风　合理处理宠物的排泄物，定期对室内进行消毒，室内每天通风2~3次，每次不少于30 min。

4.禁买卖、禁丢弃　严禁贩卖、贩运宠物，严禁擅自丢弃宠物，严格按规定对病死宠物进行无害化处理。

# 第四节　疫情期间生活垃圾的处理

根据《关于进一步加强疫情防控期间生活垃圾和废弃口罩处理的工作措施的通知》：属地城市管理部门要严格落实居民社区的生活垃圾收集工作，做到日产日清，增加对垃圾量大或人员密集场所垃圾收运频次，确保桶箱不满冒外溢、每日消毒到位。

## 一、生活垃圾分类

疫情防控期间将生活垃圾临时分为一般生活垃圾、涉疫情生活垃圾。

（1）一般生活垃圾为健康人群和无症状的密切接触人群日常生活中产生的垃圾。

（2）涉疫情生活垃圾为确诊病例的密切接触者、有发热或呼吸道症状人群、疑似病例和确诊病例在集中收治前产生的生活垃圾。

## 二、一般生活垃圾的处理与转运

1.前期处理　每日及时清理生活垃圾，勿将垃圾堆放到楼道，应投放至小区垃圾桶内。清理垃圾后按照七步洗手法洗手或使用免洗手消毒剂。

2.转运　生活垃圾日产日清，由社区街道或物业管理公司委托生活垃圾清运公司统一收集，按生活垃圾处理，保持居住环境清洁。

（1）垃圾处理人员应佩戴口罩、手套等个人防护用品。在处理垃圾后立即用肥皂洗手或用含乙醇的消毒剂做好手部消毒。

（2）每日对垃圾集中收运点开展消毒工作。特别针对人流密集场所周边、重点小区等重点进行消毒作业。

（3）密切接触人群一旦出现发热、干咳等疑似症状，其产生的生活垃圾按发热及疑似病例生活垃圾处理。

## 三、涉疫情生活垃圾的处理与转运

1.前期处理　应在涉疫情家庭居住区域内放置供其单独使用的垃圾桶（带

盖），内置垃圾袋，早、晚各处理一次。发热及疑似病例处理垃圾时需做好手部卫生，无须特殊防护措施。

垃圾处理尽量由发热、疑似病例本人完成，如由家人处理时，处理人员需戴一次性手套、医用外科口罩及以上颗粒物防护口罩或医用防护口罩。做好自我防护。

处理时要求扎紧垃圾袋，必要时，可用双层垃圾袋扎紧。扎紧后，暂放置于发热、疑似病例居住区域内。具体操作如下：

（1）封袋。首先将生活垃圾投入无泄漏的普通垃圾袋，垃圾达到或少于容量的 3/4；其次将垃圾装入双层的专用垃圾袋（属地社区卫生机构提供），采用鹅颈结式封口，分层封扎。带有利器的，如碎玻璃、废弃餐具等，需要单独密封并存放，以免损坏普通垃圾袋。

（2）喷洒消毒。对专用垃圾袋里的生活垃圾进行喷洒消毒（如没有喷壶可以用饮料瓶在瓶盖上扎眼替代），浇洒至完全湿透后扎紧垃圾袋口，放置 30 min 待消毒液生效。

（3）封扎。为避免垃圾外泄，请您采用鹅颈结式封扎方法。

（4）装箱密封。装入一次性耐压纸箱内并密封、密封后禁止打开，纸箱表面注明"涉疫情生活垃圾"标志和垃圾处理日期。

（5）摆放显著位置。隔离人员将处理好的垃圾暂放家中，并致电居家隔离联络员，联系好收取的具体时间，联络员及时通知相关部门上门收取。隔离人员按照约定的收取时间，提前将已装箱的垃圾摆放在居室大门外显著位置。

（6）清理垃圾后按照七步洗手法洗手或使用免洗手消毒剂。

2.转运　疫情期间的生活垃圾应当合理收集，及时转运。具体注意事项如下：

（1）每日早、晚由专门人员前往统一收集，收集后转移至双层黄色医疗废物标志的塑料袋中，按照医疗废物处置流程进行处置。

（2）收取人员首先做好个人防护（穿戴口罩、手套、防护眼镜、防护服等个人防护用品），上岗前和上岗后要及时洗手、更换口罩和防护服，对垃圾外包装进行浇洒消毒（消毒液配比同上）专车清运。

（3）收集携带用物要求：放有含氯消毒液（浓度要求 1 000 mg/L）的喷壶、橡胶手套、标志、胶带、登记记录本。

（4）收集车辆要求：固定车辆和车辆消毒用物。车辆内放置硬质纸箱（大、小）不能放置其他用物，每日收集后使用含氯消毒液 1 000 mg/L 喷洒，作用时间 30 min 后清水擦拭，再开窗开门通风 30 min。做好消毒登记记录。

（5）收集车辆运送路线要求：每日运送前与收集人员制定本次运行路线（不

重复原则）做好记录。

（6）收集、转运登记记录要求：收集记录注明日期、时间、地点、箱数、包装是否完好、是否喷洒消毒液、收集人员签字。转运记录注明日期、时间、箱数、重量（kg）、医疗机构签字、接收人员签字。

（7）医疗垃圾暂存室管理要求：设置涉疫情生活垃圾存放点（有标志）、转运记录单。

（8）每日对垃圾集中收运点开展消毒工作。特别针对人流密集场所周边、重点小区等进行消毒作业。

## 四、涉疫情生活垃圾管理工作要求

对涉疫情生活垃圾加强管理，严格按照医疗废物管理和相关规定进行分类投放、收运和处置，同时加强对医院、社区卫生服务等机构产生的一般生活垃圾的监控，严禁医疗废物或涉疫情生活垃圾混入一般生活垃圾投放、收运系统。

建立垃圾产生单位责任人制度，组织做好特殊区域涉疫情生活垃圾分类投放、收集、储存、消毒、运输等工作。

涉疫情生活垃圾临时储存点的选取，应当远离医疗区、食品加工区和人员活动区及生活垃圾存放场所，并设置明显的警示标志和防渗漏、防鼠、防蚊蝇、防蟑螂、防盗，以及预防儿童接触等安全措施。

# 第五节　确诊病例密切接触者的居家医学观察管理

案例

2020年3月3日下午，某市某公安分局发布了一条紧急协查通告，该通告载明：杨某，女，22岁，曾密切接触过新冠肺炎确诊患者，今早从市第八医院离开不知去向，请全体工作人员、房东和居民注意，如发现此人第一时间联系某某派出所，密切关注她的行踪，但不要接近。当天下午5时许，警方成功追查到该新冠肺炎密切接触者。那么，确诊为新冠肺炎的密切接触者，该如何进行居家隔离呢？

## 一、什么是病例密切接触者

符合以下条件之一者，均称为病例密切接触者：

（1）与病例共同居住、学习、工作或其他有密切接触的人员。

（2）诊疗、护理、探视病例时未采取有效防护措施的医护人员、家属或其他与病例有类似近距离接触的人员。

（3）病例同病室的其他患者及其陪护人员。

（4）与病例乘坐同一交通工具并有近距离接触的人员，包括在交通工具上照料护理过患者的同行人员（家人、同事和朋友等）。

（5）现场调查人员调查经评估认为符合条件的人员。

（6）暴露于新型冠状病毒检测阳性的野生动物及其污染的物品和环境，且暴露时未采取有效防护的加工、售卖、搬运、配送或管理等人员。

## 二、什么是居家医学观察

居家医学观察是指经基层医疗卫生机构医务人员评估判断后，对有疫区、疫源暴露史但尚无临床症状的对象，按传染病的最长潜伏期，采取在家中密切医学观察措施（需单人单间），由专人对其健康状况进行追踪随访。避免或控制新型冠状病毒的可疑传播。

所有的密切接触者均应进行医学观察，主动配合好卫生部门居家隔离14 d，其间做好个人健康状况记录，接受健康询问；隔离期间如有身体不适，应及时联系辖区卫生人员。

## 三、居家医学观察期间，对观察者本人、家庭成员及其他相关人员的要求有哪些

（1）居家隔离人员在医学观察期间限制外出，不能随意离开隔离房间。限制一切外出活动，拒绝一切访视。

（2）如果慢性重症疾病患者接受医学观察，应固定一名身体健康状况良好且没有慢性疾病的家庭成员照顾。

（3）家庭成员或室友尽量不进入隔离医学观察人员的房间，必须进入时应规范佩戴口罩：佩戴医用外科口罩或KN95/N95及以上标准的颗粒物防护口罩、一次性手套和保护性物品（如塑料围裙），口罩需紧贴面部，在居住空间中不要触碰和调整口罩。口罩因分泌物污染变湿、变脏，必须立即更换。戴口罩和手套前，

摘口罩和手套后，进行双手清洗。

（4）居家隔离医学观察人员保持充足的休息时间和充足的营养，应尽量避免接触隔离者及其用品：如避免共用牙刷、香烟、餐具、饭菜、饮料、毛巾、浴巾、床单等。最好限制在隔离房间内进食、饮水。

（5）应尽量避免与居家隔离医学观察人员直接接触，如发生任何直接接触，应及时做好清洁和消毒。

（6）居家隔离医学观察人员的家庭成员或室友须佩戴外科口罩。居家隔离医学观察人员在隔离房间活动时可以不戴口罩。

（7）与居家隔离医学观察人员交流或提供物品时应当至少距离1 m。

（8）注意手部卫生，接触来自隔离房间物品时原则上先消毒再清洗，不与被观察者共用餐饮器具及其他物品，其所在房间保持通风。

（9）尽量不要共用卫生间和餐厅，餐食和生活必需品放置在隔离房间门口。必须共用时，须分时段，用后通风并用75%乙醇等消毒剂消毒身体接触的物体表面。

（10）居家隔离医学观察对象的哺乳期母亲可继续母乳喂养婴儿，但哺乳时必须正确选择和佩戴医用口罩并保持手部卫生，哺乳前应用肥皂和流动水洗手，或者用含有乙醇成分的手消毒剂洗手。

（11）其他人员如物业保洁人员、保安人员等需接触居家隔离医学观察对象时，按居家隔离医学观察随访者要求使用防护用品，并正确穿戴和脱摘。

如上例所述，发现有疫区、疫源暴露史者或疑似/确诊病例的密切接触者应联系当地疾病预防控制单位，并按相关规定进行医学观察（图5-2、图5-3）。

## 四、居家医学观察期间，对隔离场所的要求有哪些

（1）居家隔离医学观察人员应设置为单人单间进行隔离，选择家庭中通风较好的房间，多开窗通风，保持房门随时关闭。在打开与其他家庭成员或室友相通的房门时先开窗通风。

（2）必须离开隔离房间时，先戴好医用外科口罩、洗手或手消毒后再出门，不随意离开隔离房间。

（3）房间必备专用物品包括：带盖垃圾桶、密封垃圾袋、清理痰液的多层不透水纸巾、含氯或乙醇的消毒湿纸巾、水杯、水瓶、被褥等日常用品。

（4）居家隔离医学观察人员应单独使用餐具、卫生用品，凡接触物品应高温烫洗或者使用84消毒液浸泡后流水清洗，以避免交叉感染。

（5）讲究咳嗽礼仪，咳嗽时用纸巾遮盖口鼻，不随地吐痰，用后纸巾及口罩

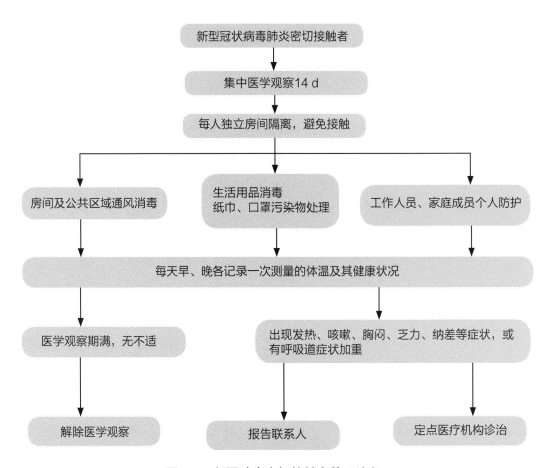

**图5-2　新冠肺炎密切接触者管理流程**

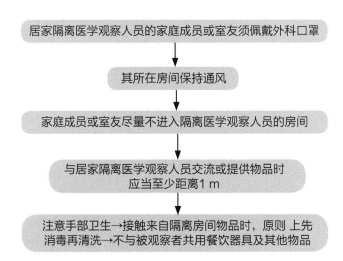

**图5-3　居家隔离医学观察人员的家庭成员或室友感染防控流程**

注：其他人员如物业保洁人员、保安人员等需接触居家隔离医学观察对象时，按居家隔离医学观察随访者要求使用防护用品，并正确穿戴和脱摘。

丢入专门的带盖垃圾桶内，用过的物品及时进行清洁和消毒。

（6）房间内避免使用加湿器。避免使用中央空调。如果使用分体空调，需要定期进行清洁和消毒，没有冬季供暖的地区，推荐使用没有排风送风的电暖器进行取暖。

（7）居家隔离医学观察人员应限制居住空间，确保需要共用的空间（比如厨房和卫生间）通风良好（保持窗户持续开放）。卫生间需要保持通风，检查并尽量保证下水道为储水、防臭、防反流的排水口。洗澡后及时通风，避免在洗澡时使用排风扇，这样可以最大限度地减少卫生间里抽吸形成气溶胶（图5-4）。

## 五、居家医学观察期间，为什么要进行居家清洁和消毒

消毒是切断传播途径，控制新型冠状病毒感染的重要措施之一。消毒剂是指用于杀灭传播媒介上的病原微生物，使其达到无害化要求的制剂，与抗生素不同，其主要作用是将病原微生物消灭于人体之外，切断传染病的传播途径，达到控制传播的目的。

## 六、常用的消毒剂有哪些

目前较常用的消毒剂主要有：

（1）过氧化物类消毒剂：这类消毒剂包括过氧化氢、过氧乙酸、二氧化氯和臭氧等。

（2）含氯消毒剂：指溶于水产生具有杀微生物活性的次氯酸的消毒剂，其杀微生物有效成分常以有效氯表示。包括无机氯化合物，如次氯酸钠、漂白粉、漂白精等。

（3）醛类消毒剂：包括甲醛和戊二醛等。

（4）醇类消毒剂：最常用的是乙醇（酒精）等。

（5）含碘消毒剂：包括碘酊和碘伏。

（6）酚类消毒剂：包括苯酚、甲酚、卤代苯酚及酚的衍生物，如来苏水等。此外，还有环氧乙烷和环氧丙烷等，属杂环类消毒剂；双胍类和季铵盐消毒剂属于阳离子表面活性剂，如氯己定、苯扎溴铵等。

适合居家使用的消毒剂主要有：碘酒、碘伏、紫药水、乙醇（常用浓度为75%）、84消毒液（主要成分次氯酸钠）、94消毒液（主要成分复合季铵盐）、滴露（主要成分对氯间二苯酚）、来苏水（主要成分甲基苯酚）、漂白粉（主要成分次氯酸钙）等。

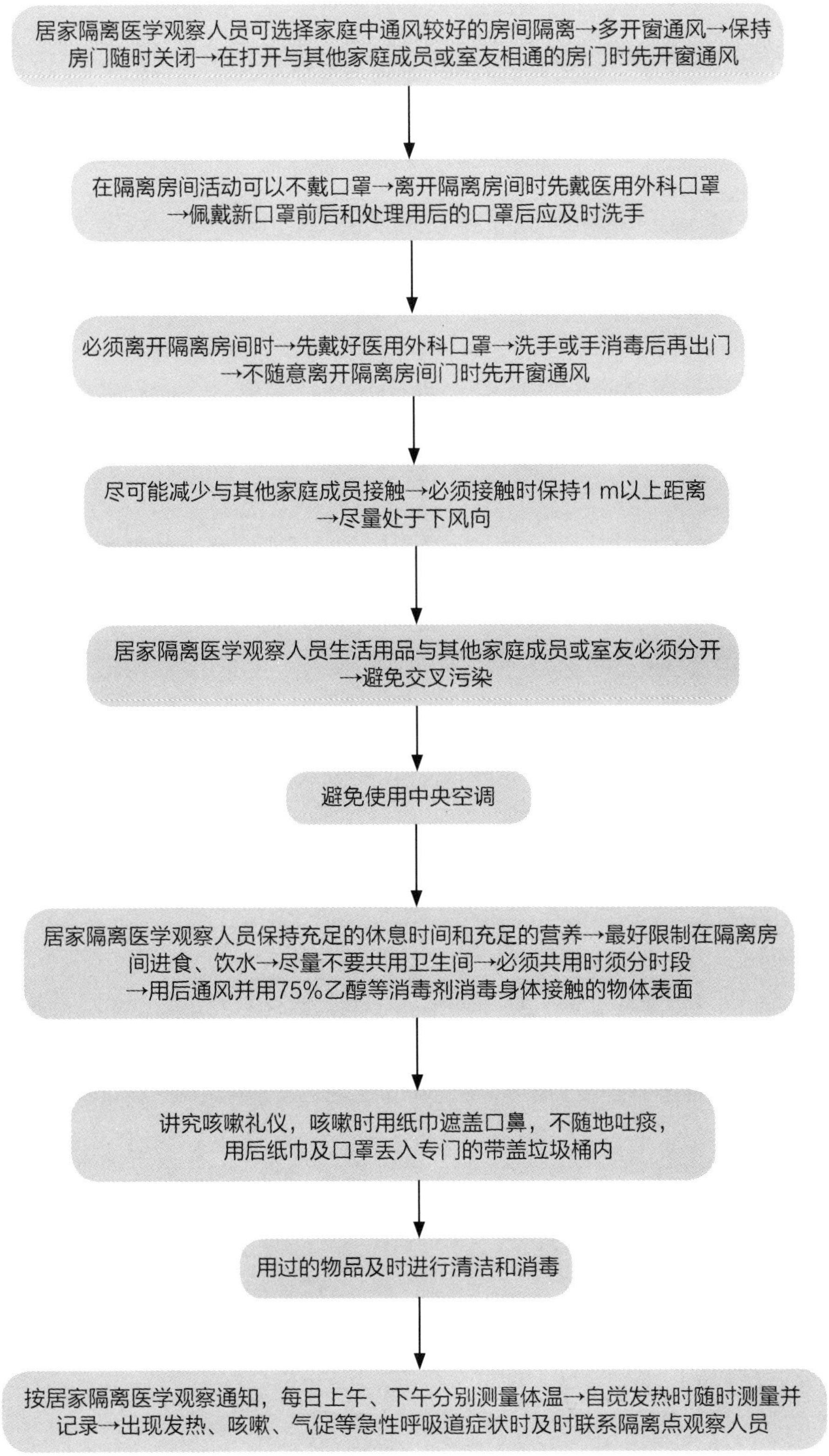

居家隔离医学观察人员可选择家庭中通风较好的房间隔离→多开窗通风→保持房门随时关闭→在打开与其他家庭成员或室友相通的房门时先开窗通风

在隔离房间活动可以不戴口罩→离开隔离房间时先戴医用外科口罩→佩戴新口罩前后和处理用后的口罩后应及时洗手

必须离开隔离房间时→先戴好医用外科口罩→洗手或手消毒后再出门→不随意离开隔离房间门时先开窗通风

尽可能减少与其他家庭成员接触→必须接触时保持1 m以上距离→尽量处于下风向

居家隔离医学观察人员生活用品与其他家庭成员或室友必须分开→避免交叉污染

避免使用中央空调

居家隔离医学观察人员保持充足的休息时间和充足的营养→最好限制在隔离房间进食、饮水→尽量不要共用卫生间→必须共用时须分时段→用后通风并用75%乙醇等消毒剂消毒身体接触的物体表面

讲究咳嗽礼仪，咳嗽时用纸巾遮盖口鼻，不随地吐痰，用后纸巾及口罩丢入专门的带盖垃圾桶内

用过的物品及时进行清洁和消毒

按居家隔离医学观察通知，每日上午、下午分别测量体温→自觉发热时随时测量并记录→出现发热、咳嗽、气促等急性呼吸道症状时及时联系隔离点观察人员

图5-4　居家隔离医学观察人员感染防控流程

## 七、新型冠状病毒对哪些消毒剂敏感

新型冠状病毒属于β属的冠状病毒，该病毒对紫外线和热敏感，56 ℃ 30 min、乙醚、75%乙醇、含氯消毒剂、过氧乙酸和氯仿等脂溶剂均可有效灭活病毒。氯己定不能有效灭活病毒。

冠状病毒属于有包膜的亲脂类病毒，所有批准上市的脂溶性消毒剂及物理消毒方法，都能够有效杀灭冠状病毒。

百姓居家消毒最常选用的有醇类消毒剂、含氯消毒剂、过氧化物类消毒剂等3类消毒剂。

## 八、居家医学观察期间，如何指导居民做好居家清洁和消毒

为避免交叉感染，居家医学观察期间应尽量避免和减少接触密切接触者使用的用品（手机、遥控器、餐具和毛巾等），做好公共用品（桌椅和门把手等）的消毒，推荐使用含氯消毒剂和过氧乙酸消毒剂。

进行家庭环境清洁和消毒应佩戴好一次性手套、口罩，穿防护服。每天用含氯消毒剂湿式拖地，做好垃圾的密封和处理，保持家庭环境整洁。具体如下：

1.隔离房间物体表面的消毒　床围栏、床头柜、家具、门把手、家居用品等有肉眼可见污染物时，应先完全清除污染物再消毒。无肉眼可见污染物时，用500 mg/L二氧化氯或其他含氯消毒剂擦拭、喷洒或浸泡消毒，作用 30 min 后清水擦拭干净。至少每天消毒浴室和厕所表面一次。

2.隔离房间地面、墙壁的消毒　有肉眼可见污染物时，应先完全清除污染物再消毒。无肉眼可见污染物时，可用500 mg/L二氧化氯或其他含氯消毒剂擦拭或喷洒消毒。地面消毒先由外向内喷洒一次，喷药量为100~300 mL/m²，待室内消毒完毕后，再由内向外重复喷洒一次。消毒作用时间应不少于30 min。

3.餐具的处理　居家隔离医学观察人员的餐具使用后应使用洗涤剂和清水单独清洗，及时消毒。煮沸消毒30 min，也可用含有效氯为500 mg/L的含氯消毒液浸泡 30 min后，再用清水洗净。

4.衣服、被褥等纺织品的消毒　在收集居家隔离人员的衣物、被褥等纺织品时应避免产生气溶胶，建议均按医疗废物集中处理。无肉眼可见污染物时，若需重复使用，可用流通蒸汽或煮沸消毒30 min；或先用500 mg/L的含氯消毒液浸泡30 min，然后按常规清洗；或采用水溶性包装袋盛装后直接投入洗衣机中，同时进行洗涤消毒30 min，并保持500 mg/L的有效氯含量；贵重衣物可选用环氧乙烷进

行消毒处理。

5.排泄物或分泌物的处理 患者的各种排泄物或分泌物都有可能传播病毒，除了飞沫、痰液等，还需要注意粪便、尿液和呕吐物。有条件时最好能使用消毒片剂（84消毒片剂）混合作用2 h后再排入下水道。使用抽水马桶冲水时需盖上马桶盖，同时应避免倒水冲洗马桶的行为。处理完患者的排泄物或呕吐物，需立即洗手。

6.垃圾的处理 使用过的手套、纸巾、口罩及其他废物，用含氯消毒剂喷洒后放置在房间门外统一收集。

7.洗手 在清理、消毒之后，应当及时洗手。使用肥皂和清水洗手时，最好使用一次性擦手纸。

## 九、居家医学观察期间，社区全科医生需要观察哪些内容

社区卫生服务中心医务人员应在疾控机构和其他专业机构指导下，配合街道、居委会协助管理居家隔离医学观察人员，做好社区疫情防控工作。通过电话、短信、微信、视频或信息化平台等方式，做好隔离人员的医学观察工作。

密切接触者的主要管理措施包括：

1.登记并记录 对需要进行隔离医学观察的人员进行登记，并进行医学观察14 d，每天两次测量体温和健康询问，做好登记。

2.健康宣教 医学观察开始前，专业人员应通过各种形式，如电话、微信、信息化平台等，对医学观察人员进行新冠肺炎等相关知识培训，如临床特点、传播途径等；告知负责医学观察的单位联系人、联系方式等。

3.体温测量及相关症状 按居家隔离医学观察通知后，每日上午、下午进行两次体温测量。密切注意有无发热、咳嗽、咽痛、胸闷、呼吸困难、食欲缺乏、乏力、精神稍差、恶心呕吐、腹泻、头痛、心慌、结膜炎、轻度四肢或腰背部肌肉酸痛等，如果出现上述症状，应立即要求其就医，并做好协调工作。

## 十、社区全科医生随访形式有哪些及如何做好相应的防护

社区全科医生随访主要分为实地随访与远程随访。

电话或微信视频等远程访视时，无须个人防护。

对于实地随访者，至少须随身携带：健康教育宣传单（主要是咳嗽礼仪与手部卫生）、速干手消毒剂、防护眼镜或防护面屏、乳胶手套、医用外科口罩、医用防护口罩、一次性防护服、医疗废物包装袋。

随访者实地访视居家隔离医学观察人员时，佩戴工作帽、医用外科口罩或医用防护口罩，穿工作服、防护服。防护用品每班更换，污染、破损时随时更换。

访视时应向居家隔离医学观察人员开展咳嗽礼仪和手部卫生等健康宣教，需要采集呼吸道标本时，加戴防护眼镜或防护面屏，医用外科口罩换为医用防护口罩，戴乳胶手套。

需要为居家隔离医学观察人员检查而密切接触时，可加戴乳胶手套，检查完后脱手套进行手消毒，更换防护服。

随访者与居家隔离医学观察人员接触时保持1 m以上的距离，现场随访及采样时尽量保持房间通风良好，被访视对象应当处于下风向。

接触隔离医学观察人员前、后或离开其住所时，进行手部卫生，用含酒精速干手消毒剂揉搓双手至干，不要用手接触自己的皮肤、眼、口鼻等，必须接触时先进行手部卫生。随访中产生的医疗废物随身带回本机构实施规范化管理（图5-5）。

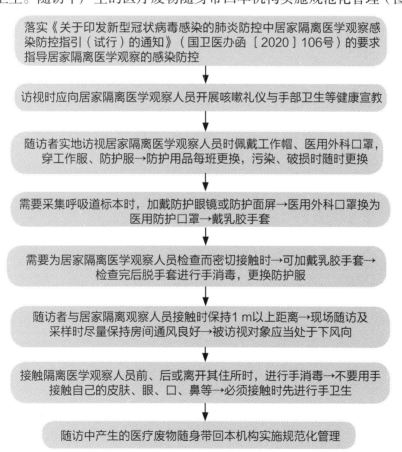

**图5-5 居家隔离医学观察随访者感染防控流程**

注：1.电话或微信视频访视时，无须个人防护。
　　2.居家隔离医学观察随访者至少须随身携带：健康教育宣传单（主要是咳嗽礼仪与手部卫生）、速干手消毒剂、防护眼镜或防护面屏、乳胶手套、医用外科口罩、医用防护口罩、一次性防护服、医疗废物包装袋。

## 十一、社区全科医生随访的内容有哪些

密切接触人群的观察内容：基层医生应注意被观察人员每天2次测量体温变化，密切注意有无发热、咳嗽、咳痰、咽痛、腹泻、呼吸困难等症状。如有基础疾病如高血压、糖尿病、慢性阻塞性肺疾病等，应询问基础疾病相关的症状或相关检查指标（血糖等）的变化，及时给予必要的帮助和指导，并填写密切接触者医学观察记录表。基层医生还应关注被观察者的心理变化，及时回应以上人群提出的健康咨询，消除其顾虑，做好该类人群的心理疏导工作，推动形成积极、科学的应对疫情防控的预防与监测的社会氛围。

# 第六节　新冠肺炎患者出院后居家管理

**案例**

前段时间，网络上有段话特别流行。一名来自浙江的新冠肺炎治愈出院患者对着记者的镜头说："我是1月24号确诊，到今天正好1个月了，我虽然看不到他们的脸，我也不知道他们的名字，但是我能看到他们的眼睛，能给我力量！"接着他又哽咽着说："说星星很亮的人，是因为你没有看到过这些护士和医生的眼睛……"说完，这位先生双眼噙满泪水，对着镜头深深鞠了一躬。那么，除了深深的感动之外，像这位治愈出院的先生一样，他们回到家以后应该怎么做呢？

## 一、出院后居家医学观察期间，对观察者本人、家庭成员及其他相关人员的要求有哪些

确诊新冠肺炎感染治疗出院后的患者，虽然连续2次呼吸道新型冠状病毒核酸检测阴性，仍不能除外存在传染性的可能，因而出院后应进行居家隔离医学观察。

新冠肺炎出院患者在隔离房间活动可以不戴口罩，但是限制外出，不能随意离开隔离房间。如必须外出，需经管理人员同意，外出或离开隔离房间，必须先洗手或用速干手消毒剂、佩戴医用外科口罩后方可。尽可能减少与其他家庭成员接触，必须接触时保持1 m以上距离，尽量处于下风向。讲究咳嗽礼仪，偶然咳嗽

或者打喷嚏时用纸巾遮盖口鼻，不随地吐痰，用后纸巾及口罩丢入专门的带盖垃圾桶内。餐食和生活必需品由联系人放置在房间门口。

对于新冠肺炎出院患者，同密切接触隔离者一样，也需固定一名身体健康状况良好且没有慢性疾病的家庭成员照顾。尽量不进入隔离观察房间，必须进入时应规范佩戴口罩：佩戴医用外科口罩或KN95/N95及以上标准的颗粒物防护口罩、一次性手套和保护性物品（如塑料围裙），口罩需紧贴面部，在居住空间中不要触碰和调整口罩。口罩因分泌物变湿、变脏，必须立即更换。戴口罩和手套前，摘口罩和手套后，进行双手清洗。应尽量避免接触隔离者及其用品：如避免共用牙刷、香烟、餐具、饭菜、饮料、毛巾、浴巾、床单等。对新冠肺炎出院患者的衣物、床单、浴巾和毛巾进行清洗时，将上述衣物放入洗衣袋，不要在公共区域抖动，避免直接接触自己的皮肤和衣物。使用洗衣皂或洗衣液和清水清洗。尽量避免与居家隔离人员直接接触，如发生任何直接接触，应及时做好清洁和消毒，可用含乙醇速干手消毒剂进行消毒，也可用0.5%碘伏溶液，作用1~3 min。

## 二、出院后居家医学观察，对隔离场所的要求有哪些

同密切接触隔离者一样，出院后居家医学观察隔离人员，应独立居住（或单间）。房间内最好设有卫生间，隔离区域相对独立，单独进餐，尽量居住在下风向房间，避免与共同居住人员接触。保持房门随时关闭，避免使用中央空调，在打开与其他家庭成员或室友相通的房门时先开窗通风。为避免交叉感染，房间必备专用物品包括：带盖垃圾桶、密封垃圾袋、清理痰液的多层不透水纸巾、含氯或乙醇的消毒湿纸巾、水杯、水瓶、被褥等日常用品。

## 三、出院后居家医学观察期间，如何指导居民做好居家清洁和消毒

1.餐具的处理　居家隔离观察人员的餐具使用后应使用洗涤剂和清水单独清洗，及时消毒。煮沸消毒30 min，也可用含有效氯为500 mg/L的含氯消毒液浸泡30 min后，再用清水洗净。

2.隔离空间的地面、墙壁消毒　有肉眼可见污染物时，应先完全清除污染物再消毒。无肉眼可见污染物时，可用500 mg/L二氧化氯或其他含氯消毒剂擦拭或喷洒消毒。地面消毒先由外向内喷洒一次，喷药量为100~300 mL/m$^2$，待室内消毒完毕后，再由内向外重复喷洒一次。消毒作用时间应不少于30 min。

3.隔离房间的物体表面消毒　床围栏、床头柜、家具、门把手、家居用品等有肉眼可见污染物时，应先完全清除污染物再消毒。无肉眼可见污染物时，用

500 mg/L二氧化氯或其他含氯消毒剂擦拭、喷洒或浸泡消毒，作用30 min后清水擦拭干净。至少每天消毒浴室和厕所表面一次。

4.居家隔离人员的衣服、被褥等纺织品的消毒 在收集时应避免产生气溶胶，建议均按医疗废物集中处理。无肉眼可见污染物时，若需重复使用，可用流通蒸汽或煮沸消毒30 min；或先用500 mg/L的含氯消毒液浸泡30 min，然后按常规清洗；或采用水溶性包装袋盛装后直接投入洗衣机中，同时进行洗涤消毒30 min，并保持500 mg/L的有效氯含量；贵重衣物可选用环氧乙烷进行消毒处理。

5.垃圾的处理 使用过的手套、纸巾、口罩及其他废物都应该放在患者房间专用的垃圾袋里面，标记为污染物再丢弃。

## 四、出院后居家医学观察期间，社区全科医生需要观察哪些内容

新冠肺炎出院患者居家隔离时，应同密切接触者一样，每日上、下午2次测量体温，观察并记录有无发热、咳嗽、咳痰、胸闷、胸痛、呼吸困难、咽痛、腹痛、腹泻等症状。对于有基础疾病如高血压、糖尿病、慢性阻塞性肺疾病等，有条件的患者，应每日监测并记录血压、心率、血糖、指脉氧（血氧饱和度）等相关指标。如发现有发热、咳嗽、胸痛等相关疑似症状需立即与管辖区医务人员联系，尽早到医院明确诊断，实施治疗。对于合并基础疾病出现病情恶化的患者，也应立即联系相关人员，前往医院就诊。

## 五、出院后居家医学观察期间，基层/社区全科医生随访的内容有哪些

对于新冠肺炎出院的患者，一方面，基层/社区全科医生要积极配合街道、居委会协助管理以上人群的社区疫情防控工作；另一方面，要做好基层—上级医院的沟通，基层医疗卫生机构要做好和定点医院间的联系，共享病历资料，及时接受出院患者信息，努力做到居民健康档案、电子病历、出院随访档案等信息共享和业务协同。

基层/社区全科医生对出院患者开展健康指导和健康状况监测，根据需要为轻型、普通型出院患者提供社区康复服务或居家康复指导。

应对被观察人员每天2次测量体温变化，密切注意有无发热、咳嗽、咳痰、咽痛、腹泻、呼吸困难等症状。

如有基础疾病如高血压、糖尿病、慢性阻塞性肺疾病等，应询问基础疾病相关的症状或相关检查指标（血糖等）的变化，及时给予必要的帮助和指导，并填

写密切接触者医学观察记录表。

基层/社区全科医生还应关注被观察者的心理变化，及时回应以上人群提出的健康咨询，消除其顾虑，做好该类人群的心理疏导工作，推动形成积极、科学的应对疫情防控的预防与监测的社会氛围。

基层/社区全科医生协助定点医院安排出院2~4周后的复诊计划，预约复诊时间。告知患者复诊时重点复查血常规、生化、氧饱和度，必要时复查新型冠状病毒病原学检测。有肺炎的患者复查胸部CT影像学检查，了解肺部炎症吸收情况。

基层/社区全科医生要及时了解患者的体温、呼吸道症状，重点加强对老年人、儿童、青少年，患有高血压、冠心病、糖尿病、慢性阻塞性肺疾病等慢性基础疾病及慢性精神疾病的出院患者的监测。

# 第七节　隔离期间出现异常情况的处理措施

**案例**

在国务院联防联控机制新闻发布会上，中国医师协会全科分会会长、北京市西城区月坛社区卫生服务中心主任杜雪平举例说："年前某地的一对老龄夫妇来到城里探望儿子，通过互联网大数据得知他儿子住在哪个小区，居委会、当地社区会对这家人进行注册登记，并对他们进行居家隔离观察14天。这家的老大爷恰恰是在居家隔离的第14天发热的，前13天居家观察由居委会负责，第14天发热了就应该找当地的社区服务中心或社区卫生服务站，家庭医生团队会评估老人的身体情况，通过绿色通道送到上级发热门诊。"那么对于在居家隔离期间出现异常情况，我们具体应该怎么做呢？

## 一、隔离期间出现异常情况怎么处理

（1）当隔离观察的密切接触者出现可疑症状，包括发热、咳嗽、咽痛、胸闷、呼吸困难、食欲缺乏、乏力、精神差、恶心、呕吐、腹泻、头痛、心慌、结膜炎、四肢或腰背部肌肉酸痛时应立即联系隔离点观察人员，停止居家隔离并及时就医。社区卫生服务中心医务人员应通知居委，联系120将观察者转运至就近发热门诊就诊。如其在发热门诊就诊后，排除疑似而未收治住院者，由街镇、居委安排专车再接回隔离点继续隔离。基层/社区全科医生电话随访转诊结果。

（2）当隔离观察人员无发热，但出现其他原有冠心病、高血压、糖尿病等基础疾病严重症状时，由基层/社区全科医生电话问诊，判断是否需要转上级医院治疗。如果需要转诊，由基层/社区全科医生直接联系120，并告知120患者的流行病学史。

（3）当隔离观察人员无发热，但出现鼻塞、流涕、腹泻等症状时，由基层医生电话问诊后，指导其用药。居委会负责帮其配药，送药上门。并随时关注患者病情变化。

（4）隔离期间出现一些普通感冒、流感等异常情况，如果症状轻微且没有心脏病、肾衰竭等潜在慢性疾病的患者，居家隔离期间，全科医生要发挥社区卫生服务中心和医院的作用，保持与隔离医学观察人员的联系，全程为隔离医学观察人员提供居家观察的咨询和监控，直到患者康复。隔离医学观察者可以在家通过电话或微信，向社区全科医生寻求咨询和帮助。社区医生也应该通过电话、微信视频等方式了解和观察隔离者的健康状况。如条件允许，社区全科医生团队最好定期上门查看患者，必要时通过诊断测试了解其症状。如果条件有限，社区全科医生团队可每天对患者进行电话访视，确保患者症状没有恶化。有条件的患者可使用便携式指氧仪来监测指氧和心率，将监测结果告知医务人员。同时，社区全科医生还需要对提供照料服务的家属进行消毒隔离培训，必要时提供必需的防控物资，防止感染播散到其他家庭成员，并让患者得到尽可能安全的照顾。

（5）隔离期间其他疾病突发，原则上来说，疫情期间，除非必须立即就医的急危重症患者，民众应尽量少去或不去医院；如果必须就医，应就近选择能满足需求的、门诊量较少的医疗机构；如果必须去医院，可只做必需的、急需的医疗检查和医疗操作，其他项目和操作尽可能择期补做；如果可以选择就诊科室，尽可能避开发热门诊、急诊等诊室。

（6）慢性病稳定期患者应加强自我管理，按要求治疗和管理已有慢性病。备齐药物，按时服药，密切观察所患慢性病的症状变化与病情进展，加强与医生之间的联系。高血压患者应每天测量血压，若出现收缩压≥180 mmHg和/或舒张压≥110 mmHg；意识改变、剧烈头痛或头晕、恶心呕吐、视物模糊、眼痛、心悸、胸闷等危急情况之一时，请及时联系医生或到医院就诊。糖尿病患者应自我监测血糖和血压。若出现血糖≥16.7 mmol/L或血糖≤3.9 mmol/L；收缩压≥180 mmHg和/或舒张压≥110 mmHg；意识或行为改变，或有其他的突发异常情况，如视力突然骤降等状况，请及时联系医生或到医院就诊。

（7）前往医院时，应尽可能事先通过网络或电话了解拟就诊医疗机构情况，做好预约和准备，熟悉医院科室布局和步骤流程，减少就诊时间。在前往医院的路上和医院内，患者与陪同家属均应该全程佩戴医用外科口罩或N95口罩。如果可以，应避免乘坐公共交通工具前往医院。随时保持手部卫生，准备便携含乙醇成分的免洗洗手液。在路上和医院时，人与人之间尽可能保持距离（至少1 m）。若路途中污染了交通工具，建议使用含氯消毒剂或过氧乙酸消毒剂，对所有被呼吸道分泌物或体液污染的表面进行消毒。尽量避免用手接触口、鼻、眼，打喷嚏或咳嗽时，用纸巾或胳膊肘遮住口鼻。接触医院门把手、门帘、医生外衣等医院物品后，尽量使用手部消毒液，如果不能及时对手消毒，则不要用手接触口、鼻、眼。医院就诊过程中，尽可能减少在医院停留的时间。

（8）自医院返家后，立即更换衣服，用流动水认真洗手，衣物尽快清洗，有条件者可先行用84消毒液处理。若出现可疑症状（包括发热、咳嗽、咽痛、胸闷、呼吸困难、乏力、恶心呕吐、腹泻、结膜炎、肌肉酸痛等），根据病情及时就诊，并向接诊医生告知过去2周的活动史。

## 二、停止居家隔离需转诊医院的情况

无论是密切接触者还是可疑暴露者，一旦出现下列情况之一，立即停止居家隔离，社区全科医生应及时联系定点医院，上转患者到医院就诊。

（1）出现呼吸困难（包括活动后加重的胸闷、憋气、气短）。

（2）出现意识问题（包括嗜睡、说胡话、分不清昼夜等）。

（3）腹泻。

（4）高热超过39 ℃。

（5）其他家庭成员出现新型冠状病毒感染的可疑症状。

就医途中应全程佩戴口罩，避免搭乘公共交通工具，可乘坐私家车或呼叫救护车，在路上和医院尽可能远离其他人（至少1 m）。就医时，应如实详细讲述患病情况和就医过程，尤其应告知医生近期的疫区旅行和居住史、新冠肺炎患者或疑似患者的接触史、动物接触史等。

到医院发热门诊就诊后，护士会测量体温是否超过37.3 ℃并询问流行病学史，社区全科医生应主动提供患者资料。对于合并发热并且有流行病学史的患者，需要进行血常规、肝肾功能、心肌酶、X线胸片等检查。检测结果出来后，发热门诊医生会根据结果进行判断，如果怀疑是新冠肺炎，医院会请专家进行会诊。在此期间，发热患者会被安排隔离观察。如怀疑是新冠肺炎，医院会把患者转诊至定点医院进行隔离治疗，并进行病原学检测。

### 三、可疑症状者搭乘私家车需注意事项

有可疑症状者（可疑症状包括发热、咳嗽、咽痛、胸闷、呼吸困难、乏力、恶心呕吐、腹泻、结膜炎、肌肉酸痛等）搭乘私家车时应佩戴医用外科口罩，尽量与同车人员保持距离，不要开启空调内循环，适度开窗通风。可疑症状者下车后，迅速开窗通风，并对其接触物品表面（车门把手、方向盘、车窗、挡风玻璃、座椅等）进行消毒。如果家庭成员被转至定点医院隔离就诊后，也应对其隔离的房间和接触物品（如居室地面、卫生间、家具台面、门把手、餐饮用具等）进行消毒。其他地面、桌面、家具等物体表面也需要每天做好清洁，并定期消毒。可配制浓度为250 mg/L含氯消毒剂进行擦拭，金属、电器等不耐腐蚀的物体表面采用75%乙醇擦拭，消毒作用时间应不少于15 min，再用清水擦拭，去除残留消毒剂。水杯、餐具等用具可在洗净后，煮沸或流通蒸汽消毒15 min；或参照说明书使用消毒碗柜进行消毒。清洁工具消毒可用含有效氯含量为500 mg/L的含氯消毒剂浸泡作用30 min后清洗晾干。消毒时应进行个人防护，可以佩戴乳胶或者丁腈材质的手套、防水围裙（也可穿有袖雨衣代替）、口罩等，消毒后要及时洗手。使用消毒剂要确认消毒剂的使用期限、稀释比例，现配现用，充分混匀。

私家车搭乘新型冠状病毒感染的患者后，应在患者下车后，及时做好私家车的终末消毒。私家车终末消毒的范围包括物体表面（座椅、方向盘、车窗、车门把手等）、空调系统和呕吐物等，消毒剂建议选择二氧化氯，消毒处理时发动汽车，并打开空调内循环。具体消毒方式由当地疾控机构的专业人员或有资质的第三方操作，没有消毒处理前，车辆不建议使用。其他同乘者为密切接触者，应接受14 d医学观察。如果家中出现新型冠状病毒感染的患者时，患者离开后（如住院、死亡、解除隔离等），应进行终末消毒。病患家庭终末消毒的对象包括住室地面、墙壁，桌、椅等家具台面，门把手，患者餐饮用具、衣服、被褥等生活用品，玩具，卫生间等。终末消毒一般由专业人员完成，由当地疾病预防控制中心进行。其他家庭成员为密切接触者，应接受14 d医学观察。

# 第八节 解除医学隔离的标准

第五章 疫情下社区医疗机构的工作

**案例**

　　2020年3月5日19时35分，浙江省新闻报道某市某户接受医学观察的人员解除隔离。至此，又一集中医学观察点，历时36 d，累计接收隔离人员84户197人后，无一确诊，全部满足解除条件、解除隔离，任务圆满完成！那么，对于居家隔离人员，解除医学隔离需要满足哪些标准和条件呢？

　　解除医学观察的标准：

　　（1）隔离观察人员隔离期满（医学观察期限为自最后一次与病例、无症状感染者发生无有效防护接触后14 d）。

　　（2）确诊病例和无症状感染者的密切接触者在医学观察期间若检测阴性，仍需持续观察期满，疑似病例在排除后其密切接触者可解除医学观察。

　　（3）隔离期满出具健康观察解除告知单。隔离观察人员隔离期间出现呼吸道症状、发热、畏寒、乏力、腹泻、结膜充血等症状，需转诊至上级医院发热门诊并隔离治疗。

　　（4）隔离观察人员隔离期间因其他疾病被转诊至上级医院住院治疗。

# 第九节 新冠肺炎家庭聚集性发病的处理

**案例**

　　家庭聚集性疫情典型案例一：走亲戚致4人确诊，1人疑似。某企业员工李某，1月22日与丈夫到表姐家走亲戚，1月23日发病，1月29日确诊为新冠肺炎。1月26日以来，李某的母亲、丈夫、婆婆先后确诊为新冠肺炎，表姐诊断为疑似病例。

　　家庭聚集性疫情典型案例二：家庭聚餐致5人发病。某学院学生于某，1月

> 9日从疫区返回家乡，1月19日与父母、奶奶、大伯、姑姑等家人聚餐。2月2日于某发病，于某的奶奶、父亲、大伯、姑姑4人也先后在聚餐之后发病，确诊为新冠肺炎。

对于这种新冠肺炎家庭聚集性发病，我们该如何处置？

## 一、什么是家庭聚集性发病？

聚集性发病是此次新型冠状病毒感染的重要流行病学特点之一。聚集性疫情是指14 d内在小范围（如一个家庭、一个工地、一个单位等）发现2例及以上的确诊病例或无症状感染者，且存在因密切接触导致的人际传播的可能性，或因共同暴露而感染的可能性。聚集性疫情又以家庭聚集最为常见。基层医疗卫生机构在发现、报告家庭聚集疫情方面起着重要作用。

## 二、家庭聚集性发病如何发现与处理

1.主动发现　对家庭内有疫区返乡人员的家庭成员进行每日访视，访视内容包括体温监测、症状询问等，发现2例及以上有发热或其他呼吸道症状者，应注意症状相似情况、起病时间关系、家庭成员间发病是否在14 d以内，符合聚集性发病者，建议并协助其就诊于定点医院发热门诊。

收到疾控部门关于基层医疗卫生机构所辖管范围内有确诊病例或疑似病例的通知时，应规律访视其家庭成员，督促并协助有症状者尽早就诊于定点医院，减少进一步传播风险。

2.被动发现　因发热、干咳、腹泻等症状就诊于基层医疗卫生机构的病例，除询问疫区、疫源地人员或确诊病例接触史，还应注意询问家庭成员发病情况，以及家庭成员疫区、疫源地人员或确诊病例接触史。其他家庭成员为确诊病例或1个以上的其他家庭成员有类似症状则为聚集性发病，或家庭成员有明确的疫区、疫源地人员或确诊病例接触史，均是重要流行病学证据。

一旦诊断为疑似病例者，应填写疑似病例传染病报告卡，2 h内报告辖区疾控部门，或者将患者转诊至定点医院发热门诊。不符合疑似病例标准者，根据病情需要安排进一步住院治疗或居家治疗。对于居家治疗者，基层医务人员应进一步随访其病情变化，病情无好转或恶化，建议并协调其返回发热门诊复查（图5-6）。

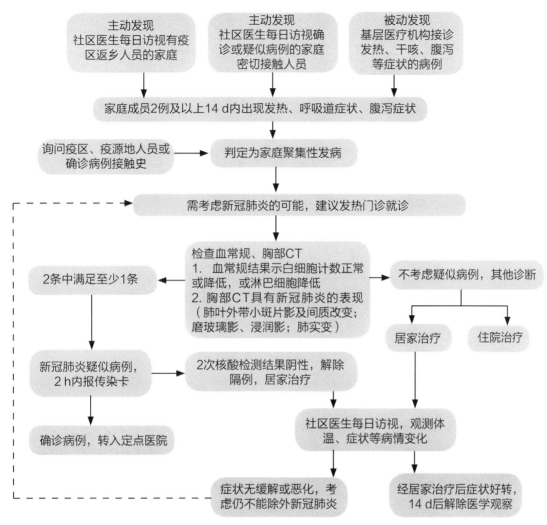

图5-6　新型冠状病毒感染家庭聚集性发病的处理流程

## 三、基层/社区全科医生应该如何协助疾控部门进行流行病学调查

基层医疗卫生机构应协助疾控部门调查所有病例的感染来源、密切接触者等信息，以及病例间的流行病学联系及传播链，按照《国家突发公共卫生事件相关信息报告管理工作规范（试行）》的要求，填报事件的基本信息、初次、进展和结案报告。

## 四、家庭聚集性发病时，如何对家庭密切接触者隔离

未采取有效防护并与患者有接触的人员（包括工作、生活、一起乘坐公共交通工具的人员和医务人员等），经判定符合密切接触者，应进行医学隔离观察。家庭聚集性疫情时，尤其要加强对家庭内密切接触人员的医学观察。观察流程参照密切接触者医学观察流程。

## 五、家庭聚集性发病时，如何舒缓思想压力和精神负担

家庭聚集性疫情，往往给患病家庭造成较大的思想压力和精神负担。基层医疗卫生机构可给予适当的心理疏导和精神鼓励。一方面引导患者和密切接触人员关注客观、正确的疫情信息，不受各种负面消息的不良影响；另一方面及时给予医学帮助，减少因焦虑带来的恐慌。家庭确定为聚集疫情后，其所在社区也会有恐慌心理，应通过宣传给予正确的引导。

# 第十节　疑似患者的初筛

**案例**

王某，女，27岁，2020年1月15日返乡。回来后居家隔离，每日监测体温。1月21日，她与其父亲同时出现低热，立即就诊于某市人民医院，完善了血常规及胸部CT等相关检查，医生告知并不符合新冠肺炎的表现，予以对症处理后体温降至正常，未反复。在她解除隔离1周后，她弟弟开始出现高热，是否考虑新冠病毒感染？我们应该如何做好对疑似病例的筛查？

## 一、什么是疑似病例

疑似病例的诊断标准详见第二章第七节。

对于新冠肺炎疑似患者，我们坚持的原则是：疑者从是。新冠肺炎是一个传染性很高的人传染人的疾病，必须严格把控。一旦把一个可疑患者放在普通病房的其他患者之中去，就有可能导致院内感染。所以，凡是符合前述疑似病例诊断标准的，绝对留院观察。

## 二、对于疑似患者，我们该如何进行初筛

第一，完善病史采集、书写，以明确是否有相关接触史、疑似症状等因素；第二，完善相关检查，排除非新冠肺炎的其他疾病；第三，专家组会商，确认诊断；第四，传染病上报（按现行规定）；第五，完善病情分级决定是否继续留观、是否上转到指定专科医院，以及有无并发症、是否进行并发症治疗。

疑似患者入院应予以甲类传染病护理常规，单间隔离，口罩（每4 h更换）

或者隔离面罩，医疗操作三级防护，护理级别（视情况决定一、二、三级），饮食（视情况决定：普食、高蛋白饮食、糖尿病饮食……），吸氧（重症及以上需要，普通型无并发症一般不需要），无创机械通气或者持续高流量吸氧（危重症），心电监护（重症及以上），测血压（重症及以上，或者特殊要求）。

进一步完善血常规+血沉、尿常规、大便常规+OB、风湿三项（排除风湿性发热）、大生化全套（利于病情评估）、凝血六项、八项检测（传染病常规检查）、甲型/乙型流感病毒抗原快速检测（阳性率低，需结合呼吸道病原谱）、呼吸道病原谱（排除其他病毒及支原体、衣原体、军团菌感染）、降钙素原（与白介素-6联合排除细菌感染）、白介素-6、血培养（必要时）、胸部CT、新冠病毒核酸检测（须请示上级医生）及并发症、并发症相关检查。

# 第十一节　疑似病例管理流程

**案例**

小刘，21岁，郑州人，北京某大学学生，2020年1月13日返郑。2020年1月20日参加高中同学聚餐，1月24日因咳嗽、咳痰、发热等症状到就近的社区卫生服务中心发热门诊就诊。追问，当日参加聚会的同学小王，21岁，郑州人，某大学学生，于1月20日返郑。小刘因为合并有咳嗽、咳痰、发热等症状，以及有疫区返回人员的密切接触史被诊断为新冠肺炎疑似患者。对于此类疑似患者，基层/社区全科医生应该如何管理？

## 一、基层 / 社区全科医生如何管理疑似病例

（1）设置发热门诊的基层医疗卫生机构，一旦发现疑似病例，应尽快通过专用通道引导到隔离区，同时申请院内会诊，如排除疑似病例，按相关疾病处理；如仍确定为疑似病例，联系相应定点医疗机构，填写转运申请单，报告医务科，启动疑似患者转运流程（详见本章第十五节），由专人、专车转运至定点医疗机构，并于2 h内进行网络直报。

（2）无发热门诊的医疗机构、车站、码头、道路卡口、摸排及集中隔离点发现有流行病学史并伴有发热、咳嗽、呼吸急促等症状的人员，应立即做相应的

防护，同时通过制定路线，引导至临时隔离点，由基层/社区全科医生进行初步评估，并汇报疾控专家，仍考虑疑似病例的，启动疑似患者转运流程。

（3）定点上级医院收治患者后，经连续2次新冠病毒核酸检测阴性排除后，由专人、专车转运至基层医疗机构继续进行医学观察至期满。医学观察期满的患者可以自行回家，基础疾病未愈需要专科医院继续住院治疗的，基层/社区全科医生需协调转运到专科医院，专科医院需做好隔离防护。

（4）在社区就诊的疑似病例，若体温恢复正常3 d以上，呼吸道症状明显好转，肺部影像学显示炎症明显吸收，连续2次呼吸道新型冠状病毒核酸检测阴性（采样时间间隔至少1 d），可排除诊断。

（5）在社区就诊的疑似病例病情加重或一旦确诊，应立即由专人、专车转运至定点医疗机构相应的隔离治疗病区，集中隔离的患者可出院或根据病情转至相应科室治疗。

（6）出院的疑似病例在排除诊断后，由医疗卫生机构（包括疾病控制中心）告知基层/社区全科医生，要求患者继续居家隔离观察14 d，并将相关信息反馈至属地街道、卫生院（社区卫生服务中心），由社区医务人员参照疑似病例居家隔离管理要点执行。居家隔离观察期满，如未出现异常情况，解除隔离。

## 二、无法排除的疑似病例管理

对于不能排除的病例，需结合血常规、生化、胸部CT影像，对发热患者做出分层管理。

（1）鼻咽拭子新冠病毒核酸检测阳性，无呼吸道症状，胸部影像学无异常，诊断为轻症，报中国疾控中心（CDC）确认，转确诊病例集中收治医院隔离治疗。

（2）鼻咽拭子新冠病毒核酸检测阳性，胸部CT有肺炎表现，报CDC确认，转确诊病例集中收治医院隔离治疗。

（3）鼻咽拭子新冠病毒核酸检测阴性，胸部CT有典型新冠肺炎表现，建议同时检测粪便、血液，必要时行肺泡灌洗液检查。若均为阴性，患者病情较轻，无须住院，可居家隔离14 d，口服药物。居家隔离期间如有症状加重，则至定点医院发热门诊就诊。如患者病情较重，胸部影像学有肺炎表现，则需要住院隔离治疗，并动态检测多部位标本的新冠病毒核酸，如后期鼻咽拭子或其他标本检测阳性，报CDC启动确认后送确诊病例集中收治医院治疗。

（4）支气管肺泡灌洗液是最后的取样选择，如果其他体液标本均为阴性，需要进一步确诊，则在严密防护下进行支气管镜的采样。

## 三、疑似病例轻症患者的管理

为有效控制疫情，加强新型冠状病毒感染的肺炎疑似病例轻症患者（以下简称"疑似病例轻症患者"）规范管理，相关部门应指导地方将医疗机构以外的其他场所设置为首诊隔离点，对新型冠状病毒感染的肺炎疑似病例轻症患者进行隔离观察（例如，疫情期间的"方舱医院"）。

1.隔离对象　隔离对象应符合以下条件：

（1）首诊医疗机构判断为疑似病例轻症患者。

（2）有生活自理能力，年龄≤65周岁。

（3）无呼吸系统、心血管系统等基础性疾病及精神疾病。

（4）签署知情同意书，自愿前往。

2.首诊隔离点要求　对隔离点设置有以下要求：

（1）在设有发热门诊的医疗机构周边就近选择场所作为首诊隔离点，原则上可步行前往。

（2）隔离观察期间，隔离观察对象原则上应当单人单间居住。隔离对象原则上不得离开房间活动。

（3）房间应当具有良好的独立通风条件，具有独立卫生间。

（4）首诊隔离点电梯应当具有容纳急救转运担架条件。

（5）首诊隔离点应当具备独立的可封闭管理的医疗废物暂存地。

（6）非隔离对象不得擅自进入首诊隔离点。

3.物资保障与人员配备　物资保障与人员配备在疫情防控中意义重大。

（1）首诊隔离点应当配备适当的急诊急救物资与医护人员。

（2）结合首诊隔离点的布局参照《新型冠状病毒感染的肺炎诊疗方案（试行第四版）》和《医疗机构内新型冠状病毒感染预防与控制技术指南（第一版）》，制定合理观察流程。

（3）首诊隔离点应当配有相应警务人员，随时处理突发事件。

4.转诊、解除隔离等情形　隔离观察对象视病情变化决定是否继续进行观察、转诊或者解除隔离。

病情加重或出现其他突发病情时应当及时转至首诊的医疗机构；诊断为确诊病例，应当及时送至定点医疗机构治疗；经疾病预防控制机构确认后，符合解除隔离条件的观察对象，应当立即离开首诊隔离点，解除隔离或转为居家医学观察。

疑似病例体温恢复正常3 d以上、呼吸道症状明显好转，肺部影像学显示炎症明显吸收，连续2次呼吸道新型冠状病毒核酸检测阴性（采样时间间隔至少1 d）可排除诊断。

集中隔离的患者可出院或根据病情转至相应科室治疗。

出院的疑似病例在排除诊断后，由医疗卫生机构（包括疾病控制中心）工作人员告知患者继续居家隔离观察14 d，并将相关信息反馈至属地街道、卫生院（社区卫生服务中心），由社区医务人员参照疑似病例居家隔离管理要点执行。居家隔离观察期满，如未出现异常情况，解除隔离。

5.新科技——新冠肺炎疑似病例检测系统　如何快速准确锁定疑似病例人群成为疫情控制的关键！

目前有学者成功研发新冠肺炎疑似病例检测系统。该系统可快速检测新冠肺炎疑似病例并实现大数据监控预警，有望为疫情控制和疑似病例的管理提供新思路。该系统的便携式检测仪单元已获得国家药监局医疗器械注册证书。新冠肺炎疫情暴发以来，"受感染人群分散度较高""无法进行集中检测"等疫情特点逐渐显现。针对这些情况，有学者研发了新冠肺炎疑似病例检测系统。该系统由"掌上模块"和"线上模块"两部分组成。

"掌上模块"是一款便携式检测仪，从外观上看只有鼠标大小，使用USB接口充电，能够连接手机和电脑，满电续航超过24 h。检测仪可以单手控制，操作简单，便于入户排查。检测仪内部集成了精密的检测核心模块，与实验室大型仪器检测精度相当，能够快速判断被测人员是否为疑似病例。

"掌上模块"检测出的结果会自动上传到"线上模块"——疫情监测预警云平台。云平台会将检测结果进行智能化处理，上传至各级政府疾控和医疗监测机构云平台，给各级机构提供疫情预警、态势分析和决策支持，对疫情进行全方位、智能化管控。

这套系统的应用场景可以是基层医院甚至社区门口，便携式检测仪能够最大限度避免疑似患者集中检查引起的交叉感染。而预警云平台则满足了疾病预防控制与应急管理部门业务数据收集统计、动态监管、指导服务和决策分析等综合管理需求。

# 第十二节　社区的病房设置及应急管理

## 一、社区如何设置隔离、留观病房

1.病区设置　确诊患者必须收治在专用病区，基本要求通风良好，独立设区，与其他病区相隔离。专用病区内分清洁区、半污染区、污染区，无交叉。污染区设普通病室、抢救室、接诊室，病室与外走廊相通，患者通道、污物处理室、每间病室有单独卫生间。半污染区设处置室、医生办公室。清洁区设更衣室、洗澡间、值班室、休息室、会议室工作人员卫生间。医护人员办公室应通风良好，与病房分隔无交叉，并尽可能保持一定距离，疑似患者与确诊患者应收入不同的病房。病区出入口应有专人站岗。

2.病房设置　病房应设在单独一座建筑物内，有患者出入口、医护人员出入口、污物及尸体出入口，与其他病区设置隔离带，在病室与走廊应设有缓冲空间的传递物品窗口，内设紫外线消毒灯。病室与走廊之间设置缓冲间，病室应设呼唤器、移动紫外线消毒设备、吸引器、吸氧设备，有条件者，可安装对讲器及病室监视器。

3.病房管理　住院患者均需戴口罩，严格隔离，严格管理，不得离开病区。非必要一般不做雾化吸入。严格探视制度。不设陪护，不得探视，如患者危重，确属非探视不可，探视者必须戴医用外科口罩、帽子、鞋套，穿防护服，严格做好防护。收治新冠病毒肺炎患者的病房必须专用，不能收治其他患者，病房使用后的防护服、口罩、帽子、手套、鞋套及其他生活垃圾要及时处理。存放容器必须加盖，避免可能的污染。病房应及时通风，并使用正压通风装置，有条件可使用空气洁净器。患者出院、转院、死亡后，病房必须进行终末消毒。

4.病房消毒　处理病房无人的情况下，用紫外线灯照射消毒，每次不少于1 h，每天2~3次；0.5%的过氧乙酸喷雾，用量为20~30 mL/m³，作用30 min；或30%过氧化氢喷雾，用量为20~40 mL/m³，作用60 min；或用活化的过氧化氢，浓度为0.05%喷雾，用量为20 mL/m³，作用30 min；或含有效氯1 500 mg/L的含氯消毒剂进行喷雾，用量为20~30 mL/m³，作用30 min；或有强氧化高电位酸化水原液喷雾，用量20~30 mL/m³，作用30 min。以上化学消毒剂用作空气消毒须在无人且相对密闭的环境中（消毒时关闭门窗）。保证浓度和时间，严格按照消毒药物使用浓度、使用量及消毒作用时间操作，方能保证消毒效果。每天应消毒1次，消毒时腾空房间，密闭门窗进行喷雾，喷雾完毕，作用时间充分，方能开门窗通风。

5.地面和物体表面消毒　病房、走廊、检查室、X线室、B超室、检验室、治疗室、医护人员办公室等场所地面要以消毒液湿式拖扫；桌子、椅子、凳子、床头柜、门把手、病历夹等可用上述消毒液擦拭消毒。病房门口、病区出入口可以放置浸有2 000 g/L有效氯的脚垫。可用0.1%过氧乙酸拖地或0.2%~0.5%过氧乙酸喷洒或1 000~2 000 mg/L含氯消毒剂喷洒。对患者的排泄物、分泌物要及时消毒处理，每病床须设置加盖容器，装有足量1 500~2 500 mg/L有效氯消毒液，用作排泄物分泌物的随时消毒，作用时间30~60 min。患者使用的被服、口罩要定时消毒，可用1 000 mg/L有效氯消毒液浸泡30 min，患者的生活垃圾要用双层垃圾袋及时有效处理，避免污染的发生，便器、浴盆的消毒可用含有效氯150 mg/L消毒液浸泡30 min。

6.呼吸治疗装置　在使用前应进行灭菌或高水平消毒。建议尽量使用一次性管道，重复使用的各种管道应在使用后立即用2 000 g/L有效氯消毒液浸泡30 min再清洗，然后进行灭菌消毒处理。体温计：使用后即可用1 000 g/L有效氯消毒液浸泡30 min。听诊器、血压计等物品：每次使用后立即用75%乙醇擦拭消毒。

7.患者出入病房流程　患者应当由患者专用通道出入隔离病房。

患者→接诊室→患者通道→病室（抢救室）。

治愈→患者通道出院。

终末消毒病室（抢救室）→死亡→尸体出口→火化。

8.医务人员出入病房流程　医务人员出入口→清洁区→更衣（穿隔离内衣、防护服，戴帽子、口罩、换隔离鞋）→医生办公室、处理室→穿防护服，戴头套、防护镜、手套、换隔离鞋→入病室。

## 二、社区医院该如何进行防护

1.社区医院感染应按照标准预防实行分级防护的原则　标准预防的概念都有哪些呢？隔离对象：将所有患者血液、体液、分泌物、排泄物视为有传染性，需要隔离。防护：实施双向防护，防止疾病双向传播。隔离措施：根据传播途径建立接触、空气、飞沫隔离措施。

2.标准预防措施有哪些

（1）洗手：接触血液、体液、排泄物、分泌物后可能污染时，脱手套后洗手或使用快速手消毒剂。

（2）手套：当接触血液、体液、排泄物、分泌物及破损的皮肤黏膜时应戴手套；手套可以降低医务人员把自己手上的菌群转移给患者的可能性，手套可以预防医务人员变成传播微生物时的媒介，即防止医务人员将从患者或环境中污染的病原在人群中传播。在两个患者之间一定要更换手套，手套不能代替洗手。

（3）面罩、防护眼镜和口罩：戴面罩、防护眼镜及口罩可以减少患者的体液、血液、分泌物等液体的传染性物质飞溅到医护人员的眼、口腔及鼻腔黏膜。

（4）防护服：穿防护服为防止被传染性的血液、分泌物、渗出物飞溅的水等污染时使用。脱去防护服后应立即洗手，以避免污染其他患者和环境。

（5）可重复使用的设备：用过的可重复使用的设备会被血液、体液、分泌物、排泄物污染，为防止皮肤黏膜暴露危险和污染衣服将微生物在患者和环境中传播，应确保在下一个患者使用之前清洁干净并适当地消毒灭菌，一次性使用的部件应弃去。

（6）环境控制：保证医院有适当的日常清洁标准和卫生处理程序。在彻底清洁的基础上，适当地消毒床单、设备的表面（床栏杆、床单位设备、轮椅、洗脸池、门把手）等，并保证该程序的落实。

## 三、医务人员三级防护

医务人员个人防护无论在医院还是社区都同样重要，相应标准和适用范围也应当按照国际统一标准执行。相关详细内容见第三章第一节和第五章第一节。

## 四、人员配备有哪些

疫情期间，应对医疗机构所有人员开展全员培训，包括医务人员、后勤支持人员、管理人员、物业保安人员，针对不同岗位设定培训内容。强调高风险部门医务人员的培训，不忽视低风险部门的培训，因为忽视低风险部门的培训督查会导致高风险事件的发生，如不能及时、正确识别患者，不能落实标准预防措施，同样可以导致患者和医务人员暴露和感染的严重后果。培训的基本内容应该包括预防感染新冠肺炎的最基本内容及不同岗位需要特别注意的事项，如传染源、传播途径及易感者。特别强调传播途径主要是飞沫传播和接触传播，正确选择与佩戴口罩、实施手部卫生是关键防控措施。对医务人员新冠肺炎职业暴露与新冠肺炎进行监测，新冠肺炎患者医院感染进行监测与防控，预防住院患者多重耐药菌感染及导管相关感染。提高医务人员标准预防及飞沫与接触预防措施的依从性、正确性，并进行持续质量改进，力争零感染，打胜仗。

## 五、有哪些物资保障

1.承担卫生应急职能的科室需要有的硬件配置　配备电话、传真机、可以上网的电脑、打印机、文件柜等办公设备；应急工作人员岗位职责、信息报告和应急处置流程等主要制度上墙；配备用于应急处置的防护用品、采样箱、消杀药械及应急调查处置包（箱）（内含必需的笔、调查表、应急预案、工具书等）。有条件的社区卫生服务中心（卫生院）设置一间应急准备室，用于放置应急小分队的装备、常用的防护用品、调查表等物品；室内物品要求分类放置，摆放有序，便于小分队随时取用。比较偏远的乡镇（一般指离县级疾控机构1 h以上车程）建议按照要求做好应急物资储备。

2.明确专人负责应急物资储备工作　建立物资储备目录，储备种类至少包括防护服、N95口罩和医用外科口罩、防护面屏或护目镜、外科口罩和手术帽子、鞋套、消毒液、漂白粉等，除漂白粉等保质期较短的物资外，其余储备数量应该满足三个月的用量所需；建立物资储备台账，物品调用和进出登记规范，及时添置消耗掉的物资；设置物资储备仓库，至少有一个房间和相应的储物货架，有明确的标志，装修符合防盗、防潮、防鼠、防虫要求；物资储备制度、相关人员岗位职责等上墙；每年有固定的物资储备经费。

## 六、物资供应保障措施如何实施

（1）做好物资需用量计划及需用量预测，提高计划的准确性及预见性，根据实施性施工组织设计，结合项目建设年度投资计划及施工实际进度和施工安排，做好物资需用量计划安排工作。

（2）根据需用量计划及时衔接物资供应商，平衡供需关系，了解落实供应商原材料、设备运转、电力供应、产量、成品库存、市场需求及销售状况、装运、出库等生产信息，及早发现反馈供需矛盾，及早协调处理供需矛盾。

（3）根据物资市场供需情况与项目建设物资消耗规律，在各物资供应基点建立科学合理的库存储备，有效化解施工高峰期和特殊条件下物资的供需矛盾，保证物资供应工作的延续性。

（4）在工程进行中，供应商可能在生产环节出现问题（检修生产设备、停产检修）或运输环节出现问题（运输道路塌方、道路中断、黄金周及重要节假日运力紧张），充分考虑以上特殊情况对物资供应工作的影响，做到精心组织，科学安排，对物资的需求做到提前组织，统筹安排，集思广益，确保本工程建设物资供应工作的正常开展。认真做好物资的提前储备工作，以便在工程急用时保证物资供应工作的正常进行。

（5）为确保工程建设特殊条件下物资供应工作的正常开展，对物资供应方案进行优化，根据物资的实际需求情况，同时考虑到可能出现的影响施工的客观因素，制订应急供应方案，以确保供应有备无患。

（6）根据施工进展情况、物资需求情况和物资库存情况，建立物资库存预警机制，当库存物资数量达到极限不能满足施工建设时，及时通知供应商和各施工点，做好物资的发运，保持现场合理的库存。

## 七、物资应急保障出现问题时，如何确定应急预案

1.预案参考依据　依据《中华人民共和国突发事件应对法》《国家物资储备应急预案》及各地地方应急预案。

2.工作原则　按照"统一领导、归口管理、分工协作、协同保障"的工作原则，在医院的统一领导下，整合全院各方面应急物资保障资源，必要时，实行统一指挥、统一调度，建立医院重要商品储备、专业应急物资储备，医院有关部门按照各自职责，分别负责物资的储备、更新和日常管理等；加强协调配合，确保重要物资储备应急保障体系在处置突发事件时反应迅速，保障有力。医院突发公共事件应急管理工作由院领导统一领导。医院是本院突发公共事件应急管理的领导机构。医院应急委员会决定和部署本院突发公共事件应急管理工作，其日常事务由医院应急办承担。

3.储备管理领导小组　医院重要商品储备管理领导小组（以下简称"储备领导小组"）负责常态下医院重要商品储备品种数量的确定、承储企业的落实、储备商品的动用、补贴费用的核拨，以及医院重要商品储备的日常管理，办公室设在医院办公室。在应对突发事件过程中，根据医院应急委员会的要求，负责及时调用相关储备商品，为应急处置行动提供保障。

4.物资储备单位　保卫（消防）、后勤、感染科、医教科等各灾种应急管理工作机构和有关单位为医院专业应急物资储备单位，要按照有关规定和职责，结合应急管理工作实际需要，负责各专业应急物资的储备、更新和日常管理；在应对本领域突发事件过程中，根据事件处置需要，及时调用相关应急物资储备，为应急处置行动提供保障。

5.医院办公室　应牵头对医院重要商品储备进行统一管理和综合协调，确保医院重要商品储备调得动、用得上；会同相关应急管理工作机构，提供必要的应急物资保障；做好市场价格监控工作。

6.后勤科　组织、协调和落实医院储备重要商品的调用，做好相关商品的市场供应工作；组织、协调和落实医院应急物资的筹措，了解和掌握企业生产能力

储备和相关信息。突发公共事件中，做好相关商品和市场供应工作，保障本院的正常工作、生活。

7.食堂　负责做好医院内副食品物资的调用，做好医院方便食品物资的调用。突发公共事件中，发挥调配作用，保障医院的正常工作、生活。

8.财务科　财务科负责物资应急保障行动的资金保障；根据院应急委员会物资应急保障需要，筹措安排所需资金。

## 八、平时如何做到常态管理

医院建立重要商品储备、专业应急物资储备保障体系，建立定期检查、备案制度，定期组织储备目录评估和物资更新。储备领导小组成员单位负责医院重要商品储备的日常管理。各专业应急物资储备单位要切实做好物资应急保障信息的收集、分析和评估，建立健全专业应急物资储备，完善应急保障机制，特别是防汛防台、公安消防、公共卫生、建设工程、特种设备、危险化学品、供电事故、环境污染等灾种应急管理工作机构，要建立健全动态监控的物资储备数据信息系统。

储备领导小组成员单位、各专业应急物资储备单位要加强对突发事件相关信息的监测、收集和研判，加强信息沟通和通报，按照各类突发事件的特征和防范、处置要求，主动研判应急物资需求，及时做好物资应急保障准备。医院一旦发生重特大突发事件，或发布突发事件预警信号，储备领导小组成员单位、各专业应急物资储备单位要会同相关部门和单位视情采取以下物资应急保障准备：①开展重要物资需求评估，及时补充必要的物资储备。②检查相关应急物资储备落实情况，视情做好增加准备。③与相关应急处置部门建立信息沟通渠道，及时获取物资应急保障需求。④调集、筹措所需物资、运输工具、人员队伍进入待命状态，并视情做好后续准备。⑤法律、法规规定的其他预防性措施。

## 九、如何实施应急保障行动

（1）医院有关部门和单位要落实突发事件信息通报、协调机制，加强协作，并根据重要物资应急保障需要，及时通报、联系和协调。开展重特大突发事件物资应急保障行动的，必须在1 h内向医院领导报告，2 h内向卫生行政部门报告。

（2）一旦发生突发事件，事发单位和各科室负有突发事件即时处置的第一责任，要尽力组织提供应急处置所需的物资保障。根据物资应急事件的发展态势和处置情况，医院重要物资应急保障等级分为两级：Ⅱ级和Ⅰ级，并可及时做出调整。

1）Ⅱ级应急保障：当突发事件影响范围集中，事态比较严重，需要动用专业应急物资储备，医院重要商品储备实施应急保障，启动Ⅱ级应急保障。①有关部门根据职责和规定的权限，启动本院物资应急保障预案，组织调用本院物资储备或本部门物资储备开展应急保障。②如实物储备难以满足应急处置需要，有关部门可根据掌握的信息，协调有关部门积极组织货源，保障应急处置行动。③院有关部门为应对突发事件，可以根据有关法律规定，紧急征用法人或自然人的重要商品物资、交通工具及相关设施，投入应急处置行动。④按照逐级动用的原则，组织调用专业应急物资储备、医院重要商品储备。当本部门储备物资不能满足需要时，可自行组织应急物资调剂互助。必要时，可报请院应急委协调。⑤应急保障情况应及时报院办、院应急办及储备领导小组办公室等有关部门。

2）Ⅰ级应急保障：当发生重特大突发事件，影响波及全院范围，事态严重，院应急处置指挥部决定成立院物资应急保障组，启动Ⅰ级应急保障。在院应急委的领导下，院物资应急保障组统一组织、协调本院物资应急保障力量和资源，开展应急保障工作。各有关部门和单位按照各自职责分工，密切配合，共同实施应急处置。①在院物资应急保障组的统一指挥下，全面整合、合理调配和调用全院应急物资资源。②在院物资应急保障组的统一指挥下，各相关单位共同负责协调有关生产和流通企业积极组织货源，动用储备和商业库存，并及时安排运输，确保应急物资供应。③根据应急物资保障需要，各相关单位在院物资应急保障组统一指挥下，按照职责分工，及时协调有关生产企业组织应急生产，及时提供必要的物资保障。④必要时，根据有关法律规定，紧急征用法人或自然人的重要商品物资、交通工具及相关设施，投入应急处置行动。

## 十、应急保障结束时机

Ⅱ级应急保障结束：事态得到控制后，医院终止Ⅱ级物资应急保障待动，转入常态管理，并及时做好物资动用情况的统计并上报。

Ⅰ级应急保障结束：事态得到控制后，由院物资应急保障组提出，经院应急委同意，终止Ⅰ级物资应急保障行动，转入常态管理。院物资应急保障组要及时将物资动用情况进行统计汇总，报院应急委员会。重大情况上报政府，并通报各有关部门。

储备领导小组成员单位、各专业应急物资储备单位要会同承储部门，做好本级储备物资应急动用后的补充更新工作。同时，在组织需求分析和评估的基础上，完善物资储备目录，加强物资保障能力。院有关部门会同院新闻办做好必要的重要物资应急保障信息发布工作。

## 十一、相关部门的协同保障

1.重点联系企业制度 院办要建立应急物资分品种重点联系企业制度，加强与重点联系部门的信息沟通，及时掌握库存等有关情况，建立动态数据库，形成重要物资应急保障快速反应机制。

2.信息储备保障 院有关部门要对本院未储备重要物资进行梳理，建立非储备物资信息库，拟定必要的紧急支援、采购及供应协议，确保物资快速到位。

3.交通运输保障 交通运输管理部门要编制相应的应急物资运输保障预案，保证应急情况下物资的运输。

4.通信保障 院信息委要加强对本院有关电信、移动、联通等企业的组织协调，保证重要物资应急保障行动的通信畅通。

5.技术保障 储备领导小组成员单位、各专业应急物资储备单位要不断完善信息资源的集成与共享，实现对储备物资的分级管理、科学决策和合理调度。

6.社会秩序保障 保卫科、后勤科、医教科等部门要加大执法力度，依据各自职责，严厉打击破坏市场经济社会秩序、损害消费者利益、扰乱应急处置工作和物资保障行动等违法犯罪活动。

## 十二、如何确保监督管理

储备领导小组成员单位、各专业应急物资储备单位要协调相关协同保障单位，适时组织突发事件重要物资应急保障演练，演练结束后，要认真总结，针对存在的问题，不断完善相关预案。

对在重要物资应急保障行动中做出重大贡献的单位和个人，由医院或该科室视情给予表彰或奖励。对单位和个人未按预案要求履行职责，造成重特大损失的，由医院给予行政处分。构成犯罪的，依法追究刑事责任。

# 第十三节 不同人群新冠肺炎防控措施的异同

随着新冠肺炎疫情蔓延，人们不免出现恐慌心理，普通人群甚至部分医务人员因为平时缺乏传染病相关防疫知识，存在防疫过度和不足同时存在的矛盾。其实，对于传染病的防控，传染源和易感人群的管控是重要环节，新冠肺炎也是如此，这两方面均牵涉到人。那么很显然，对于不同疾病状态、不同来源、不同感染风险甚至不同工种的人群应该采取不同的防控措施，因地制宜、分门别类，避免出现防疫过度，尤其是防疫不足导致疾病的蔓延。

## 一、对于不同属地来源人群的防控

（1）凡是从疫情较重地区返回人员，如果体温正常，一律居家隔离观察14 d，由所在村（社区）居委会负责专人监管，每天至少两次体温监测，观察新冠肺炎相关症状，并记录在案，做到一人一档。如果有发热症状者，由所在村（社区）居委会负责安排到当地指定发热门诊就诊，排除疑似病例，无须住院进一步诊治的，一律居家隔离医学观察14 d，每天至少两次体温监测，观察新冠肺炎相关症状，并记录在案，做到一人一档。隔离期满，由县（区）新冠肺炎指挥部决定及时解除隔离。对于排除疑似病例，但需住院治疗者，按照医院要求隔离治疗，做到单人单间。基层医生应主动加强对以上人员的健康宣教与针对性指导，可以通过电话、微信、短信等形式主动发送健康提示、自我防护知识、居家消毒隔离知识及新冠肺炎科普知识。

（2）对于从疫情较重地区回来且已经居家隔离14 d的正常人员，如需上班或去外地，由乡镇（社区）医疗卫生机构做必要的医学检查并开具健康证明，且及时跟踪身体情况。

（3）对于从非疫情区返回人员，居家隔离观察7 d，由所在村（社区）居委会负责专人监管，每天至少两次体温监测，观察新冠肺炎相关症状，并记录在案，做到一人一档。

（4）本地健康人群，建议尽量减少外出，出门做好个人防护。家庭医生应通过多种方式推送疫情相关健康知识，做好健康宣教和健康指导工作。若出现呼吸道症状或其他不适，可通过电话、微信、云门诊进行问诊、指导用药，如必须到医院就诊，可自行前往就近医院，提前预约，做好防护。

## 二、对于与新冠肺炎接触程度不同人群的防控

此类人群分为密切接触者、排除疑似者、确诊普通患者，还有确诊重症、危重症患者。

1.密切接触者　对于密切接触者的管理主要有以下几点：

（1）密切接触者由当地政府负责集中隔离，且单人单间，佩戴防护口罩，不得私自外出。隔离期限为14 d，时间从最后一次与确诊或疑似病例密切接触算起。

（2）对这类人群要有指定的医疗机构工作人员负责每天早、晚各测一次体温，详细询问健康状况，尤其是新冠肺炎相关的典型、不典型症状，做好记录，做到一人一档。

（3）隔离期间，密切接触者一旦出现新冠肺炎可疑症状应该立即上报，按规定上转至政府定点医院，上转过程中注意防护，具体见相关章节。

（4）隔离期满如体温、症状无异常，由当地政府新冠肺炎指挥部决定即时解除隔离。

（5）对于密切接触疑似病例，且疑似病例已排除的，应居家完成14 d的隔离期，隔离期间由其所在居委会、村委会负责监管。

2.排除疑似病例者　对于已经排除疑似的居民，根据不同情况采取不同措施：

（1）排除疑似病例无须住院治疗者由所在县（区）政府负责接（送）回，居家观察14 d，所在村（居）委会负责监管。隔离期满，体温、症状无异常，由所在县（区）新冠肺炎指挥部决定即时解除隔离。

（2）排除疑似病例但有其他疾病需要住院治疗的患者，就诊医院要集中专区专用，单人单间，并落实相关防控措施。

3.确诊新冠肺炎感染者　这类患者定点医院治愈出院后由所在县（区）政府负责安排接（送）回，并需居家隔离14 d，每天均需要监测体温，观察有无新冠肺炎相关的症状，做到一人一档，由村（居）委会指定专人监管。隔离期满后由县（区）新冠肺炎指挥部决定即时解除隔离。解除居家隔离前最好进行一次胸部CT检查和新冠病毒核酸检测。

4.居家隔离注意要点　居家隔离人员的注意事项如下：

（1）居家隔离人员应相对独立居住，隔离房间内活动可以不戴口罩，尽量居住在下风向房间，房间内最好设有卫生间。

（2）尽可能减少与共同居住人员的接触，单独进餐。

（3）保持房门随时关闭，避免使用中央空调，做好清洁与消毒工作，避免交叉感染。房间除必备生活物品外需要有带盖垃圾桶、密封垃圾袋、清理痰液的多层不透水纸巾、含氯或乙醇消毒纸巾等。

（4）观察期间不得外出，如果必须外出，经医学观察管理人员批准后方可，并要佩戴医用外科口罩或KN95/N95及以上标准的颗粒物防护口罩，避免去人群密集场所，确需接触时保持1 m以上距离，且尽量处于下风向。

（5）不得与家属共用任何可能导致间接接触感染的物品，包括牙刷、餐具、食物、饮料、毛巾、衣物及床上用品等。

（6）其他人员进入居家隔离人员居住空间时，应规范佩戴KN95/N95及以上标准的颗粒物防护口罩或医用外科口罩、一次性手套和保护性物品（如塑料围裙）。口罩需要紧贴面部，其间不要触碰和调整口罩。尽量避免与居家隔离人员直接接触，如发生任何直接接触，应及时做好有效的清洁和消毒。戴口罩和手套前、摘口罩和手套后需要进行双手清洗。

（7）餐食和生活必需品由联系人放置在房间门口，照护者应为身体健康且无慢性病家属。

（8）餐具、衣物、地面等应及时做有效消毒。

## 三、对于从事不同职业人群的防控

疫情期间社会要运行，一些职业可能要继续工作，所以防控措施也有所不同，根据不同职业可以分为普通居家人员、一般出行人员、居家隔离人员和特定行业人员，其中居家隔离人员防控见本章前述，特定行业人员中医务人员防护见本册相应章节。

1.普通居家人员  对于普通居家人员的管理，有如下建议：

（1）减少外出活动，杜绝走亲访友和聚餐。减少到人员密集的公共场所活动，尤其是相对封闭、空气流动差的场所，如电影院、商场、车站、超市等。

（2）做好个人防护和手部卫生。家庭需置备体温计、防护口罩、家用消毒用品等。对于未接触过疑似或确诊患者且外观完好、无异味或脏污的口罩，可放置于居室通风干燥处，以备下次使用。需要丢弃的口罩，按照生活垃圾分类的要求处理，杜绝口罩交叉使用。随时保持手部卫生，从公共场所返回、咳嗽手捂之后、饭前便后，用洗手液或肥皂水洗手，或者使用含有效成分的免洗洗手液。不确定手是否清洁时，避免用手接触口、鼻、眼。

（3）养成良好的生活习惯，规律作息。居室整洁，勤开窗通风，每次30 min，定时消毒。平衡膳食，均衡营养，避免暴饮暴食，科学适度运动，充分休息，心态平衡。不随地吐痰，口鼻分泌物用纸巾包好，弃置于有盖垃圾箱内。打喷嚏或咳嗽时，用手肘衣服遮住口鼻。

（4）主动做好个人与家庭成员的健康监测，自觉发热时要主动测量体温。家中有儿童的，要早晚抚摸儿童的额头或观察其反应，如有发热、厌食、精神不振等症状要为其测量体温。

（5）若出现发热、咳嗽、咳痰、咽痛、胸闷、呼吸困难、乏力、恶心、呕吐、腹泻、结膜炎、肌肉酸痛等可疑症状，应根据症状和基础疾病情况，必要时及时到医疗机构就诊。

2.一般出行人员　对于一般出行人员的管理，有如下建议：

（1）因日常生活或工作出行人员，外出前往超市、商场等公共场所和乘坐公共交通工具时，要佩戴口罩（疫情高发区佩戴医用外科口罩或颗粒物防护口罩），尽量减少与他人的近距离接触，最好保持1 m安全距离。在非疫区，个人独处、自己开车或独自到公园散步等感染风险较低时，不需要佩戴口罩；而在疫情高发区，空旷且通风场所建议佩戴一次性医用口罩。

（2）出现可疑症状需到医疗机构就诊时，应佩戴口罩，可选用医用外科口罩（不能使用含呼吸阀的颗粒物防护口罩），尽量避免乘坐地铁、公交车等公共交通工具，避免前往人群密集的场所。就诊时应主动告知医务人员相关疾病流行地区的旅行居住史，以及与他人接触情况，配合医疗卫生机构开展相关调查。

（3）如要远距离出行，需事先了解目的地是否为疾病流行地区。如必须前往疾病流行地区，应事先配备口罩、含有效成分的便携式免洗洗手液、体温计等必要物品。旅行途中，尽量减少与他人的近距离接触，在人员密集的公共交通场所和乘坐公共交通工具时要佩戴KN95/N95及以上标准的颗粒物防护口罩。口罩在变形、潮湿或弄脏导致防护性能降低时需及时更换。妥善保留赴疾病流行地区时公共交通票据信息，以备查询。从疾病流行地区返回，应尽快到所在社区居民委员会、村民委员会进行登记并进行医学观察，医学观察期限为离开疾病流行地区后14 d。医学观察期间进行体温、体征等状况监测，尽量做到单独居住或居住在通风良好的单人房间，减少与家人的密切接触。

3.特定行业人群　对于特定行业的人群，分别建议如下：

（1）公共交通工具司乘人员、出租车（网约车）司机、公共场所服务人员、武警、交警、安保人员、媒体记者、快递人员等，因日常接触人员较多，存在感染风险较大，应用一次性医用口罩或医用外科口罩或KN95/N95及以上标准的颗粒物防护口罩，配备手消毒液、消毒湿纸巾等物品，并做好工作环境的日常清洁与消毒。工作期间，应做好个人防护，规范佩戴口罩。口罩在变形、潮湿或弄脏导致防护性能降低时需及时更换。注意保持手部卫生，用（含有效成分的）洗手液或肥皂流水洗手，或者使用（含有效成分的）免洗洗手液。每天至少2次测量体温。一般情况下，不必穿戴防护服、防护面罩等防护用品。如出现可疑症状（如发热、咳嗽、咽痛、胸闷、呼吸困难、乏力、恶心呕吐、腹泻、结膜炎、肌肉酸痛等），应立即停止工作，根据病情居家隔离或就医。

（2）对于隔离病区工作人员、医学观察场所工作人员、疑似和确诊病例转运人员，建议穿戴工作服、一次性工作帽、一次性手套、医用一次性防护服、医用防护口罩或动力送风过滤式呼吸器、防护面屏或防护眼镜、工作鞋或胶靴、防水靴套等。

（3）对于流行病学调查人员，开展密切接触者调查时，建议穿戴一次性工作帽、医用外科口罩、工作服、一次性手套，与被调查对象保持 1 m 以上距离。开展疑似和确诊病例调查时，建议穿戴工作服、一次性工作帽、一次性手套、医用一次性防护服、KN95/N95 及以上标准的颗粒物防护口罩或医用防护口罩、防护面屏或防护眼镜、工作鞋或胶靴、防水靴套等，对疑似和确诊病例建议考虑采取电话或视频方式进行流行病学调查。

（4）对于标本采集人员、生物安全实验室工作人员，建议穿戴工作服、一次性工作帽、双层手套、医用一次性防护服、KN95/N95 及以上标准的颗粒物防护口罩或医用防护口罩或动力送风过滤式呼吸器、防护面屏、工作鞋或胶靴、防水靴套。必要时，可加穿防水围裙或防水防护服。

（5）对于环境清洁和消毒人员、尸体处理人员，建议穿戴工作服、一次性工作帽、一次性手套和长袖加厚橡胶手套、医用一次性防护服、KN95/N95 及以上标准的颗粒物防护口罩或医用防护口罩、工作鞋或胶靴、防水靴套、防水围裙或防水防护服等。环境清洁和消毒人员使用动力送风过滤式呼吸器时，根据消毒剂种类选配尘毒组合的滤毒盒或滤毒罐，做好消毒剂等化学品的防护。

因此，我们要根据上述对不同人群分类采取相应措施，并对隔离观察人员给予关心关爱，做好思想引导和心理疏导；同时，教育广大群众科学认识疾病，正确对待已治愈人员、排除疑似人员和解除医学观察人员，确保他们不受歧视，能够正常融入工作生活中。还要引导居家观察人员做好自身防护，严格进行排泄物、生活垃圾的消毒处理，引导家庭成员也要做好防护工作。

# 第十四节　基层医疗机构联防联控

社区是社会的细胞，也是城市治理的基本单元。社区防控是防止疫情输入、蔓延、输出，控制传播的第一道防线。充分发挥社区动员能力，指导社区科学有序地开展联防联控，才能有效遏制新冠肺炎扩散和蔓延。党中央和政府也多次召开会议对如何发挥社区在疫情中的作用提出了明确要求。本节就社区防控的原则、工作方法、社区分类防疫，以及疫情期间社区如何有效运行进行介绍。

## 一、社区防控总原则

动员社区可动员力量，网格化、地毯式管理，群防群控，稳防稳控，有效落实综合性防控措施，做到"早发现、早报告、早隔离、早诊断、早治疗"，防止疫情输入、蔓延、输出，控制疫情传播。

网格化管理是一种以网格单位为基础，以信息技术为核心、以精细化管理为目标和以社会化为手段的新型城市治理模式。把排查任务落实到每个乡镇（街道）。乡镇（街道）要采取多种途径、多种方式组织乡镇（街道）、村（社区）干部、社区卫生服务中心和家庭医生，开展网格化排查，逐一登记在册，做好追踪随访。联防联控工作流程见图5-7。

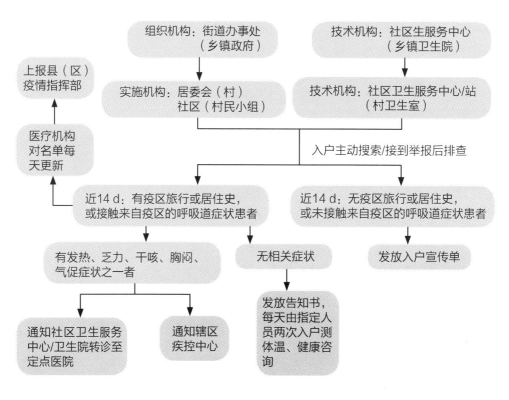

**图5-7 联防联控工作流程**

## 二、社区防控工作方法要点

1.实行网格化、地毯式管理 社区要建立新冠肺炎防控工作组织体系，建设专职和兼职有机结合的工作队伍，责任到人，联系到户，确保各项防控措施得到切实落实、不留死角，并且鼓励社区居民参与到防控活动中。

2.加强人员追踪　　以社区为网格，加强人员健康监测，摸排人员往来情况，有针对性地采取防控措施。重点追踪、督促来自疫情高发地区的人员居家医学观察14 d，监测其健康状况，发现异常情况及时报告并采取相应的防控措施，防止疫情输入。充分利用大数据的手段，精准管理来自疫情高发地区的人员，确保追踪到位，实施医学观察，发挥街道（社区）干部、社区卫生服务中心医务人员和家庭医生队伍的合力，提高追踪的敏感性和精细化程度。

3.做好密切接触者管理　　发动社区网格员、家庭签约医生、预防保健医生对确诊病例和疑似病例的密切接触者进行规范管理，配合疾控机构规范开展病例流行病学调查和密切接触者追踪管理，落实密切接触者居家医学观察措施，及时按程序启动排查、诊断、隔离治疗等程序。

4.大力开展爱国卫生运动　　加大环境卫生专项整治力度，严格对社区人群聚集的公共场所进行清洁、消毒和通风，特别要加强对农贸市场的环境治理，把环境卫生治理措施落实到每个社区、单位和家庭，防止疾病传播。

5.加强健康宣教　　要通过"一封信"、漫画、告知书等多种形式，有针对性地开展新型冠状病毒感染等传染病防控知识宣传，发布健康提示和就医指南，科学指导公众正确认识和预防疾病，引导公众规范防控行为，做好个人防护，尽量减少大型公众聚集活动，出现症状及时就诊。

## 三、不同社区分类管理

根据社区发生疫情情况不同把社区划分为三种。①未发现病例社区：指在社区居民中未发现新冠肺炎确诊病例。②出现病例或暴发疫情社区：出现病例是指在社区居民中出现1例确诊的新型冠状病毒感染的肺炎，尚未出现续发病例。暴发疫情是指14 d内在小范围（如一个家庭、一个工地、一栋楼同一单元等）发现2例及以上确诊病例，病例间可能存在因密切接触导致的人际传播或因共同暴露感染的可能性。③传播疫情社区：指在社区居民中，14 d内出现2例及以上感染来源不清楚的散发病例，或暴发疫情起数较多且规模较大，呈持续传播态势。

1.外防输入　　对于未发现新冠肺炎病例的社区实施"外防输入"的策略。具体措施包括：

（1）组织动员：社区要建立新冠肺炎疫情防控工作组织体系，以街道（乡镇）和社区（村）干部、社区卫生服务中心和家庭医生为主，鼓励居民和志愿者参与，组成专、兼职结合的工作队伍，实施网格化、地毯式管理，责任落实到人，对社区（村）、楼栋（自然村）、家庭进行全覆盖，落实防控措施。

（2）健康教育：充分利用各种手段，有针对性地开展新冠肺炎防控知识宣传，积极倡导讲卫生、除陋习，摒弃乱扔、乱吐等不文明行为，营造"我的健康我做主""个人是自己健康第一责任人"的良好氛围。使群众充分了解健康知识，掌握防护要点，养成手部卫生、多通风、保持清洁的良好习惯，减少出行，避免参加集会、聚会，乘坐公共交通工具或前往人群密集场所时做好防护，戴口罩，避免接触动物（尤其是野生动物）或其粪便。

（3）信息告知：向公众发布就诊信息，出现呼吸道症状无发热者到社区卫生服务中心（乡镇卫生院）就诊，发热患者到定点发热门诊就诊，新型冠状病毒感染者到定点医院就诊。每日发布本地及本社区疫情信息，避免恐慌，提示出行、旅行风险。

（4）疫区返回人员管理：社区要发布告示，要求14 d内有疫情高发区旅居史的人员，包括居住在辖区酒店和散居在社区（村）的疫情高发区归来人员，立即到所在村支部或社区进行登记，并到本地卫生院或村医、社区卫生服务中心进行体检，每天2次体检，同时主动自行隔离14 d。所有疫区返乡的发热并呼吸道症状者，及时就近就医排查，根据要求居家隔离或到政府指定地点或医院隔离。其密切接触者应立即居家自我隔离或到当地指定地点隔离。隔离期间医务人员做好跟踪观察。

（5）环境卫生治理：社区开展以环境整治为主、药物消杀为辅的病媒生物综合防治，对居民小区、垃圾中转站、建筑工地等重点场所进行卫生清理，处理垃圾污物，消除老鼠、蟑螂、蚊子、苍蝇等病媒生物滋生环境。及时组织开展全面的病媒生物防治和消杀，有效降低病媒生物密度。

（6）物资准备：社区和家庭备置必需的防控物资，如体温计、口罩、消毒用品等。

另外，对于基层医疗机构要逐渐恢复正常医疗卫生服务秩序，为居民提供基本诊疗、基本公共卫生服务、健康管理等。合理安排门诊时间，推行预约服务，减少居民就诊聚集，加强内部消毒、环境卫生工作，严防医疗机构内感染事件发生。

2.内防扩散、外防输出　对于出现病例或暴发疫情的社区。采取"内防扩散、外防输出"的策略，除上述6项措施外还需：

（1）密切接触者管理：充分发挥社区预防保健医生、家庭签约医生、社区干部等网格管理员的作用，对新冠肺炎确诊病例的密切接触者开展排查并实施居家或集中医学观察。每天随访密切接触者的健康状况，并随时做好记录。做好患者的隔离控制和转送定点医院等准备工作。做好落实出院患者管理。

（2）加强消毒：做好病例家庭、楼栋单元、单位办公室、会议室等疫点的消毒，以及公共场所清洁和消毒。

3.内防蔓延、外防输出　对于已经出现疫情传播的社区采取"内防蔓延、外防输出"的策略，除上述措施外，还需：

（1）疫区封锁：对划为疫区的社区，必要时可采取疫区封锁措施，限制人员进出，临时征用房屋、交通工具等。

（2）限制人员聚集：社区内限制或停止集市、集会等人群聚集的活动，关闭公共浴池、温泉、影院、网吧、KTV、商场等公共场所。必要时停工、停业、停课。

由此可见，对于社区内疫情情况，社区防控策略有所不同，需要强调的是在防控新冠肺炎的同时还要合理调配人力，重点关注辖区老年人、孕产妇、慢性病患者等人群的基本卫生健康和用药需求。

## 四、基层医疗机构在疫情时工作部署要点

在疫情控制中基层医务人员任务繁重、琐碎，总结下来19项工作，分别是：发热预检分诊、流行病学调查、病例发现报告、标本采集检测、社区健康宣教、心理干预疏导、重点人群排查、居家医学观察、集中医学观察、目标人员转运、生活垃圾处置、规范个人防护、指导环境消杀、预防医院感染、防控知识更新、社区联防联控、信息收集汇总、智慧远程防控，以及复工健康指导。那么如此烦琐的工作如果没有很有效的分工和工作架构很难有效运行，因此我们建议以下工作要点。

1.一把手负责制　防控工作必须一把手负责，成立由党支部书记或院长（社区卫生服务中心主任）为组长的新冠肺炎防控小组，各个科室主任担任小组成员，负责统筹部署、协调防控工作。

2.严把预检分诊关　疫情期间，基层卫生机构不是发热患者就诊定点机构，所以对于发热患者一律不接诊，对于预检分诊要全天候监测，做好人员个人信息登记，体温测量。预检分流并把发热患者与普通患者进行有效隔离。对于发热患者，如高度疑似新冠肺炎，按照相关转诊规定，在充分防护下转诊至定点医院。如非疑似患者，引导到就近的发热门诊就诊，并电话追踪随访，确定转归。对于体温正常，且无呼吸道、消化道等新冠肺炎非典型症状者，佩戴口罩、及时手消毒后分流至院内相应科室就诊。要设置发热患者隔离室，为待转诊患者提供临时

隔离，并且严格消毒。

3.细化分工，压实责任　在新冠疫情防控中要保证社区人员反应迅速，各司其职，思路清晰，工作有交叉但分工相对明确，使防控工作能够高效运转，建议对社区医务人员进行分工。具体分工建议如下。

（1）消杀组：对医疗机构及辖区内重点保障单位进行消杀指导，对密切接触者及新冠肺炎患者居住地和待过的地方消杀。首先接受疾病预防控制部门的消杀指导培训，并与社区居委会对接消杀工作。制定消杀个人防护用品穿脱流程，定期开展演练。编制消杀物品一览表，便于在外消杀的时候不会遗漏和忘记穿戴必需物品。制定终末消毒流程图，规范消杀科学、有效、安全。

（2）信息报告组：按照上级部门要求及时准确上报各类疫情防控信息，统计相关数据，撰写防控日志，书写信息报道。转发所有相关文件督促工作人员学习。梳理并书写防控工作事迹报道。需要时协助疾病预防控制部门进行流行病学调查。

（3）药品及物资保障组：及时关注采购信息，对慢性病用药、疫情防控相关药品及卫生耗材及时采供，保证使用充足及安全。

（4）健康传播组：通过学习文献，根据居民关心的问题，制作通俗易懂的健康传播素材，经相关负责人审阅后通过各种途径进行大众健康教育和疫情防控技能培训。

（5）卡点防控组：以流动监控和固定监控相结合方式管理社区及重点保障单位，为出入人员测体温、登记信息，确保网底不漏，为居民建立一道坚固屏障。

（6）社区管理组：任务最艰巨，与居委会、片警一道进行社区逐户排查，摸排出疫情高发地区返回人员及家庭成员，按照政府要求居家或集中隔离后每天两次体温监测、症状记录并开展相关健康教育居家防控技能，了解居家隔离人员生活需求并反馈给居委会等。如果居家隔离人员出现健康方面的异常，应记录并运用医学知识及时帮助解决，或者引导患者网上就医。如果健康问题不能解决，指导患者科学就医。到本社区就医者，如需要安排车辆转运与转运小组联系，如自行前往，提前了解交通工具，做好准备。如去上级医院可帮忙联系，并安排好接诊工作。慢性病患者进行评估后可安排家庭医生团队在标准防护下上门服务。

做到居家检测五服务：医学监测、健康咨询、送医送药、心理疏导和人员转运。对于解除医学观察做到身份、时间、体温和症状四确认。必要时协助疾病预防控制部门进行所管辖区发热居家隔离患者有关采样工作，要及时修正采样技术要求和存放送样规定，制定发热患者采样和结果反馈流程，每次送样和结果反馈均要登记在案。

（7）隔离转运组：保证疑似患者能够及时转运到定点医院治疗，防止自行就诊带来的隐患。

（8）全天候应急小分队：处理突发事件。

## 五、充分发挥区域医联体在联防联控中的作用

充分发挥区域医联体推进资源下沉的协同作用。对于疫情防控低风险区域要抓紧推进紧密型区域医联体建设，进一步增强疫情防控和基本医疗卫生服务能力。在疫情防控中、高风险区域要强化牵头医院对基层医疗卫生机构的培训和指导工作，对防控力量薄弱的基层医疗卫生机构及时安排支持、支援人员，充实基层防控力量，切实提高区域综合疫情防控能力。依托区域远程医疗促进优质资源向基层辐射下沉。可通过区域医联体加强对基层机构慢性病、特殊疾病用药的配备，满足居民就近用药需求。鼓励在基层疫情防控中推广行之有效的中医药防治方案，充分发挥中医药的独特优势和作用。鼓励区域医联体内实施线上医疗服务，推出云门诊、云取药服务，既能满足居民尤其是慢性病患者需要，又能减少接触和人口流动，避免相互传染。

自新冠肺炎疫情发生以来，社区作为疫情防控的一线，是外防输入、内防扩散最有效的阵地，在疫情防控全局中具有基础性地位。能否把居民动员起来，把社区组织起来，牢牢守住这条防线，关系到战胜疫情的全局。社区防控任务繁杂艰巨，从值守路口、出入登记、测量体温，到入户排查、宣传防控、消毒杀菌，每项工作都十分琐碎，要求非常细致，工作人员每天接触各类人员，感染病毒的风险较高，承受的心理压力较大。这些烦琐具体的基础性工作，为有效阻击疫情扩散做出了独特贡献。

# 第十五节　疫情期间的双向转诊之上转

疫情期间，基层医院既要有效减少患者流动，防止疫情传播，又要把需要上转的患者安全转至上级医院去，本节将一一介绍转运原则及不同患者转运标准、流程、注意事项。

## 一、转诊基本原则

疫情期间转诊的总体原则是"就近、就急、简便及分类管理"。疫情期间尽量减少转诊，建议进行网络会诊，尽量在基层医院解决，确需转诊的要就近，且提前做好联系，所办手续尽量无纸化，减少接触风险，对于不同患者采取不同转诊流程。根据疫情情况分为疑似新冠肺炎患者和其他患者的转诊两部分。

## 二、疑似病例的转运

1.疑似病例的诊断标准　详见第二章第七节。

2.疑似新冠肺炎患者的转运流程　具体说明如下：

（1）在设置有发热门诊的基层医疗卫生机构，如发现疑似病例应立即引导至隔离室，且申请院内新冠肺炎专家团队会诊，如仍确定为疑似病例，填写转运申请单，报告医务部或新冠肺炎办公室启动疑似病例转运流程，且于2 h内进行网络直报。

（2）在未设置发热门诊的医疗机构、临时排查点（车站、码头、道路卡口等）以及集中隔离点，如若发现有疑似病例，立即引导至临时隔离点，由基层医生评估并汇报疾控专家，如若仍考虑为疑似病例则启动疑似病例转运流程。在此过程中面诊医务人员做好二级防护。

（3）对于需集中隔离或居家隔离的患者，定点医院收治患者后，经连续2次新冠病毒核酸检测阴性排除后，由专车接回继续医学观察至期满。医学观察期满的患者自行回家。如若基础疾病未愈需要到上级医院继续住院治疗的需要协调转运至上级医院，上级医院做好相应防护（图5-8）。

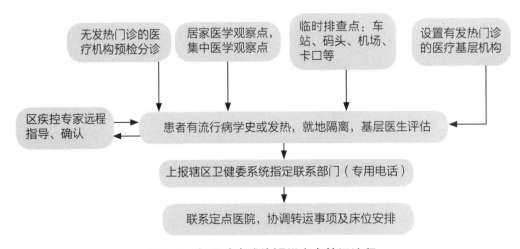

图5-8　新冠肺炎感染疑似患者转运流程

3.转运要求　对于疑似病例的转运有以下要求：

（1）转运救护车上车载设备必须专车专用，驾驶室与车厢严格密封隔离，车内设专门的污染物品放置区域，配备防护用品、消毒液、快速手消剂等必需用品。

（2）参与转运的医务人员、司机、担架队员，穿工作服，戴一次性手套、一次性工作帽，穿医用一次性防护服，戴医用防护口罩、防护面屏或防护眼镜，穿工作鞋或胶靴、防水鞋套等。

（3）医务人员、司机、担架队员转运患者后，需及时更换全套防护物品。

（4）转运救护车应具备转运呼吸道传染病患者的基本条件，尽可能使用负压救护车进行转运。转运期间应保持密闭状态，转运后对车辆进行消毒处理。对危重症病例，随车必须配备必要的生命支持设备，防止患者在转运过程中病情进一步恶化。

（5）医务人员、担架队员及司机的防护，车辆、医疗用品及设备消毒，污染物品处理等按照《医院感染管理办法》《医疗机构消毒技术规范》及相关规定执行。

（6）救护车返回后需严格消毒方可转运下一例患者。

4.转运工作流程　转运工作中的具体流程如下：

（1）转运流程：穿、戴防护物品→患者戴外科口罩→将患者安置在救护车→将患者转运至接收医疗机构→车辆及设备消毒→转运下一例患者。

（2）穿戴及脱摘防护物品流程：

穿戴防护物品流程：洗手或手消毒→戴帽子→戴医用防护用品→穿工作服→穿防护服→戴手套。脱摘防护物品流程：摘手套→洗手或手消毒→脱防护服→洗手或手消毒→摘口罩、帽子→洗手或手消毒。

（3）医务人员、司机及担架队员下班前要进行手部卫生，沐浴更衣。

（4）救护车清洁和消毒：开窗通风，用过氧化氢喷雾或含氯消毒剂擦拭车厢及其物体表面进行消毒。

## 三、非新冠肺炎疑似患者转运

对因其他疾病需要上转的患者也应详细询问病史及流行病学史，测体温，完成血常规及胸部影像学检查。

对于因其他疾病需上转但病史、血常规或影像学检查不能排除新冠肺炎的患者，按照疑似病例转诊要求进行。需要提前与转诊医院做好沟通，及早启动MDT（多学科综合治疗）进行网络或视频会诊，实施治疗方案。

对于密切接触者，即患者在两周内与疑似和确诊新冠肺炎患者有密切接触。

特殊时期，为医疗机构和医疗工作人员安全考虑，建议按疑似病例转诊进行。

排除新冠肺炎患者即：无明确流行病学史、发热和/或呼吸道症状；胸部影像学无特殊表现；无血常规特征性表现。这类患者根据既往常规转运流程进行。此时要严格把握转诊指征，尽量减少转诊。

（1）此类患者转诊指征：呼吸循环不稳定的急危重症患者、诊断不明确的躯体疾病、诊断明确但医治和干预条件有限且需要紧急治疗者、涉及重要解剖部位的清创缝合等。

（2）此类患者转诊流程：填写转诊单；书写完整转诊记录（需将社区诊治情况、健康档案中有关内容概略记录），必要时电话提前与接收科室沟通；紧急情况下可电话通知上转医院派救护车接患者。接收医院要减免挂号及检查预约程序，需要住院优先安排病房。转诊后社区医院应做好追踪工作。

（3）转诊注意事项：所有转诊患者必须经过科内讨论和远程视频会诊，经中心主任批准，征得所申请医院科室同意后方可转院。并向患者说明情况，填写病情知情同意书。对于危重症患者一定要联系120接诊，采取必需措施，保证途中安全。

# 第十六节　疫情期间社区重点人群的健康管理

我国针对当前城乡居民存在的主要健康问题，以儿童、孕产妇、老年人、慢性病患者为重点人群，面向全体居民免费提供最基本的公共卫生服务。

## 一、疫情期间老年人居家健康管理

新冠肺炎对人群普遍易感，目前多篇临床研究显示，在此次疫情中，老年人，尤其是合并基础疾病的老年人，患COVID-19后容易进展为危重症，同时总体来看，老年人的病死率均明显高于其他年龄段的人群。

武汉大学中南医院收治的138例COVID-19患者回顾性分析显示，患者中位年龄56岁。与非重症患者相比，在ICU接受治疗的重症患者年龄更大，且多合并高血压、糖尿病、冠心病等慢性病史。而中国疾病预防控制中心通过72 314例COVID-19病例回顾分析显示：80岁及以上高龄患者比例为3%；确诊病例的总病死率为2.3%，而70~79岁老年患者总病死率为8%；80岁及以上高龄患者总病死率则高达14.8%。所有这些证据表明老年人一旦感染新型冠状病毒，容易进展为重症，且随着年龄增长，死亡率逐渐升高。

1.疫情下老年人群的特点　老年人群作为基层医疗机构需要关注的重点人群之一，具有如下特点：

（1）老年人身体机能逐渐衰弱，随着年龄的增长，代谢能力降低，器官功能减退，应激反应下降，机体免疫功能降低，导致对疾病易感性增加，死亡率增高。

（2）我国逐渐进入老龄化社会，随之而来的就是大量增长老年人口，相比SARS流行时期，中国的老龄化程度明显加剧。老年人往往合并多种慢性病，导致抵抗力下降，受新型冠状病毒感染和发病的风险更大。

（3）随着衰老的进程，老年人合并认知功能下降及精神障碍的人群越来越多，导致对疾病的认知可能不够充分，不能切实执行疫情期间的防控措施，导致对自身防护不到位。同时紧张的社会氛围以及长期居家给老年人心理产生的不良影响，使其容易出现焦虑、担忧的情绪。

（4）疫情期间，日常生活节律变化，老年人的饮食、运动、睡眠及社交活动受到一定程度的影响，慢性病监测、随诊及服药也发生变化，这些因素将直接导致慢性病的发作及反复。

2.疫情期间老年人的健康服务内容　疫情期间，国家《基层医疗卫生机构在新冠肺炎疫情防控期间为老年人慢性病患者提供医疗卫生服务指南（试行）》要求：

（1）规范诊疗服务：①合理布局候诊区域，增加候诊椅配置，控制候诊患者间隔1 m以上距离，做好患者预检分诊，加强通风换气和内部的清洁和消毒，防止院内感染。②合理安排门诊时间，保证正常诊疗秩序，积极推行网上预约、电话预约等方式，实行错峰诊疗，减少就诊患者排队聚集。③优化挂号、诊疗、检查、取药等服务流程，减少患者待诊时间及患者间接触风险。④开展长期处方服务，对诊断明确、病情稳定的慢性病患者，经家庭医生评估后，根据需要制订长期药物治疗方案，给予长期处方服务。⑤有条件的基层医疗卫生机构可对确有实际困难的高龄、失能老年人及行动不便的慢性病患者提供上门巡诊、家属代取药等服务。

（2）优化健康管理服务：①在"网格化"健康管理基础上，充分运用微信、手机APP等信息化手段与老年人、慢性病患者或其家属（照护人员）建立有效的互动沟通渠道，开展随访服务，及时掌握老年人、慢性病患者健康状况，督促其加强血压、血糖自我监测，并进行针对性指导。②指导老年人、慢性病患者保证充足睡眠，均衡营养，居家适度活动，根据自身条件及环境选择广播体操、八段锦等运动。③加强老年人、慢性病患者心理疏导，引导其树立既要高度重视，又不过分恐慌的防控观念，提高自我防范意识。④暂缓安排老年人、慢性病患者的年度体检工作，待疫情防控结束后，视情况逐步恢复相关工作。

（3）加强疫情防控宣传教育：①鼓励老年人、慢性病患者及其家属利用多种媒介，了解新冠肺炎防控知识技能、疫情动态与相关政策，全面、正确看待疫情发展。②教育老年人、慢性病患者尽量居家减少外出，做好室内消毒通风，避免走亲访友或参加聚集性活动。确需外出时，要规范佩戴口罩，加强手部卫生，做好个人防护，并避免乘坐人员密集的公共交通工具。③告知老年人、慢性病患者出现发热、咳嗽、鼻塞、头痛、乏力、气促、结膜充血或消化道症状时，立即按规定报告并做好隔离控制，及时转送发热门诊就诊。

3.老年人的居家健康管理　从预防老年人新冠肺炎感染的角度出发，老年人的居家健康管理要点如下：

（1）避免接触传染源：尽量减少外出活动，避免到人员聚集的地区，尤其是避免与有呼吸道感染症状的人近距离接触，减少走亲访友和聚会、聚餐。此外，不食用野生动物或者未经检疫合格的禽畜肉，不食用生的或未煮熟的禽畜肉。

很多老年人由于生活能力下降，往往需要别人照料，在疫情期间除了关注老年人本身健康外，还需关注陪护人员的身体健康，避免交叉感染。此外，部分老年人症状不典型，需要密切观察。

（2）切断传播途径：建议老年人要保持室内通风换气，户外空气质量较好时，每日通风换气至少4次，每次通风15~30 min；户外空气质量欠佳时，通风次数和时间适当减少。开窗通风换气时需注意增加衣物，以防感冒；咳嗽咳痰、打喷嚏时要用纸巾或肘部遮挡，不要对着他人，纸巾丢弃于有盖的垃圾桶内。

最近检测发现，患者粪便可分离出新型冠状病毒，故未能排除粪—口途径传播的可能，应注意做好个人卫生，防止"病从口入"。使用马桶后，注意盖好马桶盖后再冲水，防止气溶胶播散到空气中。

在外出与人接触时，保持1 m以上的距离；尽量少乘坐电梯，楼层不高时可步行。需要乘坐电梯，最好用纸巾按电梯按钮，不要用手直接接触按钮。

勤洗手，保持手部卫生。外出回家后做4件事：及时洗手洗脸；把脱下的外套放在通风的窗口；用酒精棉片擦拭手机、钥匙、钱包等在外用过的物品表面；带回的物品用清水清洗处理，或用75%乙醇喷洒消毒。

（3）保护易感人群：虽然新型冠状病毒对人群普遍易感，但是老年人一旦感染，容易加重，且死亡率较其他人群高。所以针对老年人群应做到以下几点。

1）增加营养，合理膳食。老年人多伴有不同程度的营养不良，进而导致患者免疫力下降，容易感染。应平衡各种营养物质摄入，补充蛋白质，少量多次饮水，注意饮食清洁。

2）注意合理作息，加强运动锻炼。注意保证充足的睡眠，避免受凉。根据自己的身体状况，以安全第一、舒缓自然为原则，选择适合自己的锻炼方式及强度，避免锻炼不足，导致免疫力下降，增加感染风险。

3）保持良好的心理状态。大部分老年人或多或少处于孤单、空虚的状态。随着疫情防控的深入，不能自由外出，影响到了基本的社交，老年人本身娱乐生活不如年轻人丰富多彩，加剧了老年人的孤独感。此外，部分老年人伴有失眠、焦虑、抑郁等精神障碍，感情比较脆弱，疫情期间可能由于不断接收负面的信息，或不能理解相关的措施，导致症状加重。可及时向其介绍疫情，使其对疫情有客观认识，打消其疑虑，必要时可通过心理热线，寻求专业的帮助。

4）注意合并慢性病的管理。老年人往往合并多种慢性疾病，疫情期间普通门诊减少或因为对于新冠肺炎的担心，不愿去医院就诊，导致老年人可能无法及时获得医疗服务。目前根据《基层医疗卫生机构在新冠肺炎防控期间对老年人慢性病患者服务指南》，建议对诊断明确、病情稳定的慢性病患者，经家庭医生评估后，根据需要制订长期药物治疗方案，给予长处方服务。此外，基层医疗卫生机构可对确有实际困难的高龄、失能老年人及行动不便的慢性病患者提供上门巡诊、家属代取药等服务，通过这些措施获得医疗服务。当然年轻家属也可通过互联网，帮助老年人进行网上就诊。

老年人合并慢性病，需长期规律服药，作为家属应及时督促、监督患者服药，同时注意患者病情是否稳定，必要时及时就诊。

4.老年人出现疑似新冠病毒感染症状时的处理措施　老年人作为易感人群，如果出现疑似新冠病毒感染的症状时，应当注意：

（1）自我隔离，避免与其他人员近距离接触。

（2）由医护人员对其健康状况进行评估，视病情状况送至医疗机构就诊，送医途中应佩戴医用外科口罩，尽量避免乘坐公共交通工具。

（3）曾与可疑症状者有无效防护的密切接触者，应立即登记，并进行医学观察。

（4）减少不必要的聚会、聚餐等群体性活动，不安排集中用餐。

（5）若出现可疑症状的老人被确诊为新型冠状病毒感染的肺炎，其密切接触者应接受14 d医学观察。患者离开后（如住院、死亡等），应及时对住所进行终末消毒。具体消毒方式由当地疾控机构的专业人员或具有资质的第三方操作或指导。没有消毒前，该住所不建议使用。

随着社会老龄化的加重，老年人的健康问题日益受到关注。老年人抵抗力差，常合并其他基础病。此次新冠肺炎暴发时，表现为普遍易感、患病率高、病情进展快、死亡率高等，是疫情防治的重点对象。针对老年人我们应倾注更多爱心、耐心，确保防护工作既要包含老年患者本人，又要涵盖老年患者的陪护人员，做到全面、细致、重视，以期早日实现抗击新冠肺炎的胜利。

## 二、疫情期间孕产妇的居家健康管理

孕产妇是基层医疗机构管理重点人群之一，根据国家基层公共卫生工作要求，基层医疗机构对辖区内居住的孕产妇提供妊娠期健康管理、产后访视和产后42 d健康检查。

以往资料证实，孕产妇是病毒感染的高危人群。目前研究显示孕产妇为SARS-CoV-2的易感人群，更易出现并发症，甚至进展为重症。为保证孕产妇在疫情期间得到最优化的管理和救治，根据国家卫生健康委发布的最新版《新型冠状病毒感染基层防控指导意见》《妊娠期与产褥期SARS-CoV-2感染的专家建议》及文献资料，需加强孕产妇居家健康管理，保证医疗照顾的连续性。

1.疫情期间孕产妇人群的特点　孕产期是女性一生中生理、心理及社会关系等方面变化较大的时期，也是暴露于妊娠相关危险因素和疾病的时期。同时由于疫情的出现，以及疫情对生活、产检、分娩等的影响，一定程度上会干扰孕产妇，出现孕产期不适的加重和心理问题。

（1）妊娠期：早孕反应是妊娠早期女性主要的健康问题，可表现为恶心、呕吐、乏力、易倦、尿频等。妊娠中晚期由于体重的增加，活动耐力下降，可出现不同程度的腰痛、下肢浮肿、胸闷等症状。妊娠期常见的心理问题为焦虑和抑郁状态。

（2）分娩：经阴道产和剖宫产均可出现疼痛、活动受限等不适。此期的心理问题更加突出，如不适应心理、恐惧心理、焦虑紧张心理。

（3）产褥期及哺乳期：此期产妇身体尚未完全恢复，同时需哺乳和照顾婴儿，角色的突然转变，产妇生理及心理压力均较大。

2.疫情期间孕产妇可能出现的表现　疫情期间，由于出行减少、行动受限，给孕产妇带来一系列影响。常见健康问题如早孕反应、阴道出血、产检等难以及时解决。活动减少可直接导致体重增长过快。新鲜蔬菜水果摄入相对减少，食物品种局限，膳食营养不均衡。对疫情的担心导致心理、情绪的起伏，可影响乳汁分泌等。

3.疫情期间对孕产妇的健康服务内容 疫情期间，根据国家《加强新型冠状病毒肺炎疫情防控期间孕产妇疾病救治与安全助产工作的通知》要求，一是积极指导孕产妇做好防护和孕产期保健。各地助产机构应当加强院感防控，加强对孕产妇健康教育和咨询指导，指导孕产妇合理安排产检时间，及时前往医疗机构住院分娩。对所有就诊孕妇，应询问是否有流行病学史，并重点筛查SARS-CoV-2感染的临床表现。二是严格做好发热孕产妇就诊管理。各地应当在有条件的助产机构设置发热门诊，并及时向社会公布机构名单。助产机构应当建立预检分诊制度，发热门诊应当对发热孕产妇进行排查。对于疑似或确诊孕产妇，按照规定尽快转诊至定点医院。严禁让疑似或确诊孕产妇自行转诊。三是切实保障疑似和确诊孕产妇产检和安全助产服务，做好辖区内危重感染孕产妇转诊救治工作。四是加强疑似和感染孕产妇产时管理和新生儿救治。对于疑似或确诊感染产妇分娩，要加强儿科合作。

4.孕产妇居家管理、监测内容 对于孕产妇来说，需要注意的事项如下：

（1）当出现停经或早孕反应时，可通过早孕试纸进行检测，并通过网络或电话与医生取得联系，进行相关的咨询。高龄产妇或利用生殖技术者，必要时在严格防护前提下到医院行相关检测。

（2）孕产妇应日常监测有无发热、干咳、乏力、腹泻等新型冠状病毒感染症状，产后需家属协助监测。

（3）监测体重变化［BMI=体重（kg）/身高（m）$^2$］（表5-2）。

表5-2 妊娠期体重评估表

| 妊娠前BMI（kg/m²） | | 总体体重增长范围(kg) | 妊娠中晚期的体重增长率平均（范围）（kg/周） |
| --- | --- | --- | --- |
| 体重不足 | <18.5 | 12.5~18 | 0.51（0.44~0.58） |
| 标准体重 | 18.5~24.9 | 11.5~16 | 0.42（0.35~0.50） |
| 超重 | 25.0~29.9 | 7~11.5 | 0.28（0.23~0.33） |
| 肥胖 | ≥30.0 | 5~9 | 0.22（0.17~0.27） |

（4）监测胎动，初产妇首次胎动一般在17~20周，经产妇在16~18周。正常情况胎动每小时不少于3~5次。

（5）监测异常情况，如头痛、视物不清、心慌气短、血压升高、阴道出血或流液、异常腹痛、胎动异常等，或有分娩征兆。

5.疫情期间孕产妇相关问题 疫情期间，密切接触者人群中也会有一定比例的孕产妇，相关问题的处理意见如下：

（1）辐射性影像学检查风险：妊娠期辐射暴露可能造成的不良后果主要是胎儿死亡及生长发育受限、畸形、肿瘤和后期智力问题等。有资料表明，造成胎儿严重智力障碍的最低暴露剂量是610 mGy。目前临床常规的诊断性辐射性检查方法的剂量通常低于50 mGy，其中常用的胸部X射线和胸部CT的胎儿辐射暴露剂量分别为0.000 5~0.01 mGy 和0.01~0.66 mGy，都远低于50 mGy。国外的一项队列研究表明，妊娠早、中期常规剂量X线暴露，不会对胎儿的智力产生明显影响。但尚无证据表明妊娠期单次X线和CT 影像学检查对胎儿存在危害。妊娠期采用辐射性影像学检查的总体原则是患者诊断获益大于风险原则，遵循尽可能低剂量的原则。

孕产妇在妊娠期，尤其是妊娠早期，多次检查导致累积暴露剂量超过50~100 mGy 时，应根据孕周及胎儿辐射暴露剂量大小，综合分析其风险，此外，应结合孕妇及其家属意见，参照相关法律法规，决定是否继续妊娠。

在疫情期间，X 线或CT检查是妊娠合并新冠肺炎诊断及判断预后的重要检查手段，且CT清晰度优于X 线检查，辐射剂量均相对安全。进行上述检查时应根据孕周、暴露持续时间、是否实施防护及暴露距离进行选择。

孕产妇怀疑新冠病毒感染，具有进行辐射性影像学检查的临床指征时，需提前告知其目前疾病相关信息、辐射性影像学检查的重要性及潜在风险，同时签署知情同意书后，考虑在加用腹部及盆腔防护装置情况下，通过熟练而准确的定位、合理而个性化的参数设定，告知患者正确配合，减少暴露剂量前提下，可考虑单次胸部CT 或者X线检查。

（2）母婴传播：母婴传播是指母亲将病原体传染给胎儿或新生儿，包括垂直传播、产时传播和产后传播。目前是否存在新冠病毒的母婴传播及对胎儿的影响尚不明确。例如，2020年2月6日，新闻报道武汉出现1例产后确诊为SARS-CoV-2的产妇，其新生儿在出生后30 h，经咽部分泌物检测其新型冠状病毒核酸检测阳性，但是该例新生儿感染为母婴垂直传播还是患者出生后感染新冠病毒，引起了各位专家的激烈讨论。此外，2020年2月12日，《柳叶刀》在线发表了来自武汉的单中心的9 例妊娠晚期合并SARS-CoV-2的报道，研究了COVID-19 母婴宫内垂直传播的可能性。9人中有6例在手术中留取了羊水、脐血和新生儿咽拭子标本，COVID-19病毒核酸检测均为阴性。因此，目前认为尚没有临床证据表明病毒可导致母婴的宫内传播。

结合目前妊娠晚期感染新型冠状病毒的多篇病例报道，由于不能明确病毒是否会造成母婴传播，妊娠晚期合并SARS-CoV-2感染的患者，均建议在入院后尽早终止妊娠。但是在妊娠早期及中期，感染SARS-CoV-2是否对胎儿造成影响，是否会增加先天畸形、胎儿生长受限、早产等的发生风险，仍然需要更多的临床证据。此外，患者感染的病情严重程度、体内的病毒载量、患病时间是否对胎儿宫内发育、出生后的健康及是否造成近远期的不良影响，需要长期随访观察。

判定宫内母婴传播，需在分娩即刻和无菌环境中，取胎盘、羊水、脐血及新生儿鼻咽拭子、外周血等标本进行检测，但是结合目前研究发现，临床上只有30%~50%的确诊患者核酸检测阳性，同时根据疾病的严重程度不同，核酸检测的阳性率也不同，所以需要正确获得必需的标本，结合规范的检测，联合多种检查手段，才能判定病毒是否存在真正的母婴传播。所以，合并SARS-CoV-2感染的孕产妇，一定要根据自己所处的时期，结合妇产科专家的意见，慎重选择。

（3）分娩时机与分娩方式：SARS-CoV-2感染不是终止妊娠的指征，终止妊娠时机宜个体化。终止妊娠的指征取决于孕妇的疾病状况、孕周及胎儿情况。在保障孕产妇安全的前提下，应结合孕周考虑。有终止妊娠指征时，在治疗的同时可考虑积极终止妊娠。终止妊娠前如需促胎肺成熟，推荐使用地塞米松或倍他米松。建议尽量在负压隔离病房分娩。分娩方式选择依据产科指征，阴道分娩或剖宫产何种方式更安全尚无定论。区域性硬膜外麻醉或全麻均可用于SARS-CoV-2感染孕妇的分娩麻醉，对于已行气管插管的SARS-CoV-2感染孕妇，可采取气管插管全麻剖宫产。

（4）抗病毒药物使用：若孕产妇合并SARS-CoV-2，根据最新版诊疗指南推荐使用α-干扰素和洛匹那韦/利托那韦合剂等抗病毒药物。由于抗病毒药物可能对胎儿产生不良影响，建议评估风险后使用。妊娠早中期，可考虑应用指南推荐的中成药，妊娠晚期建议提前终止妊娠，然后选择性使用。

（5）SARS-CoV-2疑似感染孕妇就诊流程（图5-9）。

## 三、疫情期间儿童居家健康管理

在新型冠状病毒流行初期，可能是疫情早期儿童接触感染源少，感染病例少，加之新型冠状病毒作为一种新发传染病，大家认识不足，导致出现开始时误以为儿童不易感。但是随着感染病例的增加，特别是儿童COVID-19的人数增加，我们发现新型冠状病毒对人群普遍易感，没有明显的年龄限制。

截至2020年2月7日24时，据不完全统计，全国报告儿童确诊病例285例。已有的流行病学资料显示，26.8%有疫源地暴露史；71.2%有明确的感染家庭聚集史。

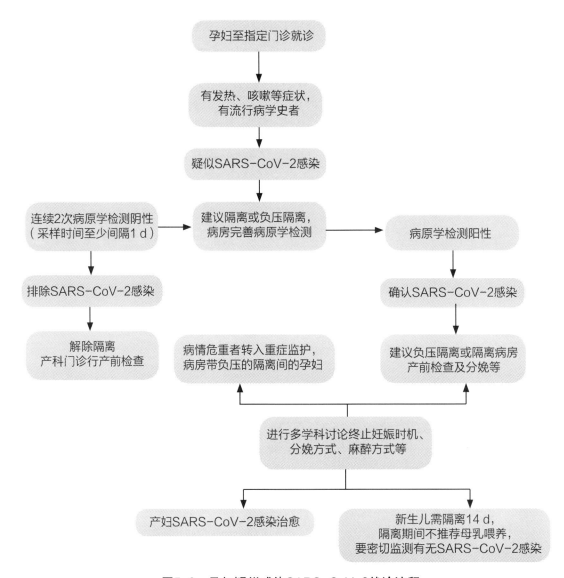

图5-9　孕妇疑似感染SARS-CoV-2就诊流程

已报告3例新生儿感染病例，其中1例17日龄患儿是在家庭护理人员（最先患病）和母亲确诊之后被诊断；1例新生儿在5日龄出现发热，其母为确诊患者；1例为疑似患病产妇急诊剖宫产娩出的新生儿，其母产后确诊，在生后36 h采集咽拭子病毒核酸阳性。目前对是否存在SARS-CoV-2病毒母婴垂直传播尚未有明确定论。但目前有研究表明：在疫情初期，儿童已经合并有新型冠状病毒感染现象出现，甚至可引起儿童中至重度的呼吸系统感染。所以疫情期间我们一定要重视儿童的防疫工作。

1.疫情期间儿童的健康特点　儿童时期生长发育具有特定的规律，儿童一方面生长发育迅速，很少有严重疾病，但是另一方面儿童各个系统、器官发育不成熟，对一些疾病抵抗力差，使用药物也受到多方面影响，药物禁忌相对成人较多。

儿童的生长发育是一个连续过程，具有阶段性、程序性和生长发育速度的不均衡性。儿童的心理发展自有其特点，幼年时的一些经历可能对未来的身心健康产生影响。儿童早期自我管理情绪的能力差，缺乏反思及理智分析问题的能力，易受外界环境的影响。

2.疫情对儿童身心的影响　疫情期间学校关闭后长期的居家限制可能对儿童身心健康产生不利影响。既往研究证据显示，儿童不上学时（如周末和假期），身体活动更少，在电子屏幕前暴露时间更长，睡眠更不规律，饮食也更不健康，导致体重增加，心肺适能下降等健康问题。而在疫情期间，相较于周末和假期，儿童和青少年因为户外活动明显受限及缺乏与同龄儿童的交往，可能进一步加剧对身体健康的负面影响。另一个容易被忽视的问题，是长时间居家限制对儿童青少年造成的心理影响。假期延长，对疫情的担心，沮丧无聊，信息不完全，缺乏与同学、朋友和老师的面对面接触，缺少个人空间等，都会对儿童青少年产生更加显著和持续的影响。

儿童一旦受到感染，首先病毒本身是否会对儿童的生长发育产生影响目前尚不可知。抗病毒药物治疗的使用可能对儿童生长发育带来一定程度的影响。由于儿童的许多重要器官和组织都有"关键生长期"，若此时的正常发育受干扰，常成为永久性的缺陷或功能障碍，继而对儿童的心理产生深远影响。

3.疫情期间儿童的卫生健康服务　国家基本公共卫生服务为辖区内居住的0~6岁儿童提供新生儿家庭访视、新生儿满月健康管理、婴幼儿健康管理和学龄前儿童健康管理。

根据0~6岁儿童不同时期的生长发育特点，开展儿童保健系列服务，以保障和促进儿童身心健康发育，减少疾病的发生。

基层医疗机构针对辖区内0~6岁儿童按要求开展预防接种服务。

疫情期间可通过电话、视频开展访视及健康管理。儿童预防接种建议提前预约开展，减少等候时间和人员接触，避免交叉感染。

4.儿童居家健康管理、监测内容　疫情期间儿童居家管理应注意以下事项：

（1）应日常监测儿童有无发热、干咳、乏力、腹泻等新型冠状病毒感染症状。

（2）观察新生儿喂养、排便情况，是否有异常哭闹。注意儿童进食、睡眠、活动情况。

（3）新型冠状病毒感染与普通感冒类似：发热、感觉四肢无力、干咳，新生儿、婴幼儿症状可能更不典型，一旦发现，病程进展快或已错过观察期。如呼吸过快或过慢，过深或过浅，婴幼儿或新生儿则表现为张口呼吸、喘息、呻吟、鼻翼翕动（鼻孔一张一合）、点头呼吸，甚至出现口唇、面色变紫，需立即就诊。

5.儿童健康管理　疫情期间儿童健康管理注意事项如下：

（1）新生儿排查：新生儿新型冠状病毒感染的可能途径有母婴垂直传播、密切接触传播及飞沫传播（家庭成员间、家庭来访者）、医院内获得性感染。对符合以下任一条者需要进行新生儿排查：孕产妇确诊或高度疑似感染者；孕产妇密切接触家人确诊或高度疑似感染者；新生儿出生后家庭照护人员有确诊和高度疑似感染者。

（2）母乳喂养：母乳喂养时应注意勤洗手，注意局部卫生。疑似感染产妇及未痊愈的确诊产妇不建议母乳喂养。对确诊新型冠状病毒感染母亲，出生后新生儿立即按病毒感染流程隔离观察2周，不喂母乳。洛匹那韦/利托那韦可随大鼠乳汁分泌，人类乳汁是否含有该药尚不确定。因此，服用该药期间不应母乳喂养。

（3）关注儿童心理防护：3月3日《柳叶刀》杂志发表来自上海交通大学医学院附属上海儿童医学中心、儿童健康管理研究所及上海交通大学医学院附属新华医院的通讯。文章提出，应降低疫情期间居家限制对儿童健康的影响。减少儿童暴露于不良事件，必要时及时给予心理指导。

（4）家庭日常防护：不能适应戴口罩的小婴儿或新生儿，家长应该特别防护以保护孩子，家长都应主动戴口罩，自己咳嗽或打喷嚏时，应用纸巾将口鼻完全遮住（如果来不及用纸巾，应用手臂遮挡自己的口鼻，再彻底清洗手臂），并将用过的纸巾立刻扔进封闭式垃圾桶内，流动水洗手。不和孩子共用餐具、饮具。家长应尽量避免去人群密集的公共场所。利用寓教于乐的方式培养儿童健康素养、提高防范意识。

（5）适当活动和休息：居家儿童不可长时间看电视或玩电子产品，适当安排锻炼或活动，学龄期儿童不应影响学习，完成学校作业的同时可以和家长一起参与家庭清洁工作。婴幼儿的家长可以使用被动锻炼四肢方法。均应按时休息，确保睡眠充足。

6.儿童合并新型冠状病毒肺炎治疗的基本原则　强调早识别、早隔离、早诊断及早治疗的"四早"原则。

（1）对临床疑似病例和确诊病例应尽早隔离治疗。

（2）根据病情严重程度确定治疗方案：无症状感染和轻型尤其是疫源地的患儿在不具备住院隔离条件时可以考虑居家隔离治疗并确保监管和医学指导。普通型需住院治疗，重型和危重型患儿必须收入儿童重症监护病房治疗。

（3）慎用药物治疗：抗病毒药物，α–干扰素、洛匹那韦/利托那韦合剂等药物的有效性及安全性尚在临床试验评价之中，儿童病例更需持谨慎态度。重症患儿可酌情考虑选用。合理使用抗菌药物，应避免盲目或不恰当使用抗菌药物。在继发细菌感染或二重感染时，在充分进行微生物学检查前提下，选用相应抗菌药物治疗，并根据疗效和药物敏感试验结果进行及时调整。应避免常规使用皮质类固醇，因在病程早期使用并无益处，还可能使病毒扩散或延缓病毒清除。此外，目前成人已有推荐用于SARS–CoV–2感染的辨证施治中医药方案，儿科临床可参考应用，但不建议儿童使用中药类注射制剂。

## 四、疫情期间严重精神障碍患者的居家健康管理

根据国家严重精神障碍信息系统数据显示，截止到2016年年底，全国严重精神障碍患者有540万。为有效控制患者病情发展，提高家庭生活质量，国家针对诊断明确、在家居住的重性精神疾病（严重精神障碍）患者提供免费基本公共卫生服务，包括患者信息管理、随访评估、分类干预和健康体检。

综合国家卫生健康委发布的最新版《新型冠状病毒防控指南》及文献总结中新冠患者的特点，截至目前未发现精神疾病患者更加易感。但由于疫情带来的社会敏感问题、焦虑、恐惧、不安情绪，家庭及社会支持受限，一定程度上影响了精神疾病患者的医疗照顾。作为基层医疗服务中的重点人群之一，在疫情期间仍需加强居家健康管理，保证医疗照顾的连续性。

1.疫情期间精神疾病患者特点　严重精神障碍是指精神疾病症状严重，导致患者社会适应等功能严重损害、对自身健康状况或者客观现实不能完整认识，或者不能处理自身事务的精神障碍。主要包括精神分裂症、分裂情感性障碍、偏执性精神障碍、双相情感障碍、癫痫所致精神障碍、精神发育迟滞伴发精神障碍等疾病。

患者在病情未完全控制的情况下，往往自理能力差，自主意识薄弱，自我防护意识不足；病情控制良好的患者则需要长期规律服药及监测。部分患者可能发生急性精神障碍，此时需紧急医疗服务。

2.疫情期间严重精神障碍患者的表现　不同精神障碍患者的具体表现如下：

（1）精神分裂症：根据目前的统计数据，我国严重精神疾病患者中有近3/4为精神分裂症患者。患者易出现妄想，部分甚至可能出现与疫情相关的被害妄想，如病毒时时刻刻在周围空气中，不敢呼吸，或有人在故意播散病毒，病情容易反复。

（2）焦虑障碍：患者接收过量关于疫情的负面信息，容易对疫情过于担心，进而出现害怕、不安、失眠，导致心境忧虑，使病情加重。

（3）抑郁障碍：态度更加消极，感觉生存艰难，感觉呼吸都可能患病，容易哭泣，严重者可能出现自杀行为，导致抑郁症状加重。

（4）失眠症：失眠的原因多种多样，一部分因疫情积累的负面能量产生压力导致难以入睡，另外一部分人群由于长期在家，原有规律的生物节律被打破，导致失眠症状更加严重。

3.疫情期间严重精神障碍患者服务内容　根据国家《对疫情期间严重精神疾病患者管理工作通知》要求，在新冠肺炎疫情期间，乡镇（街道）精神卫生综合管理小组（以下简称"综合管理小组"）要安排人员，加强居家严重精神障碍患者的定期访视。要切实落实精神科医生与社区精神防控（精防）人员点对点技术指导，对于出现明显精神症状、情绪暴躁或行为冲动等病情不稳定患者，综合管理小组可联系上级精神卫生医疗机构，通过电话、网络咨询等方式，由精神科医生为居家患者提供远程医疗服务。对于需要紧急处置的患者，综合管理小组应当协助送至精神卫生医疗机构就医。

（1）积极开展社区摸底排查，重点发现缺乏家庭支持、疫情防护意识和能力薄弱的精神疾病患者。

（2）诊断复核，确诊患者纳入健康管理，并按分类管理要求进行随访、体检、评估、干预、双向转诊、应急处置。

（3）随访内容：对患者进行危险性评估；检查患者的精神状况，包括感觉、知觉、思维、情感和意志行为、自知力等；询问和评估患者的躯体疾病、社会功能情况、服药情况及各项实验室检查结果。其中，危险性评估分为6个级别。

0级：无口头及行为异常。

1级：口头威胁，喊叫，但没有打砸行为。

2级：有打砸行为，局限在家里，针对财物，能被劝说制止。

3级：明显打砸行为，不分场合，针对财物，不能接受劝说而停止。

4级：持续的打砸行为，不分场合，针对财物或人，不能接受劝说而停止（包括自伤、自杀）。

5级：持械针对人的任何暴力行为，或者纵火、爆炸等行为，无论在家里还是公共场合。

（4）根据危险性评估分级、社会功能情况、精神症状评估、自知力判断，以及患者是否存在药物不良反应或躯体疾病情况对患者进行分类干预：①对病情不稳定者（危险性3~5级），给予对症处理后转送上级医院，未住院者2周随访。②对病情基本稳定者（危险性1~2级），调整用药等处理后，2周随访，如病情趋于稳定，每3个月随访1次。③对病情稳定者（危险性0级），每3个月随访1次。管理情况记入健康档案。

4.严重精神障碍患者居家管理监测项目内容　具体监测内容如下：

（1）患者应日常监测有无发热、干咳、乏力、腹泻等新型冠状病毒症状，部分缺乏自制力的患者，家属注意协助监测。

（2）患者言语、行为变化往往是病情波动及复发的征兆。

（3）观察患者药物服用剂量、方法及副作用发生情况。

（4）控制病情的药物是否储备充足或者可以获取。

5.疫情期间严重精神障碍患者用药管理　根据国家《对疫情期间严重精神疾病患者管理工作通知》要求，在疫情期间，综合管理小组要密切关注居家的严重精神障碍患者服药情况，要主动了解患者服药需求，协助采取邮寄药品，或将药品送至基层医疗卫生机构、综合管理小组代取药、送药上门等方式，帮助患者持续药物治疗。

（1）需坚持规律服药：精神疾病病程包括急性发作期、巩固期、维持期和恢复期。患者需在疾病的各个阶段遵医嘱按时、按量服用规定的药物，不可自行减药或停药。多数研究表明，规律服药有助于控制病情，防止病情反复发作，精神疾病患者停药或不规律服药，容易导致病情复发，另外复发导致原有治疗效果变差，服药时间延长。一般来说，初发精神疾病患者通常需服药1~2年，服药期间复发一次需延长服药2~3年，如果服药期间发作3次及3次以上，建议长期规律服药。

疫情期间，患者更易受到外界因素或自身疾病影响，发生症状波动或病情反复，需严格坚持规律服药。

（2）关注药物不良反应：精神类药物由于需要长期服用，药物说明书一般会列举较多的副作用，作为全科医生应向患者传达正确的服药理念，客观看待药物的副作用，教育患者及其家属如何观察药物主要毒副作用。同时应根据患者的自身情况个体化用药。通过定期监测、按时随访，降低药物对患者的不良反应，打消患者的顾虑。疫情期间可通过电话、网上门诊进行随访咨询。

6.疫情期间严重精神障碍患者就诊途径　对出现发热或者肺炎疑似症状的患者，综合管理小组应当及时协助将其送往就近的发热门诊就诊；如确诊新冠肺炎或者疑似感染入院治疗的，应当告知相关医疗机构患者既往精神疾病史和目前治疗情况。

（1）精神行为症状的药物干预：根据最新版的治疗建议，精神疾病患者在使用抗病毒药物如α-干扰素和洛匹那韦/利托那韦合剂等药物时，注意这些药物的不良反应及药物之间的相互作用。α-干扰素常见可诱发抑郁、躁狂发作等精神症状，导致患者精神症状加重及波动；洛匹那韦与奥氮平联用，具有药效增强的效果，加重代谢综合征的风险。

（2）精神行为症状的非药物干预：对于轻微的症状波动或者在疫情期间患者新发的轻度焦虑、失眠，建议分析出现相关症状的原因，可通过非药物干预进行治疗。

1）与患者及其家属充分沟通，传递对疫情的正确认识，同时安排一些居家的娱乐及锻炼，丰富患者的日常生活，转移患者注意力，减少外界负面信息的接收，使其逐渐适应目前的社会环境，使患者安于居家生活。

2）疫情期间患者熟悉的照料者或医生可能无法提供照顾，建议家庭成员在安排好患者的日常生活及按时服药等基本问题后，应多与以往的照料者沟通、学习，关注患者的自身感受，耐心对待患者。

3）关注合并其他慢性病的波动，与社区全科医生取得联系，获得相应的专业指导，调整患者的用药。若患者出现急症需紧急处理，则需及时就诊。

4）睡眠障碍：由于长期居家，不能外出，日常活动减少，出现白天睡眠较多，睡眠节律紊乱，或者由于压力导致焦虑，可能引起睡眠障碍，大多通过调整作息等方法可缓解，必要时可进行药物治疗。

（3）转诊时机与方法：如果患者的精神症状或其他疾病严重影响生活，如严重抑郁症、高自杀风险、目前或过去有过自杀行为、疑似精神疾病的老年人、经治疗未改善、缺乏家庭和社会支持的患者，综合管理小组可联系上级精神卫生医疗机构，通过电话、网络咨询等方式，由精神科医生给予居家患者提供远程医疗服务。对于需要紧急处置的患者，综合管理小组应当协助送至精神卫生医疗机构就医。

疫情期间，严重精神障碍患者的居家健康管理具有其特殊性，需要家庭和社会提供更多的关爱与关注，需要家人、社区工作人员、基层精防综合管理小组和专科医生共同参与，为严重精神障碍患者构建疫情下的照护网。

# 第十七节　疫情期间常见慢性病的管理

钟南山院士等的研究发现，COVID-19确诊者中，23.7%合并有至少一种基础疾病，重症患者中38.7%合并基础疾病。同时受疫情影响，普通门诊停诊、居民就医不便、药品购置困难、心理压力大、作息规律紊乱等，给慢性病的管理带来巨大困难。

然而，作为社区医生，应看到"危机"背后，潜伏的巨大"契机"。通过合理调配资源，充分利用信息化技术，给居民提供慢性病指导和心理支持，将是一次加速信息化进程、落实家庭医生签约和慢性病管理、提升居民对社区的信任的绝佳机会。同时，也有助于建立以信息化为基石，以及时的健康宣教、持续的慢性病评估和管理、针对性药物及康复指导、引导合理就医为重点任务的慢性病管理体系。

## 一、高血压

1.重视血压管理　新型冠状病毒传播，应格外重视高血压管理。

（1）高血压患者以老年人多见，多合并靶器官损坏或其他慢性病，抵抗力差，是新型冠状病毒的易感人群。

（2）疫情期间，高血压患者的生活作息规律被打乱，焦虑等不良情绪堆积，复诊、取药等受影响，气温的变化等，容易加重高血压病情，诱发心脑血管病等不良后果。

（3）高血压合并新冠病毒感染，预后差，死亡率高。有报道显示新冠病毒感染死亡病例中，合并高血压患者高达60.9%。

2.血压管理原则和目标　疫情期间，高血压基层管理原则和目标。

（1）对已在社区接受高血压管理的患者，通过微信、电话、手机APP、网络等方式，保持联络，规范治疗和管理高血压。

（2）对尚未在社区建档的高血压患者，与居委会一对一结合，下沉社区，主动联系签约，加强慢性病管理。

（3）坚持随访，指导患者加强自我管理、督促患者用药、及时调整治疗方案，控制血压平稳，尽量减少亲自来医院复诊的次数。

（4）监测并发症，病情加重时，合理安排就医。

3.高血压管理的客观条件　疫情期间高血压基层管理，需具备的客观条件如下：

（1）以家庭医生为核心，护士、药师、公卫人员等积极参与的慢性病管理团队，分工合作，建立以居家慢性病管理为核心，以及时的健康宣教、持续的慢性病评估和管理、针对性药物及康复指导、引导合理就医为重点任务的居家慢性病管理体系。

（2）信息化助力社区卫生疫情防控和慢性病管理：信息建设较发达的社区，可通过健康管理软件移动终端应用、智能语音随访、智能问诊系统、家庭医生远程服务、云门诊等，加强签约居民随访管理、疫情防控知识推送、在线健康咨询、个体化健康教育视频推送、引导合理就医等。

（3）信息化建设欠发达社区，可利用现有的慢性病健康档案，通过健康卡、健康热线、电话问诊、疫情防控知识短信推送、微信健康照护群等，进行在线健康指导，引导合理就医，加强健康管理。

4.高血压稳定期的管理　血压稳定期间，也应当注意保持健康的生活方式：

（1）健康生活方式：戒烟、戒酒或限制饮酒。作息规律，睡眠充足。

（2）合理营养：限制盐的摄入，每日摄入量≤6 g。减少含钠高的调味品或加工食品的摄入，如鸡精、酱油、咸菜、腌制品、火腿等。主食以粗粮为主，每天500 g蔬菜，适当水果。油脂类≤25 g/d，尽量食用富含不饱和脂肪酸的橄榄油、菜籽油等，少吃富含不饱和脂肪酸的食物、动物内脏等。

（3）适当运动：疫情期间，建议以中等强度的室内有氧运动为主，如健身操、太极、带操等，辅以适量抗阻运动。有氧运动每周3~5次，每次30~60 min。如血压≥180/110 mmHg，或运动时出现胸闷、头晕、心悸等，应暂停运动。

（4）减轻精神压力，保持心情愉悦：给居民传递疫情防控健康知识，引导正确对待疫情，重视但不紧张，以自娱自乐的方式，放松心情。

（5）根据危险因素和并发症情况，合理设置血压控制目标。一般建议<140/90 mmHg。合并糖尿病者，建议<130/80 mmHg。高龄或合并卒中者，可适当放宽。指导患者正确居家监测血压。

（6）规范管理心血管危险因素：对高血压患者进行心血管疾病危险分层，对于心血管高危人群（10年心血管风险＞10%），例如高血压合并糖尿病和血脂异常，应该考虑使用小剂量阿司匹林（75~100 mg/d）进行心血管病一级预防，以避免疫情期间出现严重心血管事件。

（7）病情稳定时，建议由家属带上病例资料和相关证件到医院代为取药。也可联系家庭医生团队，或通过互联网方式，进行订药。

5.高血压病情波动时的处理　若高血压患者血压出现波动，相关管理措施如下：

（1）若出现血压波动，首先应询问血压水平、测量时间、体位、降压药服用情况、伴随症状等，排除高血压急症。

（2）若血压突然显著升高［收缩压（SBP）≥180 mmHg和/或舒张压（DBP）≥120 mmHg］，同时伴有进行性胸闷、胸痛、头晕、头痛、视物模糊、少尿或无尿、肢体感觉或运动异常等情况，考虑为心、脑、肾等重要靶器官功能不全，应在加强就诊防疫的宣教同时，紧急联系转诊。

（3）若血压升高，但不伴靶器官损害者：

1）首先，寻找并纠正控制不良的原因和并存的疾病因素：患者治疗依从性（有无坚持用药）、降压方案是否恰当（药物剂量或组合是否合理）、有无应用影响血压水平药物（口服避孕药、糖皮质激素、非甾体消炎药、甘草、麻黄等），有无其他影响因素，如高盐摄入、超重、容量负荷过重、焦虑或抑郁、休息不佳、慢性疼痛等。

2）指导患者正确测量血压，必要时安排上门佩戴动态血压。

3）根据血压水平和靶器官情况，指导患者合理调整降压药物。

4）合理设置随访间隔（血压波动者根据情况密切随访，并预留急诊联系方式），按时随访（以电话、微信、网络随访为主）。建议2~6 h内，将血压降至比较安全的水平，如160/110 mmHg左右，随后24~48 h内逐步降压至正常水平。

6. ACEI/ARB与新冠肺炎易感性的关系　理论上，新冠病毒spike蛋白可通过人体肺泡上皮细胞ACE2受体结合而入侵细胞，而ACEI/ARB会上调ACE2水平，有可能加速新冠病毒复制或进入细胞的作用，可能加重感染病情。但ACEI/ARB对新冠病毒感染，是否增加易感性或者加重病情，尚未有循证医学的证据，在学术界尚存争议。本着尽可能维持血压平稳并降低风险的原则，新冠病毒感染、密切接触人群或疫情高发区，建议将ACEI/ARB更换为CCB。疫情稳定地区、防控措施良好者，可继续使用ACEI/ARB。

7.转诊指征　出现如下情况，应当在做好防护的情况下转诊至上级医院。

（1）出现高血压急症或危象。

（2）高血压次急症，经过口服药调整，效果差者。

（3）靶器官损害严重，社区处理困难者。

（4）妊娠和哺乳期妇女出现高血压。

（5）怀疑继发性高血压者。

# 二、糖尿病

**案例**

> 平大爷，68岁，2型糖尿病十余年，长期使用"诺和锐30"，服用"二甲双胍"，平素GHbA1c 6.5%~7%。近1个月，受疫情影响，饮食不规律，少运动（每天室内约500步），胰岛素换为家人代购的"诺和锐"。1 d前，进食羊肉汤后，出现腹泻，呈水样泻，每天十余次，伴神志不清，乏力，呼气烂苹果味，急诊120送至当地医院，测血糖高，尿酮体（+++），血压78/50 mmHg，入ICU治疗。

1.新冠肺炎与糖尿病的关系　新冠肺炎与糖尿病之间是"难兄难弟"。

（1）感染率高：在此次新冠肺炎疫情的病患中，大约一半存在慢性基础疾病，其中糖尿病比例约为10%。长期高血糖对人体免疫系统产生的不利影响使糖尿病患者更容易发生各种感染，而感染进一步加重糖尿病症状。

（2）重症及死亡率高：危重症患者中，合并糖尿病患者的比例达22.2%，且糖尿病患者死亡率显著高于非糖尿病患者群。

（3）血糖控制差：由于饮食不规律、运动受限制、药物不能及时配备、心理压力大、就医困难等，导致血糖波动，甚至出现急性并发症。如本例患者，出现糖尿病酮症酸中毒、休克。

2.糖尿病的管理原则与目标　疫情期间，糖尿病的管理目标可以根据三级预防的原则进行设定。

（1）一级预防：严密监测糖尿病高危人群，改善生活方式，控制危险因素。加强居民在疫情科学认知、配合排查、做好个人防护等方面的宣教工作，健康促进。

（2）二级预防：对糖尿病实现早发现、早诊断，监督治疗方案的执行情况，血糖、血压、血脂控制达标，真正实现糖尿病自我管理，尽可能减少患者线下复诊。

（3）三级预防：加强社区康复，避免出现糖尿病急慢性并发症。

3.管理措施　疫情期间，破解糖尿病管理的困局，可以采取如下措施：

（1）包片划分团队：组建以家庭医生为核心，护士、药师、健康管理师、运动指导师、心理咨询师、社（义）工等构成的糖尿病管理团队，并将家庭医生团队与居委会一对一组合，引导居民主动接受健康管理。

（2）下沉医护团队：掌握管片居家隔离人员及家庭健康情况，指导居家健康监测和防护。利用信息技术，主动联系糖尿病患者，开展健康咨询和随访、普及防控知识、心理疏导，对发热和呼吸道疾病患者分类、分级、分层指导，有效分流。

（3）非下沉的医护人员：每日汇总分析患者咨询的问题，协助下沉人员提出解决策略。同时基于物联网+移动互联网的线上管理技术，如热线电话、微信、血糖管理APP、智能问诊系统等，做好线上分诊、预约制、及时转诊等复诊管理。

（4）与社区、药房结合：实现防护物资、慢性病药物统一调度，送货上门。

4.健康教育　疫情期间，糖尿病患者的健康教育可以从以下几方面进行：

（1）规避外出，加强防控。

（2）合理膳食，均衡营养：鼓励尽量清淡饮食，避免过度食用油炸食物；以低升糖指数饮食为主，例如全麦面条、魔芋、蔬菜，建议可适当用粗粮、杂粮代替部分米面，避免大量淀粉类食物摄入，限制脂肪摄入，选择优质蛋白质（如鱼，肉，蛋，奶，豆类，需全熟后再食用）；合理膳食搭配，推荐绿叶蔬菜、菌菇、瘦肉、蒸蛋、蒸鱼、牛奶等，适当进食水果。餐次合理安排，养成定时、定量的良好进餐习惯。

（3）建议患者居家开展适宜的运动：如原地踏步、太极拳、木兰拳、瑜伽等中低强度的运动，每周共计150 min。需要注意的是，如果发生血糖过高（随机血糖＞16.7 mmol/L）、反复低血糖、血糖波动大、急性感染等情况，应联系家庭医生，不建议运动。

（4）监测血糖：利用信息化技术，加强血糖远程监控。口服药治疗的患者，建议每周监测2~4次空腹或餐后2 h血糖。使用基础胰岛素者，建议监测晨起空腹血糖；预混胰岛素治疗者，建议监测晨起空腹和晚餐前血糖。

（5）增加依从性，保证药物持续配备。

（6）健康心理应对：规律作息，保持心情愉悦，针对疫情端正心态，既要重视，又不恐慌。

（7）教会患者警惕新型冠状病毒感染症状及糖尿病急性并发症表现。

5.降糖药物选择　疫情期间，降糖药物的选择可遵循如下原则：

（1）病情稳定者，治疗遵原医嘱进行，加强血糖监测。

（2）若合并感染的患者出现胸闷等不适，应及时停用二甲双胍，换用胰岛素。

6.转诊指征　疫情期间，糖尿病患者如果出现如下情况，应当考虑转诊：

（1）诊断困难和特殊患者：①初次发现血糖异常，临床分型不明确者。②儿童和青少年（年龄＜18岁）糖尿病患者。③妊娠和哺乳期妇女血糖异常者。

（2）治疗困难：①原因不明或经基层医生处理后仍反复发生低血糖者。②血糖、血压、血脂长期治疗不达标者。③血糖波动较大，基层处理困难，无法平稳控制者。④出现严重降糖药物不良反应难以处理者。

（3）并发症严重：①糖尿病急性并发症为严重低血糖或高血糖伴或不伴有意识障碍（糖尿病酮症，疑似为糖尿病酮症的中毒、高血糖高渗状态或乳酸性酸中毒）。②糖尿病慢性并发症（视网膜病变、肾病、神经病变、糖尿病足或周围血管病变）的筛查、治疗方案的制订和疗效评估在社区处理有困难者。③糖尿病足感染加重或怀疑骨髓炎等。

## 三、心血管疾病

中国疾控中心（CDC）调查显示，新冠肺炎确诊病例中，患有高血压、心血管疾病的患者比例分别为12.8%和4.2%，病死率也明显更高，分别达6%和10.5%。*Lancet*显示，12%的患者出现了急性心肌损伤。因此在疫情下，如何帮助心血管疾病患者合理防范，规避潜在风险，良好控制慢性病，显得尤为重要。

1.心血管疾病与新冠肺炎的关系　心血管疾病与新型冠状病毒之间"心新相依"：

（1）心血管疾病患者以中老年人为主，伴多种慢性病，抵抗力差，容易合并感染。

（2）温度变化大、生活作息规律紊乱、药物配给不及时、复诊困难、心理压力大等，容易造成心血管疾病病情波动。

（3）SARS-CoV-2可能通过应激、炎症、低氧、直接攻击等，引起既往心血管疾病加重，或出现急性心肌炎、暴发性心肌炎、心律失常，甚至心碎综合征等。

2.管理原则　疫情期间，心血管疾病基层管理原则如下：

（1）管理原则：加强隔离，做好自我管理，减少亲自复诊，网络咨询为主，必要时预约复诊。

（2）治疗原则：

1）慢性病稳定期患者，就地购药、同类替代、剂量足够、治疗达标、减少亲自复诊和住院。

2）对于非疑似新冠感染的急性心肌梗死、主动脉夹层或急性左心衰竭等危急重症者，在做好安全防护措施的前提下，合理调配资源，在医疗条件满足的条件下，安排就近转诊，合理降低心血管疾病的发病率和病死率。

3）对于疑似或确诊新冠感染的心血管急诊，原则上应就地收入隔离病房。

3.稳定期管理策略　疫情期间，心血管疾病稳定期的社区管理策略如下：

（1）健康生活方式、合理营养、减轻精神压力、保持心情愉悦（详见高血压一节）。合并心力衰竭患者，盐摄入量＜3 g/d，24 h液体摄入量控制在1 000~1 500 mL。

（2）适当运动：以中、低运动量的有氧运动为主，辅以必要的抗阻运动，靶心率一般为（200-年龄）×70%，或既往根据6 min步行实验制订的运动方案。

（3）监测体重，避免因生活方式改变造成体重增加。心力衰竭患者若3 d体重增长≥2 kg，可加用利尿剂或调整利尿剂剂量。

（4）病情稳定者，按照既往方案，按时、按量治疗。加强对患者的宣教与联系，提醒注意有无胸闷、胸痛等症状，如有不适及时打电话或网络咨询。

（5）理论上，ACEI/ARB可能通过上调ACE2水平，加速新冠病毒复制或进入细胞，有增加感染风险或加重病情的潜在不良反应。但目前尚未有循证医学的证据。本着降低风险的原则，新冠病毒感染者、密切接触人群、疫情高发区，可考虑将ACEI/ARB更换为CCB。非疫情高发区、防控措施良好者，可维持使用。

（6）病情稳定时，建议由家属携带病例资料和相关证件到医院代为取药，也可联系家庭医生团队，或通过互联网进行订药。

**4.急性期管理策略**　疫情期间，心血管急症的基层诊治策略如下：

（1）社区接诊持续性胸痛、心悸、胸闷、不能平卧，或晕厥、剧烈头痛等患者时：①首先详细了解诱因、发作特征、缓解方式、生活方式、药物使用情况、伴随症状等，鉴别是否为心血管急诊，如急性心肌梗死（AMI）、急性主动脉夹层、急性肺栓塞、急性左心衰、严重心律失常等。②在首次医疗接触（FMC）10 min内完成首份心电图记录，并完善双上肢血压测量、急性心肌梗死定量、脑钠肽测量等。③应关注有无流行病学接触史，有无发热、咳嗽等症状，完善血常规、C反应蛋白、胸片/胸部CT，做好新冠肺炎的初步筛查。④同时启动MDT，请求上级医院微信或网络视频会诊，做好上转患者的准备。

（2）对疑似新冠肺炎或有密切接触史的AMI患者，立即给患者及其家属佩戴医用外科口罩，并做好相关防护，与就近的具备冠状动脉介入治疗（percutaneous coronary intervention，PCI）能力的定点医院联系，需要由符合新冠病毒防护要求的救护车及相应级别防护的医护人员，护送转运到上级医院进一步诊疗。

（3）对排除新冠肺炎的AMI患者，可依照《急性ST段抬高型心肌梗死诊断和治疗指南》（2019）、《急性冠脉综合征急诊快速诊治指南》（2019）的流程进行，尽早给予双重抗血小板治疗，使用普通救护车尽快上转，进一步救治。并根据能否在首次医疗接触（FMC）到完成转运PCI的时间（FMC-to-W）制订转运策略，预计FMC-to-W≤120 min 和有溶栓禁忌证者，应将患者送往有 PCI 能力的医院治疗。预计 FMC-to-W＞120 min 者，将患者送往就近的具有溶栓条件的医院进行溶栓治疗。

（4）对疑诊非ST段抬高型急性心肌梗死（NSTMI）、急性主动脉夹层、急性肺栓塞、严重心律失常者，应结合SARS-CoV-2的初步筛查结果，按照防护级别，进行紧急医疗救护的基础上，安排转诊至有救治能力的医院。

（5）对于稳定型冠心病、不稳定型心绞痛、慢性心力衰竭、血流动力学稳定的心律失常，以加强健康教育、优化药物治疗、加强随访为主。

5.转诊指征　疫情期间，心血管疾病患者出现下列情况，需要转诊到上级医院：

（1）合并血流动力障碍或生命体征不稳定的患者。

（2）疑诊或高度怀疑急性心肌梗死、急性主动脉夹层、急性肺栓塞、急性左心衰、严重心律失常等。

（3）优化药物治疗后，症状改善不明显者。

以上患者，应在紧急救治、初步排查SARS-CoV-2、医患双方良好防护的前提下，实现及时转诊，就近治疗。

## 四、脑血管病

1.新型冠状病毒对脑血管病的影响　从目前有限的新型冠状病毒（SARS-CoV-2）研究数据，结合2003年冠状病毒诱发的急性呼吸窘迫综合征（SARS）相关资料看，脑血管疾病患者似乎更容易感染冠状病毒，且在感染后容易发展为重症，死亡风险更高，因此需早期防治、科学应对。

2.管理原则与目标　疫情期间，社区脑血管病管理的原则和目标可遵循三级预防的原则：

（1）一级预防：针对可干预的危险因素，进行筛查、宣教、健康促进。

（2）二级预防：利用可及性、持续性等优势，联合社区或居委会，对社区的脑血管病患者，早发现、早诊断、早治疗；及时处理早期症状，延缓进展。

（3）三级预防：对确诊患者加强康复治疗，防治伤残，促进功能恢复。

3.管理策略　疫情期间，社区脑血管病管理策略如下：

（1）促进健康生活方式：合理膳食、戒烟限酒、控制钠盐摄入、增加钾盐摄入、减少膳食脂肪、增加蔬菜和蛋白质摄入、控制体重、适当运动、规律作息、保证睡眠质量等（详见高血压一节）。

（2）积极治疗与本病相关的疾病。

1）高血压：血压是脑血管病最重要的影响因素之一，平稳控制血压于

<140/90 mmHg，老年或合并脑动脉重度狭窄者可适当放宽。

2）糖代谢异常：血糖控制目标是在不出现低血糖的基础上，糖化血红蛋白7%。

3）血脂代谢紊乱：对于脑梗死患者，LDL-C目标值≤1.8 mmol/L。

4）同型半胱氨酸：证据表明，同型半胱氨酸升高是脑血管病的独立危险因素，应多吃蔬菜，必要时补充叶酸等。

5）心房颤动：需进行$CHA_2DS_2$-VASc评分和出血风险评估，明确是否需要抗凝治疗，减少血栓栓塞性脑血管病的风险。

6）证据充分且可控制的危险因素还包括超重与肥胖，其他心脏病、压力等。这些均应注意纠正。

（3）警惕先兆症状：加强健康宣教，告知患者若突然出现以下任一症状时，均应考虑脑卒中可能，尽快就诊：①偏侧肢体（伴或不伴面部）无力或麻木。②偏侧面部麻木、口角歪斜、口角流涎。③构音不清、沟通困难、反应迟钝。④双眼向一侧凝视。⑤视力丧失或模糊。⑥眩晕伴呕吐。⑦既往少见的严重头痛、呕吐。⑧意识不清或抽搐。

（4）对怀疑脑卒中或短暂性脑缺血发作者，症状较轻、缓解很快者，可通过电话、网络视频就诊方式，优化药物治疗方案。

（5）对病情进行性加重、怀疑颅内出血的患者：①保护气道，加强呼吸、循环支持。②建立静脉通道、吸氧、监护、测血糖。③尽快完善神志判断、双上肢血压测量、病理征、脑膜刺激征、心电图、肝肾功能等。④迅速获取简要病史，包括起病时间、用药史。⑤应关注有无流行病学接触史，有无发热、咳嗽等症状，完善血常规、C反应蛋白、胸片/胸部CT，做好SARS-CoV-2的初步筛查。⑥同时联系120，转诊至有条件（全天候CT或MR、具备溶栓或血管内取栓条件）的医院转诊。

（6）对疑似新冠肺炎或有密切接触史的脑卒中患者，立即给患者及其家属佩戴医用外科口罩，并做好相关防护，与就近的具有相应救治能力的新冠肺炎定点医院联系，需要由符合新冠病毒防护要求的救护车及相应级别防护的医护人员，护送转运到上级医院进一步诊疗。

（7）对排除新冠肺炎的脑卒中患者，可依照《中国急性缺血性脑卒中诊治指南》（2018），使用普通救护车尽快上转，进一步救治。

（8）早期促进卒中康复，减少并发症，最大限度减轻功能残疾，改善预后。

## 五、慢性阻塞性肺疾病

慢性阻塞性肺疾病（COPD，以下简称慢阻肺）是一种以不可逆的气流受限为主要特征的慢性疾病，已成为严重危害人类健康的常见病。2018年中国成人肺部健康研究（CPHS）首次明确我国慢阻肺患者人数约1亿，数量几乎与糖尿病"比肩"。慢性阻塞性肺疾病全球倡议（GOLD）指出，2020年慢阻肺将位居全球死亡原因的第3位、世界经济负担的第5位。

1.新冠肺炎与慢阻肺的关系　新型冠状病毒疫情暴发，为什么慢阻肺患者"危机重重"？

（1）慢阻肺患者以老年人多见，多合并其他慢性病，抵抗力差，是新型冠状病毒的易感人群。

（2）慢阻肺急性加重（AECOPD）以秋冬季节多见，以咳嗽、咳痰、气喘为主要症状，与新型冠状病毒的发病时节及常见症状相似，临床上难以鉴别。

（3）疫情暴发后，绝大多数医院普通呼吸门诊停诊，慢阻肺患者复诊时多需辗转于发热门诊、急诊科等，交叉感染的风险大大增加。

（4）慢性阻塞性肺疾病基础肺功能差、咳嗽能力弱，合并冠状病毒感染后，常诱发慢阻肺急性加重，预后差，死亡风险大大增加。

2.管理原则和目标　疫情期间，慢阻肺基层管理原则和目标根据患者所处时期不同，管理策略如下：

（1）稳定期患者：进行健康宣教、持续的慢性病评估和管理、针对性药物及康复指导，控制病情稳定，避免感染新型冠状病毒。

（2）急性加重患者：与新冠肺炎进行鉴别，并根据严重程度进行分级，根据严重程度选择合适的场所进行药物治疗。

（3）需转诊者：把握转诊指征，做好上转、下转的交接工作。

3.基层管理的客观条件　疫情期间慢阻肺基层管理，需具备的客观条件：

（1）家庭医生团队：以家庭医生为核心，助理、护士、药师等共同参与的慢性病管理团队，分工合作，建立以居家慢性病管理为核心，以及时的健康宣教、持续的慢性病评估和管理、针对性药物及康复指导、引导合理就医为重点任务的居家慢性病管理体系。

（2）与居委会、街道办事处等一对一结合，下沉社区，引导居民主动签约，加强慢性病管理。

（3）信息化助力社区卫生疫情防控和慢性病管理：信息建设较发达社区，可通过健康管理软件移动终端应用、智能语音随访、智能问诊系统、家庭医生远程服务、云门诊等，加强签约居民随访管理、疫情防控知识推送、在线健康咨询、个体化健康教育视频推送、引导合理就医等。

（4）信息化建设欠发达社区，可在加快建设的同时，利用现有的慢性病健康档案，通过健康卡、健康热线、电话问诊、疫情防控知识短信推送、微信健康照护群等，进行在线健康指导，引导合理就医，加强慢阻肺的健康管理。

4.稳定期患者的管理　在疫情期间，慢阻肺稳定期患者的管理如下：

（1）戒烟是关键，定期随访，大力鼓励和支持患者戒烟，必要时可采用尼古丁替代疗法。电子烟有效性及安全性尚不明确，不作为推荐。

（2）指导患者进行有效的肺康复训练，如运动康复（包括呼吸肌锻炼、上下肢肌肉锻炼）、呼吸生理治疗（包括指导患者咳嗽、用力呼气以促进分泌物清除）、缩唇呼吸等。

（3）营养支持：慢阻肺为消耗性疾病，应合理膳食，保证摄入足量的氨基酸、维生素和多不饱和脂肪酸的食物。

（4）流感疫苗可降低下呼吸道感染的发生率，但注射应避开疫情时期。

（5）长期严重慢性低氧血症的患者，建议购置家庭氧疗机，长期家庭氧疗可提高其生存率。

（6）症状稳定的慢阻肺患者，维持原有药物治疗，保持良好的用药习惯和用药方式。

（7）坚持慢阻肺稳定期维持治疗方案，应用长效支气管扩张剂联合或不联合吸入糖皮质激素等进行治疗，均可减少慢阻肺急性加重的发生和住院。

（8）如病情平稳，仅需开具维持药物，可由家属携病例资料和相关证件到医院代为取药。也可联系家庭医生团队，或通过互联网进行订药。

（9）提醒其注意观察自身症状是否稳定：包括体温、咳嗽、痰液性状，是否有呼吸困难、疲乏、活动受限和睡眠障碍等。

5.急性加重期的管理　如果慢阻肺患者在新冠肺炎疫情流行期间出现发热、咳嗽、气促加重、呼吸困难等病情变化，社区医生应重视，在做好新冠肺炎排查的基础上，根据严重程度，帮助患者选择合适的场所进行药物治疗。

（1）首先对慢阻肺急性加重和新冠肺炎进行鉴别。两者的发病时节、主要症状相似，如何在社区医疗条件下进行区分是个难题。可参照表5-3进行初步鉴别：

表5-3　新冠肺炎与慢阻肺急性加重的鉴别诊断

| 项目 | 新冠肺炎 | 慢阻肺急性加重 |
| --- | --- | --- |
| 流行病学史 | 多与新冠肺炎患者或者带毒者存在密切接触史，仔细询问近期，尤其是2周内的流行病学史、接触史 | 无 |

| 项目 | 新冠肺炎 | 慢阻肺急性加重 |
|---|---|---|
| 既往病史 | 可无既往病史 | 多发生于长期吸烟或粉尘接触史者，秋冬季节反复发作，有慢性咳嗽、气促症状，刺激性气味或受凉可诱发加重 |
| 主要症状 | 初期症状主要为发热、干咳、乏力，咳痰较少见，痰量少，非黄痰，重症者多在1周后出现呼吸困难 | 多数气促、喘息、胸闷症状明显，伴咳嗽加剧、痰量大且黏稠，可含较多泡沫 |
| 致病菌 | 新型冠状病毒，后期可合并细菌感染 | 病毒性以鼻病毒、腺病毒多见，细菌感染以流感嗜血杆菌、卡他莫拉菌、肺炎链球菌最多见，部分可见铜绿假单胞菌、大肠杆菌等 |
| 临床指标 | 白细胞下降或正常，淋巴细胞呈进行性下降，降钙素原正常，可伴乳酸脱氢酶等升高 | 白细胞多数升高，以中性粒细胞升高为主，降钙素原升高 |
| 胸片/CT | 早期呈现多发小斑片影及间质改变，以肺外带明显，进而发展为双肺多发磨玻璃影、浸润影，严重者可出现肺实变，胸腔积液少见 | 明显的肺气肿或气道壁增厚、慢性支气管炎 |

在无法明确鉴别慢阻肺急性发作和新冠肺炎者，应就地隔离，及时上报区级疾控中心，及时联系转诊至定点医院集中隔离诊治。

（2）进行严重程度的评估，合理引导就医。超过80%的AECOPD可以在院外接受药物治疗，但应根据患者加重前的用药史、合并疾病、症状（气促、痰量、痰色和日间活动受限频度、发作时的程度）、体征、肺功能测定、动脉血气分析及其他实验室指标进行严重程度的综合评定。通常AECOPD分为轻度、中度、重度。

若评估为重度，尤其是出现三凹征、胸腹矛盾运动、中心性发绀、外周水肿、右心衰竭、血流动力学不稳定、反应迟钝等病情危重的情况，需立即转诊至上级医院诊治。

轻度患者可居家单独使用短效支气管扩张剂或居家雾化治疗。中度患者建议至社区医院预约就诊，使用短效支气管扩张剂和抗生素，加用或不加用糖皮质激素。

## 六、肿瘤

1. 肿瘤患者与新型冠状病毒  《柳叶刀》在肿瘤学上的一篇新型冠状病毒肺炎的数据分析显示，癌症患者可能有更高的新冠病毒（SARS-CoV-2）感染风险，其重症率更高，恶化速度更快。虽然多位学者对该结论提出质疑，但肿瘤患者由于疾病本身、手术、放疗与化疗、并存的营养不良等，自身免疫系统极其脆弱。因此肿瘤患者在疫情面前，尤其应该做好基础疾病管理、科学防控、避免感染。

2.社区照顾原则　疫情期间，肿瘤患者的社区照顾原则如下：

（1）与居委会、医养结合机构等一对一结合，通过微信、电话、手机APP、网络等多种方式，加强健康教育，科学防控。

（2）指导患者加强自我管理、督促患者用药，减少患者本人来医院次数。

（3）定期网络随访，合理安排就医，在专科医生、患者之间，做好桥梁、转诊工作。

3.鉴别诊断　如何区分肿瘤本身，放疗与化疗带来的不良反应，SARS-CoV-2感染？肿瘤患者可能存在发热、干咳、胸闷、心悸、乏力、恶心、呕吐等症状，易与SARS-CoV-2病毒感染后症状相混淆，社区医生应仔细评估、合理指导就诊。

（1）详细了解有无疫区旅居史、疫区人员或发热患者接触史。

（2）了解发热规律：肿瘤热多有规律性，常在每天固定的时间（常在午后）出现，且持续时间较短，常在38.5 ℃以下，不伴或少有畏寒等症状。

（3）干咳、胸闷、心悸、乏力、恶心、呕吐等症状是与放疗、化疗的时间有关系，一般化疗带来的相关不良反应常在化疗期间或化疗结束后一两天内出现，多持续3~7 d，且与特定的化疗药物相关，可以通过对既往用药史进行比较，加以鉴别。

（4）对于鉴别困难者，可预约发热门诊进行排查。

4.不同类型肿瘤患者的诊治　疫情期间，应根据患者的不同情况，合理安排不同类型肿瘤患者的诊治。

（1）进行肿瘤的健康教育：应每日摄入高蛋白食物，保证营养充足；补充新鲜果蔬，保证膳食平衡；适量多饮水，每天不少于1 500 mL；规律作息并充分保证睡眠质量；根据个人具体情况，适当进行体育锻炼。

（2）对于常规复查患者：常规复查患者可适当延缓复查间隔。若有不适症状，社区可优先通过网络、电话问诊等，进行健康教育，优化药物指导，尽量不要在疫情期间到医院复查。

（3）拟行化疗的肿瘤患者：需要综合考虑患者及其家属的意愿、患者的病情、化疗的性质等，与专科主治医生共商决定。

1）从化疗角度考虑：①对于术前转化治疗，一般不建议推迟化疗时间。②术后辅助化疗患者，可以适当推迟，不会对治疗效果造成影响。③姑息性化疗患者，可根据实际情况适当延迟化疗。很多肿瘤疾病在姑息性化疗中都有维持治疗的策略，疫情期间如果允许的话，可以在家通过口服药维持治疗。

2）从患者病情考虑：对于年老体弱、基础情况较差、化疗反应较大的患者，若情况允许，建议暂停或延迟化疗，同时给予增强免疫治疗。

（4）拟行放疗的肿瘤患者：对于处于放疗周期内的患者，建议按时放疗，在院期间做好充分自我防护等；对于计划开始放疗患者，在不影响疾病预后的前提下，可根据患者意愿，与专科主治医生商量是否可以适当延迟放疗，并安排预约好放疗事宜。

（5）拟行手术的肿瘤患者：若为良性稳定性肿瘤，暂时不会对健康造成较大威胁，建议适度暂缓手术；若为恶性肿瘤，处于疾病缓解期时也可以适当延缓手术事件；但对于进展期恶性肿瘤患者，应尽快全面详细评估患者身体状态及手术风险后，在风险可控的条件下开展手术治疗。

5.就医安排　疫情期间，肿瘤患者就医安排如下：

（1）与专科主治医生，提前预约好复诊日期与床位。

（2）在附近医院提前完善血常规、生化、肝肾功能、肿瘤标志物等必要检查。

（3）全程做好个人防护，如佩戴口罩、帽子，勤洗手等。

（4）尽量选择私家车出行。

# 第十八节　　疫情期间常见社区急症的管理

目前新冠肺炎疫情仍在肆虐，其传染性强，人群普遍易感，存在人传人现象，存在无症状感染者，即无症状感染者也可能是传染源，因此，新冠肺炎疫情异常严峻。国家对此次疫情的防控非常重视，采取的相应措施实施严格，实施范围广泛，并限制居民的出入及道路交通的管控。在此疫情期间，社区医疗机构是疫情防控的首道防线，具有重要的地位及作用。在疫情期间，多种慢性病患者可居家口服药物维持或电话、微信、网络医院与家庭医生沟通，给予相应指导；但对于急性发病甚至症状严重者需要到社区医疗机构或医院诊治，需要我们特别对待，因此诊治社区急症患者，同时又尽可能避免交叉感染，是对社区医生的挑战及考验。下面参考相关指南及文献，结合目前临床具体情况给予一些建议。

## 一、疫情下社区急症患者及医护人员诊治流程

1.佩戴口罩　进入社区医疗机构的患者及其家属均需佩戴口罩，没有口罩者给予发放口罩，并检查口罩的佩戴是否正确。

2.分诊流程　预检分诊：新冠肺炎有一定时间的潜伏期，有些病原携带者症状不明显，因此需要预检分诊。预检分诊是防止感染者进入普通门诊的第一关，避免交叉感染，筛出疑似患者按流程就诊或隔离意义重大。

主要内容有：①测量体温。②询问流行病学史。③根据上述两项情况综合分析后分诊至普通门诊、普通发热门诊、新冠发热门诊（图5-10）。

社区医疗机构应按照国家卫健委防控要求，在新型冠状病毒感染防控期间，

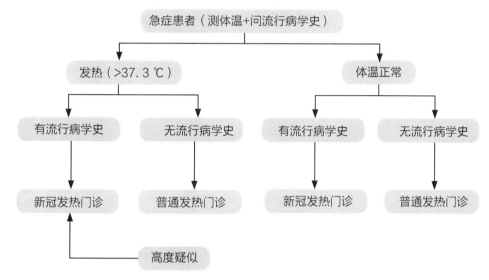

**图5-10　急症患者就诊流程**

要重新布局预检分诊台及发热门诊，同时准备1~2间隔离房间。预检分诊台应设在门诊、急诊的入口处。对所有社区急症患者均应先进行体温测量及流行病学调查。预检分诊人员执行二级或以上传染病防护标准。根据《新型冠状病毒肺炎诊疗方案（试行第七版）》诊断标准，考虑疑似新冠肺炎合并急症的患者先进发热门诊。预检基本排除疑似新冠肺炎的急症患者进入常规门诊就诊。

3.医务人员防护　医务人员的个人防护详见第三章第一节。

4.相关辅助科室防护消毒工作　急性患者病情急，变化快，危重者可能危及生命，需要尽快完善相关检查，但疫情期间，新冠肺炎传染性强，主要通过空气飞沫及接触传播，为避免患者之间、医患之间的交叉感染，相关辅助科室如超声科、放射科等工作人员应做好防护和机器的消毒工作。

根据《新冠肺炎放射诊断检查中感染控制与放射卫生防护管理专家共识》的相关内容执行。由于CT检查在新型冠状病毒感染的筛查中占有很重要的地位，建议有条件的急救中心为疑似新冠肺炎病例设置单独的CT检查室，需要接触患者的检查及运送人员均应在二级或以上传染病防护标准下工作，每次为疑似新冠肺炎患者检查后应立即进行消毒处理。对疑似新冠肺炎合并胸痛的患者仍要坚持

优先原则，特别是高度怀疑主动脉夹层及急性肺栓塞的患者，但不能因为强调在30 min内启动CT室而放松感染控制要求。

疫情期间心脏超声检查时的基本要求同CT，但原则上应尽可能减少将疑似新冠肺炎患者转移至超声诊断室，首选床旁超声，超声诊断人员必须在二级或以上传染病防护标准条件下进行床旁检查。

5.疫情下社区急症治疗原则　疫情防控期间，社区急症救治应遵循"疫情第一、风险评估、首选保守、确保防护"的急救原则。

（1）评估风险：评估急症风险的目的是充分权衡利弊，在疫情防控的"战疫状态"期间，尽最大可能及时救治急危重症患者，减少新冠肺炎传播风险的同时兼顾急重症救治获益。

（2）因地施策：疫情期间急重症的救治，应依据所在区域疫情的严重程度，采取相应的救治路线。

（3）首选药物保守治疗：疫情期间，为防止院内交叉感染，对不能排除新冠肺炎的急重症患者，尽量采取优化药物治疗。

6.合理转诊　在疫情期间，原则上对已排除新冠肺炎的急症患者尽可能当地治疗。对确诊或疑似的急症患者，应立即转往当地定点医院隔离治疗。转诊按照国家卫健委制定的《新型冠状病毒感染的费用病例转运工作方案（暂行）》进行。转诊前需评估疫情期间的所有问题，即"疫情相关的时间延长"对患者救治可能产生的影响，充分权衡转诊的利弊。转诊前需通知转入医院的相关部门做好交接，尽最大可能缩短救治时间。

## 二、常见急症的处理

### （一）急性胸痛

急性胸痛是社区常见病、多发病。胸痛的部位一般指从颈部到胸廓下端的范围，有时可放射至颌面部、牙齿和咽喉部、肩背部、双上肢或上腹部。胸痛涉及的疾病种类繁多，病情轻重不一，有些疾病病情变化迅速，甚至危及生命，故临床对胸痛的诊治非常重视。对于疫情期间就诊的急性胸痛患者，基本处理有以下几个原则：

1.首选进行危险分层　根据胸痛的风险程度可将其分为致命性和非致命性胸痛。

胸痛的危险分层意义在于：

（1）识别急危重症患者，为快速诊治提供绿色通道。

（2）中低危患者，给予留观或随访，观察病情变化，尽量避免漏诊、误诊。

（3）根据病情完善相关检查，避免检查不完善或过度医疗。胸痛患者的危险分层为医生的诊治提供了初步的治疗原则。

表5-4为胸痛的分类与常见疾病。

表5-4　胸痛的分类与常见疾病

| 分类 | 常见病因 |
| --- | --- |
| 致命性胸痛 | |
| 　心源性 | 急性冠脉综合征、主动脉夹层、心脏压塞、心脏挤压伤（冲击伤）、急性肺栓塞等 |
| 　非心源性 | 张力性气胸 |
| 非致命性胸痛 | |
| 　心源性 | 稳定型心绞痛、急性心包炎、心肌炎、肥厚性梗阻型心肌病、应激性心肌病、主动脉瓣疾病、二尖瓣脱垂 |
| 　非心源性 | |
| 　　胸壁疾病 | 肋软骨炎、肋间神经炎、带状疱疹、急性皮炎、皮下蜂窝织炎、肌炎、肋骨骨折、血液系统疾病所致骨痛（急性白血病、多发性骨髓瘤）等 |
| 　　呼吸系统疾病 | 肺动脉高压、胸膜炎、自发性气胸、肺炎、急性气管—支气管炎、胸膜肿瘤、肺癌等 |
| 　　消化系统疾病 | 胃食管反流病（包括反流性食管炎）、食管痉挛、食管裂孔疝、食管癌、急性胰腺炎、胆囊炎、消化性溃疡和穿孔等 |
| 　　心理精神源性 | 抑郁症、焦虑症、惊恐障碍等 |
| 　　其他 | 过度通气综合征、颈椎病等 |

2.高危胸痛的识别　根据胸痛危险分层，致命性（高危）胸痛主要见于急性冠脉综合征、主动脉夹层，急性肺栓塞等疾病，这些疾病随时可能危及患者生命。如胸痛患者如出现以下征象提示为高危胸痛，需马上紧急处理或抢救：

（1）神志模糊或意识丧失。

（2）面色苍白。

（3）大汗及四肢厥冷。

（4）低血压：血压＜90/60 mmHg（1 mmHg=0.133 kPa）。

（5）呼吸急促或困难。

（6）低氧血症（$SpO_2$＜90%）。

在抢救上述情况的同时，需要积极明确病因，并在条件允许的情况下迅速转诊。无高危临床特征、生命体征稳定的胸痛患者，需警惕潜在危险，应详细询问病史。

3.留院观察或随访中低危胸痛　胸痛伴有下列任一情况者，应该尽快进行监护，并完善相关检查。

（1）长期卧床、长途旅行者，突发胸痛且持续不缓解。

（2）确诊肿瘤、下肢静脉血栓者突发胸痛且持续不缓解。

（3）既往无冠心病史，突发胸痛伴喘憋。

（4）伴咯血。

（5）近4周内有手术，并有制动史。

（6）合并多种心血管病高危因素。

（7）长期高血压控制不佳。

4.查体　要注意血压数值及四肢血压是否对称、有无心脏和外周血管杂音、肺动脉第二心音是否亢进、双肺呼吸音是否对称、下肢周径是否存在不对称、有无静脉炎和水肿等情况。

5.辅助检查　出现急性胸痛时，应根据不同情况选择辅助检查。

（1）心电图：所有就诊胸痛患者均应立即行心电图检查。

（2）心肌损伤标志物：诊断缺血性胸痛的重要指标。如有缺血性胸痛症状或心电图改变的患者，可先给予相应治疗，不能因等待心肌损伤标志物结果而延误治疗时机。

（3）D-二聚体：怀疑肺栓塞患者行此项检查。

（4）血气分析：有条件的社区在怀疑肺栓塞时行此项检查。

（5）超声心动图：可了解心脏大小、室壁运动、心脏功能、瓣膜情况、肺动脉压力等，有助于疾病的鉴别诊断。

（6）计算机断层扫描（CT）：有条件的社区，行增强CT血管成像对急性胸痛尤其是高危胸痛的诊断及鉴别诊断有很大帮助。

6.紧急处理　包括保持气道通畅、心电监护、吸氧、建立静脉通道、维持呼吸与循环稳定、止痛等对症处理和药物治疗。如病因不明，应重点对症支持处理。严重低血压时可静脉滴注去甲肾上腺素0.05~0.40μg/（kg·min）或多巴胺5.0~20.0μg/（kg·min）。如病因明确，应尽早给予原发病药物治疗。无禁忌应给予抗血小板、抗凝、吗啡镇痛、硝酸酯类药物等治疗。急性肺栓塞主要是血流动力学和呼吸支持，并抗凝。主动脉夹层紧急治疗的原则是有效镇痛、控制心率和血压。①镇痛：适当肌内注射或静脉应用阿片类药物（如吗啡、哌替啶）。②控制心率和血压：静脉应用β受体阻滞剂（如美托洛尔、艾司洛尔等）是最基础的药物治疗方法，对于降压效果不佳者，可在β受体阻滞剂的基础上联用一种或多种降压药物，目标为控制收缩压至100~120 mmHg、心率至60~80次/min。张力性气胸需尽快排气，紧急情况下可用大号针头进行胸腔穿刺直接排气，然后再采用闭式引流排气。

7.转诊　对于危重型急性胸痛患者或原因不明确者，要求在最短时间内将其运至具有救治能力的地点接受最佳治疗。但在新型冠状病毒感染防控期间，应遵循传染病防控原则优先，充分利用区域协同救治体系所建立的远程医疗网络，使急性胸痛患者尽早明确诊断并采用风险—效益比最大化的治疗手段，原则上以就地诊疗为主，尽可能减少转运以降低新型冠状病毒感染传播风险，只有当首诊医院不具备基本诊疗条件时方转运至其他医疗机构。

社区医疗机构在按照上述的分诊流程对胸痛患者进行诊治后，如有确实需要紧急转运至上级医院的患者，例如STEMI患者溶栓不成功或者存在溶栓禁忌证、经保守治疗难以稳定的极高危的NSTE-ACS患者、需要急诊介入治疗或者外科手术的主动脉夹层患者等，可以与上级医院沟通进行转运事宜，在明确排除新冠肺炎后可以按照常规流程转诊。

对于疑似/确诊新冠肺炎合并胸痛患者需要转运时，负责转运的医护人员应在二级以上传染病防护条件下进行转诊，有条件的地区最好执行三级传染病防护标准。

对于急性胸痛诊断不明确需要转运至上级医院进一步确诊的患者，在尚未明确诊断或者排除新冠肺炎之前，应按照疑似病例的感染控制要求转运，转运至具备急诊介入治疗能力且为新型冠状病毒感染定点医院的急诊科/发热门诊进一步评估，不宜绕行急诊。因各地区转运模式和具体方法不尽相同，建议各单位结合本院实际条件以及转诊路径，进一步制订细化的转运方案及流程。

**（二）急性脑卒中**

1.识别脑卒中　若患者突然出现以下任一症状应考虑脑卒中的可能：

（1）一侧肢体（伴或不伴面部）无力或麻木。

（2）一侧面部麻木或口角歪斜。

（3）说话不清或理解语言困难。

（4）双眼向一侧凝视。

（5）单眼或双眼视力丧失或模糊。

（6）眩晕伴呕吐。

（7）既往少见的严重头痛、呕吐。

（8）意识障碍或抽搐。

2.区别缺血性及出血性脑卒中　急诊平扫CT可准确识别绝大多数颅内出血，并帮助鉴别非血管性病变（如脑肿瘤），是疑似脑卒中患者首选的影像学检查方法。

3.评估病情严重程度　用卒中量表评估病情严重程度，主要应用以下量表：《美国国立卫生研究院卒中量表是目前国际上最常用量表》、《中国脑卒中患者临床神经功能缺损程度评分量表》（1995）、《斯堪的纳维亚卒中量表》。

4.急诊救治　在一般治疗基础上（吸氧、调整血压、血糖等），根据患者发病时间及病情严重程度，结合相关指南及共识，对于缺血性卒中患者判断溶栓、机械取栓及介入治疗等适应证与禁忌证，给予相应处理。对于出血性卒中根据出血量、出血部位及病情严重程度，判断内科治疗及外科治疗适应证与禁忌证，给予积极治疗。

5.转诊　作为社区，有些治疗措施无法实施，应及时联系上级医院，办理绿色通道转诊。

新冠肺炎疫情期间，对于患者的诊治，要实行分流诊治及制订诊治流程。对于普通患者，按普通门诊及转诊方案实施救治。疑似新冠肺炎合并急性脑卒中者，单间病房隔离治疗，并行胸部CT、血常规等相关检查，亦可转运至新冠肺炎定点医院诊疗。对确诊新冠肺炎患者合并急性脑卒中者，转运至定点医院新冠肺炎病房诊治。

转运过程中医护人员等密切接触者实施三级防护，注意患者接触的相关物品、器械、场地等按照相关规定进行严格消毒。

新冠肺炎防控期间，仍会有一些患者出现急症的发作，会给患者带来紧张、焦虑的心情，甚至会威胁患者的生命。社区医生是我们居民健康的"守门人"，是许多患者的首诊医生，因此，在急症面前，我们要用医学知识的火眼金睛，揭开急症隐藏的轻重缓急，积极进行救治，同时，又要在新冠肺炎疫情防控下做好分流诊治，保护患者及我们的医护人员，避免传染及交叉感染，为我们社区的居民健康严防守护。

# 第十九节　疫情期间社区保健

为防控新型冠状病毒感染的肺炎疫情传播和扩散，保障人民群众的健康，中国保健协会认真贯彻落实习近平总书记关于疫情防控的系列重要指示精神，按照党中央、国务院关于疫情防控工作部署要求，以降低疫情和发病风险为出发点，以提升国民健康素养为落脚点，从行业角度，围绕保健方法、营养膳食、运动锻炼、心理调节、卫生防护、健康干预等方面，制定了《防控新型冠状病毒肺炎的保健建议》，帮助公众科学认知和实践，共同打赢疫情防控阻击战。

## 一、保健方法

（1）减少出行，特别是不要前往疾病正在流行的地区，不要接触疫区人员，最大限度阻断疫情蔓延。

（2）避免到人员密集的公共场所活动，尤其是空气流动性差的地方，例如公共浴池、影院、商场、车站、机场、码头、展览馆等。

（3）不要接触、购买和食用野生动物，避免前往售卖活体动物（禽类、海产品、野生动物等）的市场。

（4）保持个人和家庭卫生，戴口罩、勤洗手、多消毒（熏醋达不到消毒效果）。

（5）身体不适需要就医时，不恐慌、不拖延，做好个人防护和衣物用品的消毒，谨遵医嘱。

（6）加强营养，保证睡眠，适当锻炼，科学选择保健品，促进个人免疫力和抗病能力提升。

## 二、营养膳食

（1）坚持每日食用富含核酸、蛋白质类食物，如大豆类、瘦肉类、鱼虾、鸡蛋、新鲜深色果蔬。

（2）保证充足开水、牛奶和淡茶水饮用，多次少量，促进代谢。

（3）以谷薯类和适当杂粮为主食，保证身体热量、膳食纤维和维生素。

（4）不食野味，且切割生食和熟食所用刀具、案板要分开使用。

## 三、运动锻炼

（1）运动要适量适度，不可突击锻炼，感觉不适要及时休息调整，并注意锻炼后的保暖。

（2）疫情期间以居家运动为主。通过热身、动态拉伸、间歇性跑跳训练、静态拉伸及放松，促进呼吸、关节、肌肉等状态的保持，时间以30~60 min为宜。

（3）平时不常运动人群，应适当延长热身和放松时间，并缩短强度间歇训练时间。老年人群训练时，要放慢节拍以降低强度，不做或少做弯腰和需要上肢来支撑全身重量的动作。

（4）在做好个人防护的基础上，保持适量户外活动（避免聚集活动），增加光照时间。

## 四、心理调节

（1）面对各种渠道信息轰炸式输送，首先要建立正向思维，积极面对，不要只往坏处看，注意甄别真伪，不传谣、不盲从。

（2）焦虑、恐慌、烦躁情绪都是自然、正常反应，不必自我压抑、强求镇定，应通过有序规划时间来疏解，如维持作息规律，划分工作、休息、家务、娱乐时段来分散注意力。

（3）建立情绪支持系统，保持外界沟通和社会联系，如经常与亲朋好友、同事打电话、发微信，在共鸣中增进彼此安慰和安全感；看书、听音乐、在线观看休闲励志类电影，放松心情；以文字、照片形式写实和记录生活，平复心理。

## 五、卫生防护

（1）前往公共场所、乘坐公共交通或就医时，佩戴医用外科口罩或N95口罩。建议2~4 h更换一次，如口罩变湿或粘到分泌物也要及时更换。丢弃口罩时应将口罩外侧即被污染面对折，装入密封袋再放入有害垃圾箱。

（2）保持手部卫生，避免接触口、眼、鼻，减少手对公共场所的公用物品和部位接触，洗手时注意清洁手掌、手背、手指和指缝。

（3）居室、办公场所要勤开窗、常通风、及时清理垃圾，有条件的建议使用带有杀菌功能的空气净化产品。

（4）家庭成员不共用毛巾，勤晒衣被，保持家居、餐具、内外衣卫生，推荐使用含酒精、氯、过氧乙酸的消毒剂，每天清洁、消毒经常触碰的物品和卫浴表面。

（5）主动做好健康监测，自觉发热时要主动测量体温，不带病上班和外出，若出现新型冠状病毒感染的可疑症状应及时就医和隔离。

## 六、健康干预

1.忌滥用抗生素　抗生素是用于治疗细菌感染的，新型冠状病毒感染的肺炎病原体属于病毒，服用抗生素不仅没有预防和治疗效果，反而可能发生药物不良反应。

2.忌乱服中药　中医特点是辨证施治，不分症状及湿、热、虚、寒，脱离辨证施治乱服中药，都有可能与防病治病背道而驰，且所有药物都有禁忌，擅自服用将带来难以预料的副作用。

3.忌病急乱投医　病毒疫情没有特效药，即便疫苗也需经长期、大样本临床验证才可上市，切不可偏听偏信，大病、慢性病及体弱多病人群更需加强防护和营养，降低发病风险。

4.提倡科学服用保健食品　如需服用，要认准国家批准的保健食品，并按照产品说明书使用，注意适宜人群和不适宜人群、服用量的标示。

5.提倡科学使用保健用品　从日常生活和工作的健康微环境角度，使用经质量检测和效果验证的消杀用品、净化产品、保洁器具、健身养生器材，加强预防保健。

6.提倡科学健康管理　形成常态健康监测，从治已病迈向治未病。健康素养和定期监测为个人健康管理提供了基础，符合健康中国战略。

# 第二十节　疫情期间疫苗接种

疫苗是儿童和成人获得被动免疫的有效措施，对一些传染性强的严重疾病，及时接种疫苗不失为一种有效降低感染率、病死率的有效手段。但是，在疫情严峻期间，外出活动会增加感染的风险。各种疫苗的接种根据当地实际情况进行，必要时暂缓接种或者暂停接种。

随着新冠肺炎疫情防控工作的深入开展，我国疫情形式呈现总体平稳、稳中向好态势，市民对儿童预防接种的需求日益增加。根据北京市疾控中心及中华医学会《新型冠状病毒肺炎流行期间预防接种参考指引》（第一版）建议，针对疫情期间孩子疫苗接种的问题，强调以下几点。

## 一、统筹安排，预约接种

在疫情基本控制的地区，对于部分接种需求强烈的群众，根据接种场地大小，可以分批预约，统筹安排，错时接种，全天开诊，持续开展"一对一"的预约式接种服务。

## 二、 疫情期间免疫规划疫苗推迟接种的建议

以下建议仅适用于当前新型冠状病毒感染肺炎的流行期间。

1.卡介苗　4周岁之前的任何时间完成接种均有效。

2.乙肝疫苗　建议1周岁之前完成三剂次接种，每剂次间隔至少28 d，超过1周岁接种同样有效。

3.脊髓灰质炎疫苗、白喉和破伤风联合疫苗　建议最好按照免疫规划程序完成三剂次基础免疫，但1周岁之前任何时间完成三剂次均有效，每剂次间隔至少28 d。

4. A群流脑多糖疫苗　建议最好按照免疫规划程序完成，但1周岁之前任何时间完成两剂次接种均有效，每剂次间隔3个月。

5.麻疹、风疹联合疫苗/麻疹、腮腺炎和风疹联合疫苗　建议最好按照免疫规划程序完成，但1周岁之前任何时间完成一剂次接种均有效。

6.乙脑疫苗、甲肝疫苗　建议最好按照免疫规划程序完成，但2周岁之前任何时间完成一剂次接种均有效。

## 三、 推迟疫苗预防接种是否影响孩子健康

延迟接种一般不会影响疫苗接种效果。按照国家《预防接种工作规范》及疫苗说明书，家长们可在预防接种门诊恢复服务后前往补种即可。补种时，对于多剂次接种的疫苗，补足未完成剂次即可，无须重新接种。

## 四、受种者及其监护人有以下情形之一的不予接种

（1）接种前在本地居住生活未连续达到1个月及以上的。

（2）1个月内与新冠肺炎确诊患者、疑似患者及其密切接触者有接触史的。

（3）有发热（体温超过37.3 ℃）、咳嗽、腹泻等症状者。

## 五、疫苗接种前

（1）医疗机构要保持接种门诊环境清洁，加强必要的通风。接种室应做好消毒并增加消毒频次。

（2）为避免等候时间过长，减少与他人接触的机会，接种前家长可拨打预防接种证上预留的联系电话进行预约，并主动如实告知儿童近期旅居史及孩子的身体状况。实施错峰预约。接种机构要合理安排接种人数，减少人群密集度。做好接种环境的疏导工作。

（3）接种当天应测量体温，确认儿童健康状况，如出现体温≥37.3 ℃、严重湿疹、腹泻等情况，请不要前往预防接种门诊，应另行预约接种时间。

（4）接种当天应给儿童穿宽松且容易穿脱的衣服，家长必须佩戴口罩，做好自身防护。

## 六、疫苗接种期间注意事项

（1）儿童及其家长应按照预防接种门诊要求，测量体温后方可进入门诊。

（2）在接种门诊内应与其他儿童及家长保持1 m以上距离。

（3）协助登记台工作人员核对相关信息，如实提供近期健康情况。

（4）接种中要尽量注意儿童保暖，接种完成后尽快为儿童穿好衣服。

（5）接种后，应在门诊指定区域观察30 min后离开。

（6）接种单位的医务人员接种时及提供服务时应佩戴医用口罩，勤洗手。对于接种单位环境经常被人群触摸的部位（如门把手，电梯间等）要加强消毒。

## 七、疫苗接种后的注意事项

（1）给儿童接种疫苗之后，不要着急回家，要在接种现场至少休息30 min，如果儿童出现有不良的反应，就可以及时请医生予以治疗。

（2）接种以后，注射当天不要给儿童洗澡，一定要保证接种部位的清洁，防止局部感染。最好给儿童穿干净、松软的衣服，要防止抓挠。

（3）儿童接种以后，可能比平时闹一些，家长要多抱一抱哄一哄，让其忘记身体的不舒服，一定要多休息，不要做一些剧烈的活动。

（4）个别儿童会在24 h内体温升高，回家以后一定要多喝水，以降低体温和促进体内代谢产物的排泄，以防高热。

（5）家长一定要严格按照规定的时间进行接种，不能半途而废，也不能任意提前或者推迟，接种次数更不要增加或者减少，时间一定要准确，如果因为粗心错过了规定的接种时间，或者儿童有特殊情况不能按时注射，一定要向医生说明情况，然后再定其他时间注射。

## 八、儿童接种后出现的常见反应和局部反应

常见反应：发热、恶心、呕吐、精神不振、腹泻等。

局部反应：红肿、硬结、瘙痒，严重的还可能出现脓疮，甚至溃疡。

## 九、接种后发热的处理方法

（1）如果体温在38.0 ℃以下，可以先在家里进行护理，让儿童多喝一些白开水，多吃一点清淡的饮食。注意休息，一般2 d以后会自然消退。

（2）如果儿童的体温在38.0 ℃以上或者全身反应在3~4 d以上，应该尽快送去医院治疗。

## 十、何时全面恢复预防接种服务

随着新型病毒肺炎疫情得到有效控制，将逐步恢复正常的预防接种工作秩序。在没有全面开展预防接种前，将继续加强对全市预防接种工作的技术指导，严格要求预防接种门诊做好接种场所通风和消毒，做好个人防护。

# 第二十一节　疫情期间居民心理干预

发生新型冠状病毒肺炎疫情后，各地人民群众受到疫情影响，一部分人出现心理行为问题，在此形势下，国家卫健委提出针对不同人群的心理健康状况提供适宜的心理健康宣教和危机干预服务，以帮助公众科学、理性地对待疫情。

## 一、新冠肺炎疫情下的心理问题及原因

*1.疫情引发的心理问题及需求*　目前，尚无大规模的流行病学数据显示当下疫情引发的主要心理问题是什么以及不同人群的主要心理问题是什么。但是，过去的很多研究和危机干预经验都提示新冠肺炎疫情对公众而言是一种高强度的紧张性生活事件，是引发个体生理、心理紊乱的重要应激源。在这样一种应激状态下，人们内在的身心平衡状态被打破，容易出现各种各样的身心反应，包括紧张、害怕、担心、焦虑、失眠或多种躯体不适。伴随心理应激反应，人们的外在行为也会发生变化，如逃避与回避、退化与依赖、敌对与攻击行为、无助与自怜，这是机体为了缓冲应激带来的影响，摆脱身心紧张状态而采取的应对行为，以适应环境的需要。

当然，不同时段、不同年龄、不同工作或生活环境中的人群，出现的心理问题、表现方式都不一样。如对普通公众来说，居家隔离时产生孤独、无助感，增

加了对未来生活、工作、学习等的担忧，还增加了继发的心理应激源。对新冠肺炎疑似或确诊人群来说，该病具有发热、胸闷、呼吸困难等痛苦症状，加之住院后在隔离环境中不能及时得到亲友的情感支持，不少患者出现焦虑、恐惧、抑郁甚至绝望情绪。确诊患者的家属，一方面因为自己是密切接触者，担心被感染，容易出现焦虑、紧张、害怕、愤怒、失眠等身心症状；另一方面因为不能及时照顾患者而存在自责、内疚和埋怨等负面情绪。一旦患者死亡，其家属还可能出现愧疚、自责以及极度悲伤的痛苦情绪，对亲人的逝去无能为力，为自己的幸存而感到罪恶。对一线医务人员来说，特别是隔离病房的医护人员与确诊患者、重症患者密切接触，担心自身及同事被感染，担心累及家人，特别是家中还有孕妇、老人和小孩的，这种担忧更为明显，加之持续的高强度工作，容易出现身心疲惫。

2.上述心理问题产生的主要原因　不同的人群、不同心理问题产生的原因各异。对公众而言，疫情本身的特殊性直接导致了人们的心理危机状态。从2019年12月首次报道有"不明原因肺炎"，在一个多月的时间里就快速发展为全国蔓延势态。为加强防控、强化隔离，全国多地启动重大公共卫生事件一级响应，人们的生活发生急剧变化，要求少外出、戴口罩、勤洗手、加强检疫等措施以利于防控，同时也增加了人们应急性压力和紧张感。当然，在危急状态下，人们出现的各种身心反应常常是适度的、一般不会持续太长时间，是合理的正常反应。随着时间的推移、疫情的解除，这些身心反应都会自然缓解。但是也有一些人表现出较严重的身心反应，持续时间长，明显影响日常生活和社会功能，甚至达到了焦虑症、抑郁症、创伤后应激障碍等精神障碍医学诊断标准。而这类人群除了上述社会因素以外，个人的家族遗传史、不良性格特征以及缺乏良好的社会支持也是诱发这些精神障碍的重要因素。在治疗这些疾病时，通常需要采用生物—心理—社会的综合干预方法。

## 二、新冠肺炎疫情心理危机干预重点及工作方式的转变

如前所述，在危急状态下，人们普遍会产生各种各样的身心反应，而心理危机干预则是对处于心理危机状态的个体及时采取各种危机干预技术以稳定其心理状态、尽快恢复其身其心平衡和阻止严重精神障碍，避免极端行为如自伤自杀、暴力伤人等发生。结合新冠肺炎疫情特点，当下心理危机干预应着重考虑如下工作重点及工作方式的转变。

1.注重科普宣传和公众干预　此次疫情传播速度之快、影响人群之广、影响心理之深远，是目前人类始料未及的。面临如此巨大的心理需求，如何告知民众

理解和接纳危机状态下的焦虑、紧张和恐惧情绪，如何让民众的情绪保持稳定而不慌乱的心理行为状态，加强科普宣传，及时通过多种渠道、多种形式向广大民众告知心理卫生的一般知识、心理减压和心理自助的技巧和方法就显得尤为重要。并且，很多民众的恐惧、恐慌情绪就来自对新冠肺炎疾病本身的"未知"，以及疫情信息的漫天"轰炸"和不确定，于是更需要通过权威媒体、权威机构、权威专家发布权威信息，这样不仅可以增加信息的透明度，更增添了公众的信任感、安全感和确定感，从而有效减少民众的恐慌情绪。

2.关注确诊患者、一线医务人员等重点人群　按照国家《新型冠状病毒感染的肺炎疫情紧急心理危机干预指导原则》，确定目标干预人群分为四级，干预重点应当从一级人群开始。一级人群包括确诊患者、一线医护人员、疾控人员和管理人员等；二级人群包括隔离人群（密切接触者、疑似患者）、到医院就诊的发热患者。要及时评估他们的心理健康状况、了解他们的心理需求和心理困惑，及时识别出心理高危人群，有针对性地拟订心理干预方案，动态评估干预的效果，做好记录和随访工作。对有极端自伤自杀或伤人毁物风险的个体，在对方知情同意的情况下，应及时报告其家属及相关部门负责人，分析原因并协调更多资源予以协助干预。

3.注重心理热线、网络问诊等在线咨询服务　鼓励有心理问题和心理服务需求的民众积极使用心理热线、网络问诊进行在线咨询和问诊，不仅可以减少民众往返医院的交通和时间成本，方便来访者，让其足不出户就可以享受优质便捷的咨询服务，更重要的是减少了民众出行使用公共交通工具和去医院就诊时的交叉感染风险。同时，心理危机干预利用远程方式有多项优点，如公众不愿透露隐私、网络普及范围广、获取途径方便、经济实惠、具有时效性、方便保存和回放等。

4.注重当下和远期疫情心理需求评估　任何危机干预工作的启动都是基于心理需求的评估。评估的目的就是找出最脆弱的群体或个体，根据这些人群的心理特点推荐最优先干预的形式和方法。根据《新型冠状病毒感染的肺炎疫情紧急心理危机干预指导原则》，需要心理干预的确诊患者主要包括隔离治疗初期患者、隔离治疗期患者、居家隔离的轻症患者，发生呼吸窘迫、极度不安、表达困难的患者。建议前三类患者可以积极开展自助心理干预，促进身心康复，症状严重（发生呼吸窘迫、极度不安、表达困难）的患者应当由专业精神心理医生提供辅助心理干预。

### 三、心理健康自助监测

1.**心理自助与疏导**　监测和识别自己当下的心理状况是开展自助心理干预的基础，针对可能出现的精神心理问题，需要对自己的情绪反应进行监测、识别和评估。如果能够主动且有效地监测和识别自己在何时、何种情境、有何种情绪反应，就能增强对自身心理状况的掌控能力。由于每个人的个性、经历、健康知识素养不同，病情的严重程度、所处的病程阶段也不同，所以患者对心理状况进行觉察、表达的能力都不尽相同。因此，建议对此加以注意，根据自身的情况调整，监测和识别有无心理方面的问题。

（1）心理监测的内容：在早、中、晚三个时间点，分别利用1~5 min的时间，完成对情绪反应的心理监测。

（2）心理监测的频率：根据病情严重程度确定心理监测的频率和时间。避免抱有过高的期望值来进行监测，如果无法完成目标，反而会带来挫败、抑郁、担忧等情绪，即使每周能完成1 d，都有助于更好地了解心理健康状况。建议隔离治疗期患者每周监测3~5 d。

（3）心理健康状况的识别与评估：在《心理健康状况自助监测表（患者版）》中找到你能够监测到的具体反应，如果有表中并未涉及的反应，也可以自行添加；和医生、同病房的患者、亲友等交流，有助于更加准确地识别。从0到100对自己的情绪反应进行主观评分，0表示没有或者很轻微，100表示非常严重，已经是自己认为最严重的情况，评分没有对错之分，根据自己的主观体验进行评分，每个人可能并不相同，这都是正常的。

2.**心理健康状况的自助应对**　不同人群可能存在的心理健康问题不尽相同，自助应对方式也会有所不同，本书后面章节有分别阐述。

3.**心理干预**　如果监测到自己的心理状况持续恶化，如严重的失眠、焦虑、抑郁等，而且无法通过自我调适得到改善和缓解，可以尽快向专业的精神科医生或心理治疗师寻求帮助。如果经过专业心理评估，需要转诊者，应及时进行精神科干预，必要时进行精神科药物治疗。

### 四、确诊患者的心理自助应对

1.**正视疫情信息**　理性、客观认识疫情的信息，可以帮助稳定自己的情绪状态，避免因片面、不实、情绪化的疫情信息引起情绪的波动。

（1）回顾自己近1 d内接触的疫情信息，是否关注到新型冠状病毒感染的肺炎患者的危重症病例比例、死亡率、治愈率，死亡或危重病例的躯体状况，治愈患者的躯体状况。

（2）回顾自己近1 d内接触的疫情信息，是否关注到新型冠状病毒感染的肺炎的具体危害，对夸大风险、渲染威胁的信息保持一定的质疑，将接收到的信息与国家媒体、医生宣传的信息进行对比。

2.适度活动、情绪宣泄　尽管自己的生活空间受到了限制，但仍然需要通过安排一些活动来获得对生活的掌控和愉悦的感受。当自己悲伤、低落时，或者因为恐慌而时刻关注着疫情的发展和自己病情的变化时，就需要通过安排更加丰富的活动来防止情绪的进一步恶化，这也可以改变消极的情绪。

（1）回顾自己近期的日常生活，是否存在活动较少的情况，比如：每天卧床时间多于8 h（特殊的医疗要求除外），活动次数少于3次，长时间看手机等，这时可以安排比如每天走2 000步、打太极拳或八段锦、完成三项家务、读书、听音乐等活动。

（2）如果觉察到自己的情绪变化，就需要寻找合理的途径宣泄情绪，允许自己表达脆弱。可以每天用5~10 min，将当时想法和感受写下来；给家人和朋友发微信、语音、视频倾诉；听喜欢的音乐、画画等；如果感到难过、悲伤、绝望，也要允许自己哭泣。

3.营造安全感　尽管疫情依然很严峻，存在很多未知的风险，但是通过积极关注，可以帮助自己重建安全感，可以更有力量地面对与疾病的这场"战斗"，缓解疾病带给自己的心理压力。

（1）第一步：当你被隔离在家或者住院的时候，可以尝试观察和关注所处环境中能够带给你安全感的信息，比如：严格防控的住院环境、积极响应的医护人员、自己实施的防护措施、国家和社会对疫病治疗的物质支持、症状所得到的部分改善、心理压力的减轻。

（2）第二步：重复告知自己这些已经找到客观存在的安全信息，不断地暗示能够调整我们对灾难化、绝对化的消极认知。

（3）第三步：注意体会当自己完成前面两个步骤的时候，自己体会到的安全感所发生的变化，这种变化可以是很轻微的，也可能是强烈的。

4.保持放松　如果想使自己保持平静，请使用简单的方式，例如：深呼吸，从1数到4，然后缓慢地呼气。正念冥想被证实可以提高人的免疫力，促进康复。手机里有关于冥想的APP，可以每天花点时间练习，回到当下，关注呼吸，将注意力锚定在腹部、鼻腔，或者双脚与地面的接触，进行自然而缓慢的腹式呼吸，疏解压力，改善情绪。

具体的步骤：

（1）第一步：合上双眼，用一个舒服的姿势平躺或者坐着，轻轻闭上嘴，用鼻子缓缓吸气，心里默念"吸"。吸气的时候不要让胸部感到过度的扩张和压力。

（2）第二步：用鼻子缓缓地呼气，心里默念"呼"，呼气的过程不宜过快。

（3）第三步：在反复的呼吸过程中，尝试将注意力放在自己的呼吸上面，感受气流与鼻腔之间摩擦的感觉、鼻腔内温度的变化。

（4）第四步：重复前三步，保持5~15 min，如果这个过程中注意力无法一直集中到呼吸上，这是很正常的，不必为此勉强或自责。

5.接纳心理反应　人们对于突如其来的未知会感到焦虑、恐惧、愤怒、无助等，甚至有的人会出现心慌、头昏、胸闷、出汗、颤抖等生理反应，这些都是人们面对重大危机事件时的正常心理反应。当你开始尝试监测和识别自己心理反应的时候，尝试着接纳自己的情绪、生理反应，允许这些反应的出现，而不是否认和排斥。接纳当下发生的一切，积极的改变自然就会发生。如果急于摆脱自己的焦虑，比如：要求医生重新检查，反复上网查阅资料，反复地洗手和清洁，甚至酗酒或者抽烟，虽然可以让我们感受到暂时的"安定"，但无助于真实地改善焦虑的情绪，反而容易形成"依赖"。建议当自己出现了焦虑情绪的时候，可以选择耐受这种焦虑，并等待其自然的平复，当反复耐受焦虑之后，同样的情境诱发的焦虑水平就会减轻。此外，也可以选择采用放松技术来缓解焦虑。

6.保持人际联系、激发内在力量　虽然接受治疗时，被隔离在有限的空间内，但是内心要和外界保持连接。

（1）回顾自己近期与亲友的联系频率，是否少于每天1次。建议每天至少保持1次与家人或朋友打电话或发微信，从他们那里获取支持，汲取温暖和力量，增强战胜疾病的信心，即使是5 min的问候，也有支持的作用。

（2）回想自己以往是否遇到过类似的困境或挑战。思考当时是如何成功应对的，是否有一些策略可以应用到现在，调动内在资源，增进积极情绪，提升心理弹性。

7.必要时心理干预　如果通过各种自助应对措施，仍无法摆脱心理健康问题，则应当及时向医生求助，进行心理干预。

## 五、疑似患者的心理自助应对

1.正常作息　保证饮食营养和睡眠充足，若有潜在接触史应积极就诊，自我

2.觉察自己的内心　"新型冠状病毒肺炎"相关的爆炸信息激流,使我们产生了巨大的焦虑感和无力感。对于疑似患者人群,更需要的是放下手机,适当地与网络保持距离,留出足够的时间去倾听自己内心的声音,去觉察自己的情绪。可以通过以下的自我对话进行内心的自我觉察和探索:

此时此刻,我是什么样的心情?我很担心?我很害怕?我很愤怒?还是我很难过?

我很担心,那我是在担心什么?我很害怕,我在害怕什么?

如果用一幅画代表我现在的情绪会是什么?如果用一首歌曲又会是什么?

3.自我情绪调节,放松减压　当我们开始去觉察自己的情绪时,我们会发现在不断刷手机、坐立不安、烦躁易怒的背后可能是我们对病毒的恐惧,对自身健康的担心,对未来的不确定,对他人、对社会的愤怒,面对我们的焦虑、恐惧和愤怒,我们可以做什么?最好的应对策略是去接纳我们的焦虑、恐惧和愤怒,这些情绪是我们在面对压力和危险时的正常反应,适度的焦虑有助于我们提高自身的警觉水平,有利于我们个体的生存和创造。如果焦虑、恐惧超过一定水平,影响到我们的生活,那我们可能需要进行情绪调节,以下是有助情绪调节的小技巧:

(1)觉察情绪及想法,建立友善的自我对话。我们的焦虑、恐惧,很多时候和我们的灾难化想法有关,面对疫情时,我们的生存本能会让我们不由自主地出现很多闯入性的担忧和联想:"我被传染上新型冠状病毒肺炎了,我会不会死?我的家人怎么办?他们也被我传染了,我自作孽不可活……"。这个时候也许我们需要去问一问自己:"我的想法符合现实吗?""如果不符合,那符合现实的想法是什么?支持和反对这个想法的证据是什么?除了我现在想到的可能,还有其他的可能吗?""如果我的想法符合现实,那这些想法对我有什么影响?是帮助我解决目前的困难还是让我变得更加害怕,让我束手无策,坐卧难安?如果我的朋友处于和我现在一样的处境,我会和他说什么?"人的想法和信念对身体和心理都有很强的暗示作用,给自己一些积极的心理暗示,可帮助身体更好地恢复健康。

(2)着陆技术。如果你发现自己极度担心或焦虑,或许你可以观察你所处的环境,有什么颜色的物体?或是什么形状的物体?将注意力带回到当下,聚焦此时此刻。或许你也可以想一个你深爱的或者深爱你的人的面容,也可以哼唱你喜欢的童年歌曲,或者对着镜子给自己一个微笑。

(3)呼吸放松。每天早晚各花3 min的时间尝试让自己慢下来,进行腹式呼吸，把注意力带到呼吸上，用鼻子深而短地吸气，用嘴巴非常缓慢地呼气，一边呼吸一边和自己说："随着我的每一次呼吸，我的身体很放松。"

（4）身体减压。通过改变身体的姿势来给自己的身体进行减压放松，例如：做手指操、颈部操、八段锦、瑜伽或泡个热水澡等。

4.丰富生活　享受安静的独处时光，丰富自己的生活，转移注意力。任何事情都有正反两面，疑似患者被隔离可使患者暂时远离喧嚣的人群，享受短时的独处与离别，也许可以看看想看的书和娱乐节目，听听喜欢的音乐，或者做手工、织毛衣、绘画、搭积木等。

5.建立人际连接　虽然我们被居家隔离或留院观察，但这并不意味着我们与他人的关系也要"被隔离"。我们可以用电话、短信、微信或视频方式加强与亲友的交流。尽可能找谈得来的人交流，找能谈私人话题的人交流。与人交流即是释放，是最有效的舒缓情绪的方式，也是最重要的维持情感联系的方式。

6.寻求专业指导　当你通过自我调节而无法缓解负面情绪，内心充满恐惧和焦虑，并影响睡眠和饮食时，建议你寻求精神科医生、心理治疗师等专业人员的帮助。

针对确诊病例密切接触者所出现的一系列心理行为困扰，预防或自助的原则，是在做好自身和对他人防护的前提下，努力掌握疾病及心理相关的科学信息和知识、培养积极和乐观的心态、主动转移注意力或寻求支持，并服从疫情防控大局安排。具体措施如下：

（1）相信现代科学，增强对政府和医护人员的信任感，遵循隔离或观察的相关要求，做好日常生活调整的充分准备。

（2）了解自己染病或者被排除的各种可能结局，做好相应的思想准备。事实上应激情绪是人类面对危机时的自然反应，其在一定程度上让个体较好的应对或回避危机事件，我们无须因为产生了焦虑、抑郁等应激情绪反应而觉得自责和自我贬低，那是人类心理正常功能的体现，我们需要接纳这些情绪的出现。

（3）培养从不同角度理解事物的能力。由于接触患者而被隔离观察本身只是一个事件，但不一定就是坏事，我们其实可以将其利用和转化。自己被隔离带来了哪些积极变化呢？是否使自己和家人待在一起的时间变长了呢？是不是因为不得不在家，内心变得明确且踏实了呢？想象自己过去是否遇到相似的困难，当时是如何走出困境的？那时的困难给了你哪些积极变化？这些问题都可以试着思考一下。

（4）在尚未确定的现实情况下，保持坦然的心态，规律生活，保证休息，提升身体抵抗力。在充分了解疾病相关知识和信息后，尽量不要再反复或者过分地去寻求额外的信息，努力减少与之有关的信息负荷。维持日常的作息和兴趣爱好，可以适当增加一些兴趣活动，如体育锻炼、唱歌、玩游戏等。

（5）在不增加心理负担的前提下，积极寻求心理支持和专业帮助，比如拨打心理热线电话等。可以通过"健康中国""12320"、省级健康平台、心理危机干预热线和多种线上手段获得心理咨询帮助。如果发现自己已经出现严重心理问题无法自行解决，应及时去专业机构诊治。

（6）对于较为严重的焦虑、抑郁等问题，经过评估后可以进行专业的疏导，包括认知行为矫正、放松疗法、正念冥想、森田或内观疗法、团体心理治疗（对有相同问题的多人）等。

（7）已经明确诊断为焦虑、抑郁、疑病等障碍者，应当在专科医疗机构接受治疗，除心理干预外，可能还需要相应药物干预，包括各类抗焦虑药物、抗抑郁药物等。

## 六、普通大众的心理自助应对

1.正确认识自己的心境反应　首先我们需要确认的是，传染病暴发的确会给我们带来巨大的压力，甚至造成心灵的创伤，产生一定的消极情绪是十分正常的。即使发现自己出现了一些平时不常出现的心情，也不必视之为洪水猛兽，不必对此有过多的心理负担。我们会发生这些改变都是正常的。接纳这些情绪有助于我们更好地生活、应对疫情。

不过，这并不意味着我们就可以对可能有的负面心态听之任之，要对自己的心理状况有一定的监控。我们可以关注自己是否沉浸于某种消极情绪中难以自拔，自己对于疫情的看法、信念是否有不合理之处，自己的生活习惯、行为轨迹是否出现了不必要的过大波动。总之，应将自己的状况和最有利于抗击疫情的行为模式进行比较，并及时调整。

2.恰当心态对待疫情信息　在这样的关头，更要对疫情做到"心中有数"，认真看电视节目和正规媒体关于新型冠状病毒的报道，了解病毒性质，掌握流行情况，不轻信某些传言。要相信政府公开的信息，要对政府的防疫工作保持足够的信心。也要认真了解相关的科学报道，相信科学研究对治疗疾病的根本性作用。另外，在报道越来越多的情况下，应对此事重视，但不因频繁报道而产生恐慌心理。要化恐慌为认真、科学、适度的个人防护。只要认真做好防护了，就不必再有更多的担心。

3.积极和相关人士展开沟通　当今社会，在人们选择闭门不出时，可能感到孤独。一方面，我们可以通过电话、互联网多与家人、朋友交流，相互鼓励、沟通感情，加强心理上的相互支持；另一方面，我们也可以和有相似情况的同仁联系，尤其是疑似患者、确诊患者接触者等，在隔离观察的过程中，也可以互相倾听，建立新的连接，构建心理抗疫同盟。

4.维持稳定健康的生活方式　虽然活动范围受到限制，我们仍要积极地看待生活，尽可能维持原有的规律作息，按照原来的节奏生活，按时起床，在家里学习、办公，按时吃饭，按时休息，让自己回到正常的生活轨迹。规律、掌控感是应对焦虑恐慌的良药，在此基础上，还要建立良好的生活和卫生习惯，注意良好的饮食，保证睡眠，不要试图通过使用烟、酒来缓解紧张情绪。

5.其他疏导方法　除了上述的心理自助应对方法外，还有一些其他方法。

（1）积极联想法：主动进入冥想状况，去联想一些积极的、放松的场景，有利于改善我们的心态，甚至被证明能提高患者的免疫力。每天花10~15 min进行1~2次积极联想，能起到比较好的作用。

我们可以回忆自己生活中欢乐美好的时光、想象世界上宁静美丽的风景，将这些积极的内容和自己联系在一起，认识到未来仍然饱含着希望。可以想象森林、溪流等生机勃勃的场景，仿佛逐渐洗刷自己的身心，驱散内心可能的阴影，让阳光普照大地。

（2）放松训练：放松练习实际上是全身肌肉逐渐紧张和放松的过程，依次对手部、上肢、头部、下肢、双脚等各组群进行先紧的练习，最后达到全身放松的目的，学会如何保持松弛的感觉。

首先，要进行1~2次深呼吸，深吸一口气后保持一会儿，再慢慢地把气呼出来。然后，伸出前臂，用力握紧拳头，体会手上的感觉；再尽力放松双手，体验放松后轻松、温暖的感觉。重复1次。接着，弯曲双臂，用力绷紧双臂的肌肉，感受双臂肌肉紧张的感觉，再彻底放松，体验放松后的感觉。重复1次。

其次，练习如何放松双脚，用力绷紧脚趾并保持一会儿，再彻底放松双脚。重复1次。在小腿肌肉方面，将脚尖用力向上跷、脚跟向下向后紧压，绷紧小腿部肌肉，保持一会儿后再彻底放松。重复1次。在大腿肌肉方面，用脚跟向前向下紧压，绷紧大腿部肌肉，保持一会儿后彻底放松。重复1次。

最后，进行头部肌肉放松训练。皱紧额部肌肉，保持一会儿，停10 s左右后，彻底放松5 s。用力紧闭双眼保持10 s后，彻底放松5 s。逆时针转动眼球，加快速度，再顺时针转动，加快速度，最后停下来彻底放松10 s。咬紧牙齿保持10

s，彻底放松5 s。舌头使劲顶住上腭，保持10 s后彻底放松。用力将头向后压，停10 s后放松5 s。收紧下巴，用颈部向内收紧，保持10 s后彻底放松。再重复1次头部放松。

（3）正确宣泄情绪：压抑不良情绪会损害健康，因此，提倡采用正确的途径和方式宣泄情绪，避免有害发泄。首先，表达对于疏解情绪有着重要的作用，我们可以写日记，将近期的事件和自己的感受通过文字记录下来，擅长或者喜爱绘画的朋友也可以通过绘画的方式表达自己的情绪；其次，可以通过亲朋好友之间的有效沟通获取心理支持；最后，在情况严重时，寻求专业人士的帮助。许多正规的心理咨询机构都开通了热线电话，这种方式具有避免直接接触的安全性、相当的隐秘性和专业的指导性，是危机时期的一个有力的帮助。

（4）调整认知：我们可能因为疫情带来的压力和情绪陷入思维的怪圈，比如对很多事情只能想到单一的结果，而这个结果往往是坏的。我们还可能无限地夸大坏结果发生的可能性，低估自己能够做的和改变的。

这个时候，我们可以尝试问问自己：还能想到其他结果吗？如果是另一种没那么糟的或比较好的结果，自己的感受又如何？如果最坏的结果不是100%，那么能够反驳这个结果的证据有哪些？对于那些更好的结果，能够支持的证据又有哪些？如果是某某某，他会这么想吗？这些自问自答的方式能让我们的认知更灵活、更实际。

（5）做有意义、有价值感的事情：对抗失控感、焦虑感的最有建设性的做法是克服自己的恐惧，去做更有价值感、更有意义的事情。当我们能够去帮助他人、关心他人、做建设性的工作的时候，我们对自己会有更多的自我肯定，对自己有更多的自我表扬，从而增强自己的力量，能够增加对环境的控制感。在自我隔离期间，我们可以给身在疫区的好友表达关心，用自己的专业去做一些相关的科普宣传，学习某一个有价值的技术，阅读一本好书、微博或者微信公众号上辟谣一些内容等，都是有价值的事情。

# 第二十二节　新冠肺炎的中医中药治疗

中医自古有"未病先防、既病防变、愈后防复"的"治未病"思想和诊疗手段，给予恰当的综合康复指导，可以促进疾病恢复、提高生活质量、截断复发源头。2020年1月27日国家卫生健康委员会办公厅、国家中医药管理局办公室印发了《新型冠状病毒感染的肺炎诊疗方案（试行第四版）》，中医部分首次增加了针对恢复期的辨证分型及推荐用药；由于制定时收集的医学资料较少，该版本中恢复期仅推荐了"肺脾气虚"单个证型及中药，2月4日印发的《新型冠状病毒感染的肺炎诊疗方案（试行第五版）》未对恢复期的中医治疗进行修订；2月19日印发的《新型冠状病毒感染的肺炎诊疗方案（试行第六版）》，在前版基础上增加了气阴两虚型的中医用药，但仍缺乏包括非药物疗法在内的综合干预措施。2月22日，国家卫生健康委员会办公厅、国家中医药管理局办公室正式印发《新型冠状病毒肺炎恢复期中医康复指导建议（试行）》。3月3日，国家卫生健康委员会办公厅、国家中医药管理局办公室印发了《新型冠状病毒感染的肺炎诊疗方案（试行第七版）》，加强中西医结合，发挥中医药作用，完善中西医联合会诊制度，临床医生可参考本指导建议，根据患者个体情况给予相关治疗或康复指导，患者出院后亦可根据本建议采用适宜的自我干预方法。

## 一、不同病程时期的中药推荐

本病属于中医"疫"病范畴，病因为感受"疫戾"之气，各地可根据病情、当地气候特点及不同体质等情况进行应用。

1.医学观察期　常见有以下两种不同的表现：

（1）临床表现1：乏力伴胃肠不适。

推荐中成药：藿香正气胶囊（丸、水、口服液）。

（2）临床表现2：乏力伴发热。

推荐中成药：金花清感颗粒、连花清瘟胶囊（颗粒）、疏风解毒胶囊（颗粒）。

2.临床治疗期（确诊病例）

（1）清肺排毒汤：

适用范围：结合多地医生临床观察，适用于轻型、普通型、重型患者，在危重型患者救治中可结合患者实际情况合理使用。

基础方剂：麻黄9 g、炙甘草6 g、杏仁9 g、生石膏15~30 g（先煎）、桂枝9 g、泽泻9 g、猪苓9 g、白术9 g、茯苓15 g、柴胡16 g、黄芩6 g、姜半夏9 g、生姜9 g、紫草9 g、款冬花9 g、射干9 g、细辛6 g、山药12 g、枳实6 g、陈皮6 g、藿香9 g。

服法：传统中药饮片，水煎服。每天1服，早晚各1次（饭后40 min），温服，3服1个疗程。

如有条件，每次服完药可加服大米汤半碗，舌干津液亏虚者可多服至1碗。（注：如患者不发热则生石膏的用量要小，发热或壮热可加大生石膏用量）。

若症状好转而未痊愈则服用第2个疗程，若患者有特殊情况或其他基础病，第2个疗程可以根据实际情况修改处方，症状消失则停药。

处方来源：国家卫生健康委员会办公厅、国家中医药管理局办公室《关于推荐在中西医结合救治新型冠状病毒感染的肺炎中使用"清肺排毒汤"的通知》（国中医药办医政函〔2020〕22号）。

（2）轻型：

【寒湿郁肺证】

临床表现：发热，乏力，周身酸痛，咳嗽，咯痰，胸紧憋气，纳呆，恶心，呕吐，大便黏腻不爽。舌质淡胖、边有齿痕或淡红，苔白厚腐腻或白腻，脉濡或滑。

推荐处方：生麻黄6 g、生石膏15 g、杏仁9 g、羌活15 g、葶苈子15 g、贯众9 g、地龙15 g、徐长卿15g、藿香15 g、佩兰 9 g、苍术15 g、云苓45 g、生白术30g、焦三仙各9 g、厚朴15 g、焦槟榔9 g、煨草果9 g、生姜15 g。

服法：每日1剂，水煎600 mL，分3次服用，早中晚各1次，饭前服用。

【湿热蕴肺证】

临床表现：低热或不发热，微恶寒，乏力，头身困重，肌肉酸痛，干咳痰少，咽痛，口干不欲多饮，或伴有胸闷脘痞，无汗或汗出不畅，或见呕恶纳呆，便溏或大便黏滞不爽。舌淡红，苔白厚腻或薄黄，脉滑数或濡。

推荐处方：槟榔10 g、草果10 g、厚朴10 g、知母10 g、黄芩10 g、柴胡10 g、赤芍10 g、连翘15 g、青蒿10 g（后下）、苍术10 g、大青叶10 g、生甘草5 g。

服法：每日1剂，水煎400 mL，分2次服用，早晚各1次。

（3）普通型：

【湿毒郁肺证】

临床表现：发热，咳嗽痰少，或有黄痰，憋闷气促，腹胀，便秘不畅。舌质暗红，舌体胖，苔黄腻或黄燥，脉滑数或弦滑。

推荐处方：生麻黄6 g、苦杏仁15 g、生石膏30 g、生薏苡仁 30 g、茅苍术10 g、广藿香15 g、青蒿草12 g、虎杖20 g、马鞭草 30 g、干芦根30 g、葶苈子15 g、化橘红15 g、生甘草10 g。

服法：每日1剂，水煎400 mL，分2次服用，早晚各1次。

【寒湿阻肺证】

临床表现：低热，身热不扬，或未热，干咳，少痰，倦怠乏力，胸闷，脘痞，呕恶，便溏。舌质淡或淡红，苔白或白腻，脉濡。

推荐处方：苍术15 g、陈皮10 g、厚朴10 g、藿香10 g、草果6 g、生麻黄6 g、羌活10 g、生姜10 g、槟榔10 g。

服法：每日1剂，水煎400 mL，分2次服用，早晚各1次。

（4）重型：

【疫毒闭肺证】

临床表现：发热面红，咳嗽，痰黄黏少，或痰中带血，喘憋气促，疲乏倦怠，口干苦黏，恶心不食，大便不畅，小便短赤。舌红，苔黄腻，脉滑数。

推荐处方：化湿败毒方。

基础方剂：生麻黄6 g、杏仁9 g、生石膏15 g、甘草3 g、藿香10 g（后下）、厚朴10 g、苍术15 g、草果10 g、法半夏9 g、茯苓15 g、生大黄5 g（后下）、生黄芪10 g、葶苈子10 g、赤芍10 g。

服法：每日1~2剂，水煎，每次100~200 mL，每日2~4次，口服或鼻饲。

【气营两燔证】

临床表现：大热烦渴，喘憋气促，神昏谵语，视物错瞀，或发斑疹，或吐血、衄血，或四肢抽搐。舌绛少苔或无苔，脉沉细数，或浮大而数。

推荐处方：生石膏30~60 g（先煎）、知母30 g、生地黄30~60 g、水牛角30 g（先煎）、赤芍30 g、玄参30 g、连翘15 g、牡丹皮15 g、黄连6 g、竹叶12 g、葶苈子15 g、生甘草6 g。

服法：每日1剂，先煎石膏、水牛角后下诸药，每次100 ~200 mL，每日2~4次，口服或鼻饲。

推荐中成药：喜炎平注射液、血必净注射液、热毒宁注射液、痰热清注射液、醒脑静注射液。功效相近的药物根据个体情况可选择一种，也可根据临床症状联合使用两种。中药注射剂可与中药汤剂联合使用。

（5）危重型：

【内闭外脱证】

临床表现：呼吸困难、动辄气喘或需要机械通气，伴神昏，烦躁，汗出肢冷，舌质紫暗，苔厚腻或燥，脉浮大无根。

推荐处方：人参15 g、黑顺片10 g（先煎）、山茱萸15 g，送服苏合香丸或安宫牛黄丸。

出现机械通气伴腹胀便秘或大便不畅者，可用生大黄5~10 g；出现人机不同步情况，在镇静和肌松剂使用的情况下，可用生大黄5~10 g和芒硝5~10 g。

推荐中成药：血必净注射液、热毒宁注射液、痰热清注射液、醒脑静注射液、参附注射液、生脉注射液、参麦注射液。功效相近的药物根据个体情况可选择一种，也可根据临床症状联合使用两种。中药注射剂可与中药汤剂联合使用。

注：重型和危重型中药注射剂推荐用法。

中药注射剂的使用遵照药品说明书从小剂量开始、逐步辨证调整的原则，推荐用法如下：

病毒感染或合并轻度细菌感染：0.9%氯化钠注射液250 mL加喜炎平注射液100 mg，每日2次；或0.9%氯化钠注射液250 mL加热毒宁注射液20 mL，每日2次；或0.9%氯化钠注射液250 mL加痰热清注射液40 mL，每日2次。

高热伴意识障碍：0.9%氯化钠注射液250 mL加醒脑静注射液 20 mL，每日2次。

全身炎症反应综合征或（和）多脏器功能衰竭：0.9%氯化钠注射液250 mL加血必净注射液100 mL，每日2次。

免疫抑制：葡萄糖注射液250 mL加参麦注射液100 mL或生脉注射液20~60 mL，每日2次。

（6）恢复期：

【肺脾气虚证】

临床表现：气短，倦怠乏力，纳差呕恶，痞满，大便无力，便溏不爽。舌淡胖，苔白腻。

推荐处方：法半夏9 g、陈皮10 g、党参15 g、炙黄芪30 g、炒白术10 g、茯苓15 g、藿香10 g、砂仁6 g（后下）、甘草6 g。

服法：每日1剂，水煎400 mL，分2次服用，早晚各1次。

【气阴两虚证】

临床表现：乏力，气短，口干，口渴，心悸，汗多，纳差，低热或不热，干咳少痰。舌干少津，脉细或虚无力。

推荐处方：南沙参10 g、北沙参各10 g、麦冬15 g、西洋参6 g、五味子 6 g、生石膏15 g、淡竹叶10 g、桑叶10 g、芦根15 g、丹参15 g、生甘草6 g。

服法：每日1剂，水煎400 mL，分2次服用，早晚各1次。

## 二、中医适宜技术

1.艾灸疗法　常用选穴：大椎、肺俞、上脘、中脘、膈俞、足三里、孔最等。

寒湿疫，病性属阴，最伤阳气，艾灸能振奋阳气，顾护人体一身之阳。选穴考虑大椎属督脉，为三阳与督脉之会，具有温肺散寒之功，配伍肺俞可宣通肺气；上脘、中脘均为上腹部之任脉穴位，足三里乃胃经要穴，三穴常用于治疗脾胃疾患之呃逆、反胃等；膈俞属足太阳膀胱经，可理气宽胸而活血通脉，治疗余毒未清、内伤瘀阻者；孔最为肺经郄穴，具有清肺止血、润肺理气之功，善治肺脏之急重症及血证，可用于重症、危重症患者的恢复期治疗。选用艾灸疗法时，一般隔2天施灸1次，每穴灸10~15 min，持续2周；症状明显可交替选用不同穴位每天施灸，5次后休息1~2 d，然后继续施灸5次。10次为1个疗程。注意糖尿病患者慎用艾灸，年老或感觉迟钝者注意灸量。

2.经穴推拿　可以通过穴位按摩或者经络推拿提高免疫力，或者治疗疾病。

穴位按摩：太渊、膻中、中府、肺俞、肾俞、大肠俞、列缺、中脘、足三里等，咳嗽、咽痒、干咳者，可加少商、尺泽等。

经络推拿：手太阴肺经、手阳明大肠经、足阳明胃经、足太阴脾经、任脉、督脉等。

3.耳穴压豆　常用耳穴：支气管、肺、内分泌、神门、枕、脾、胃、大肠、交感等。

4.刮痧　手太阴肺经、手阳明大肠经、足太阳膀胱经等。

5.拔罐　背腧穴为主，如肺俞、膏肓、脾俞、肾俞、大椎等。

6.针刺疗法　常用选穴：太渊、曲池、肺俞、足三里、阴陵泉、关元等。

随症配穴：乏力、怕冷、舌淡者，可加膈俞、肾俞、大肠俞；食欲差、大便稀溏、舌淡者，可加中脘、天枢；咳嗽、咳痰、舌淡者，可加大椎或定喘、膏肓等。膏肓、肺俞、膈俞等穴局部肌肉薄，注意规范操作，避免引起气胸。

注：中药和中医适宜技术应在医生指导下使用。

## 三、膳食指导

总体建议：膳食平衡、食物多样、注重饮水、通利二便，并注重开胃、利肺、安神、通便。

根据食物属性和患者情况进行分类指导：

（1）有怕冷、胃凉等症状的，推荐生姜、葱、芥菜、芫荽等。

（2）有咽干、口干、心烦等症状的，推荐绿茶、豆豉、杨桃等。

（3）有咳嗽、咯痰等症状的，推荐梨、百合、花生、杏仁、白果、乌梅、小白菜、橘皮、紫苏等。

（4）有食欲不振、腹胀等症状的，推荐山楂、山药、白扁豆、茯苓、葛根、莱菔子、砂仁等。

　　（5）有便秘等症状的，推荐蜂蜜、香蕉、火麻仁等。

　　（6）有失眠等症状的，推荐酸枣仁、柏子仁等。

## 四、情志疗法

　　1.五行音乐疗法　　聆听五音与五脏、五志配合的乐曲，鼓动血脉、调畅情志。

　　2.移情易性法　　改变生活环境和方式，转移或分散患者某种思维的集中点，免于不良刺激，摆脱不良情绪。

## 五、传统功法

　　新冠肺炎轻型及普通型患者出院后，可采取多种功法；重型或危重型患者出院后，根据自身恢复情况选择适当的传统功法。

　　1.八段锦　　练习时间10~15 min，建议每日1~2次，按照个人体质状况，以能承受为宜。

　　2.太极拳　　推荐每日1次，每次30~50 min为宜。

## 六、其他方法

　　1.呼吸六字诀　　"嘘（xu）、呵（he）、呼（hu）、呬（si）、吹（chui）、嘻（xi）"，依次每个字6 s，反复6遍，腹式呼吸方式，建议每日1~2组，根据个人具体情况调整当天运动方式及总量。

　　2.呼吸疗愈法　　主动进行缓慢深长的腹式呼吸训练，可采用鼻子吸气，嘴巴呼气，或鼻吸鼻呼，释放和疗愈身心。

　　3."三一二"经络锻炼法　　"三"指合谷、内关、足三里3个穴的按摩，"一"是意守丹田、腹式呼吸，"二"是两下肢下蹲为主的体育锻炼。建议每天1~2次，按照个人体质状况，以能承受为宜。

# 第六章

# 疫情下的信息管理

## 第一节　如何进行社区登记、筛查和报告

做好社区的登记、筛查和报告。首先，对社区居民进行健康登记，从最早的阶段预防疫情，从最基本的层次进行筛查，为早期发现提供条件，可以有效应对新型冠状病毒肺炎疫情；其次，社区筛查可及早发现居家固定人口的疑似病例，做好群防群控，形成横向到边、纵向到底、覆盖严密的疫情防控网络；最后，建立社区健康报告制度，为早期的诊治和隔离做好筛查，坚决防止疫情扩散蔓延，维护人民群众身体健康和生命安全，因此需要进行登记、筛查和报告。社区登记、筛查和报告需要有一定的工作方法。

### 一、压实工作责任

辖区各街道（镇）、社区（村民）居委会具体负责小区管控任务的落实。物业公司、业主委员会必须积极配合社区、农村网格化防控、地毯式排查措施落实，确保逐户逐人监测检疫到位，不留死角，不漏一户，不漏一人，形成工作闭环。全面实施小区封闭式管理。对有物业管理的社区，物业公司必须履行疫情防控主体责任。对无物业小区，按照属地原则，由社区干部、社区民警、网格员、志愿者组成专门队伍，落实封闭管理等防控措施。

### 二、完善工作机制

所有小区实行包保责任制，区级领导包保街道（镇）干部，街道（镇）干部包

保社区（村），社区（村）所辖小区由机关党员干部、社区网格员具体负责包保。

## 三、细化工作内容

对所有适用的基本措施，所有进出小区人员必须全部戴口罩，对不戴口罩进入人员进行提醒劝返。小区人员进出一律测温。严格小区往来车辆人员核查登记。对所有进入小区人员、车辆逐人逐车核查登记，非居住本小区的疫情重点地区人员一律不得进入小区。其他非本小区人员和车辆一律严控，特殊情况由管理人员做好登记备案。快递、外卖人员一律不得进入小区，由业主到大门外自行领取物件，做到无接触取件。

具体工作内容有：

1.全面强化群防群控措施　各小区内建议只设1个出入口，对于人口较多、人流量较大的社区可适当增加出入卡口，但每个门岗卡口必须设有专职人员进行排查登记，非本小区人员和车辆，原则上不允许进入。因事确需进入的非本小区人员，要对其进行询问、登记、测体温并与小区内居住人员取得联系，确认后方可进入。对所有进入小区人员，都要进行有无疫区接触史询问、测体温，对所有人员及车辆进行信息登记。尤其是对有疫区接触史的人员进行重点排查，对其姓名、家庭住址、联系电话、健康状况、活动轨迹等信息进行登记后，立即向所在社区（村）报告，并安排居家隔离防护，如有任何疫情症状及不适，督促及时就医就诊。落实出租房管理主体责任，加强对承租人员的管理，遇有情况及时报告。如出租房发生疫情而未及时报告，将依法追究房屋出租单位或个人的责任。同时，根据疫情防控相关要求，建立完善外来人员登记台账。

2.主动登记　由外地返回者，需主动到居住地社区登记报备，自行居家隔离观察14 d，并主动配合社区工作人员及医务人员的随访。近14 d内有疫区接触史者，须在第一时间主动向居住地社区报告，并实行严格的居家隔离硬管控，明确管控责任人。若社区中发现确诊病例，需积极配合政府部门，采取局部封闭措施，确保疫情不蔓延、不扩散。对尚未返回小区人员，建议暂时延缓返回时间，自行在当地做好自我防护。并向个人做好解释工作。

3.依法防控　不主动申报及拒绝接受测温、医学观察等防控措施，将依法追究法律责任。对拒不配合或故意躲避排查，编造虚假信息欺骗排查人员，拒绝接受防疫检查监测、隔离观察等防控措施的将依法依规追究责任。对不听劝阻的人员和家庭予以批评教育、点名道姓曝光；对屡教不改的由片区派出所采取强制措施。

新冠肺炎综合防控诊治丛书　全科与社区分册

4.严格管理　社区内人员不串门走访，楼栋之间非本楼栋人员严禁进入。居民出现发热、咳嗽等症状，必须及时就诊，并第一时间向社区报告。居家隔离人员出现发热、咳嗽等异常情况，及时向街道和社区卫生健康部门报告，呼叫120将患者转运至定点医疗机构，确保第一时间得到诊断治疗。对已被封闭隔离观察的楼栋，要严格封闭管理，加强值班值守，确保隔离观察人员不与外界产生直接接触，同时，做好楼栋内人员的服务关怀和心理疏导工作。

5.群防群控　切实落实群防群控措施，加强社区居民疫情信息引导工作，通过告示、广播、微信群、QQ群等大众可接受的方式做好疫情信息传播，并深入宣传疫情防控知识以及社区居民居家要求及注意事项。做好人员沟通，切忌死板管理。期间可设专人通过电话或视频方式通知到每位住户，确保做到全员动员、人人知晓，获取全部居民支持配合。

6.加强社区环境卫生工作　每个小区、每个单元楼，实行专人负责制，对常用出入口、电梯井、单元门和重点接触部位等进行定时定期消毒管理，并做好时间人员登记。垃圾严格按要求分类管理，特别是有疫区接触史的居民垃圾，要做到专桶专用，专人负责，避免交叉感染。设置专门的废弃口罩等收集点，及时清运垃圾，确保小区干净卫生。组织开展以环境整治为主、药物消杀为辅的病媒生物综合防治工作。

## 四、规范工作程序

严格落实"找得到、管得住，不漏一户，不漏一人"的工作要求，按照小区门岗卡口疫情群防群控流程做好防控工作。提高全民防控意识。通过社区宣传栏、悬挂标语、微信公众号、小区设置广播及建立小区、楼栋微信群等多种形式，将疾病防治信息传达到每一个家庭、每一个人，营造群防群控、科学防控和"不造谣、不传谣、不信谣"的防控氛围，发现异常情况及时报告。工作流程具体见图6-1。

## 五、强化上报工作纪律

监督检查部门要加强对重点区域、重点小区、重点楼栋管理的督查督导，对措施不实、管控不力等造成疫情蔓延扩散的，将依纪依法追责问责、严肃处理。尤其是上报流程需要细化，如果疫情的公布不及时，或者不全面会导致恐慌情绪的蔓延，应将疫情及时上报社区医院和防疫部门，将疑似病例及时排除，确诊患者及时住院治疗，对疑似和确诊的患者信息要及时公布，通过公共信息平台，比

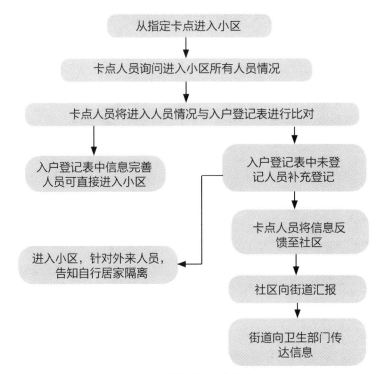

图6-1　小区卡点疫情联动联防流程

如百度最新疫情地图实时数据报告，通过微信群或者手机信息通知小区的相关人员，同时，严惩造谣、传谣的个人和单位，以免扩大不实的信息，引起公众恐慌。

另外，对所有登记人员信息进行整理统计。特别是有疫区接触史、有医学症状人员的信息登记，需重点关注。建议应用专门软件登记、存档，方便信息共享，避免反复人员登记增加日常工作量。并设置疫情信息上报系统，完整填写个人基本信息，疫区接触史、临床症状观察情况等。每日定时，按上述信息进行整体上报。信息上报尽量做到省时省力，避免重复录入工作，设置专人负责，做好信息共享，但需保证个人信息安全，避免信息安全隐患。

# 第二节　如何进行居家观察人员的信息报告

由于新型冠状病毒感染具有潜伏期（一般为10 d左右），因此流动人口有必要进行居家观察。居家观察主要是针对有可能接触传染病患者或者疑似传染病患者的社区人员，而医学观察是针对密切接触者或可疑暴露者。医学观察包括居家隔离医学观察和集中隔离医学观察。

居家隔离观察前，首先向居民讲解居家隔离观察的重要性，使用微信小程序进行个人信息登记，公示社区及社区卫生服务中心联系方式，明确个人有主动报告责任；印发居家观察指南，宣传普及居家隔离应知应会，科学指导居家消毒，确保居家隔离人员对自己负责、对家人负责、对社会负责；制定居家观察个人告知书，督促居家观察人员不外出、不聚会，有效避免可能的疫情扩散；居家隔离人员签署承诺书，帮助居家隔离观察人员明确责任和义务，促使被隔离观察者及其家属进一步提高警觉性；每日2次自测体温并通过网络小程序向社区报告，做到动态监测到位。具体做法有：

## 一、居家观察

居家观察时间一般为7~14 d，自返回次日算起。在此期间应相对独立居住，尽可能减少与室内其他人员接触。每日上、下午2次体温测量，必须按时如实报告，一旦出现发热（腋下体温≥37.3 ℃）、咳嗽及气促等急性呼吸道感染症状，要及时向社区报告，以便及时处置救治。观察期间不得走出居家观察场所，如确因特殊情况（如就诊）需要外出，须经防控办批准，外出时要佩戴一次性使用医用口罩，避免去人群密集场所。尤其是对于从疫区已返回人员必须严格落实居家隔离医学观察，归来人员隔离时间不能低于14 d。其间，必须单人居住，不得外出走动，自觉做好自我健康监测，及时报告健康状况。各村居（社区）、企事业单位要高度关注新的从疫区返回人员，一经发现，也要及时报告。具体要求如下：

1.宣传引导　社区居委会对居家观察工作的流程和相关要求及时开展宣传工作，引导居民自觉遵守相关要求。

2.人员摸排　社区工作人员主动开展摸排，并对相关部门推送的情况进行核实，确定需居家观察人员。

3.登记告知　社区工作人员对居家观察人员进行信息登记，发放《居家观察告知书》。

4.挂牌管理　社区居委会对居家观察人员一律实施"红牌"管理，通过贴封条、电子封条等方式强化居家管理，如有违反居家管理规定者，经核实后送集中观察点观察；不配合集中观察的，根据《中华人民共和国传染病防治法》等相关法律规定，由卫生部门牵头，公安等部门协助采取强制隔离措施。

5.健康监测　社区工作人员每日对居家观察人员体温登记2次，关注其身体状况，如出现体温异常等情况，及时联系相应区域的救护车送发热门诊，同时不定时实施体温抽测。

6.相关服务　社区工作人员对居家观察人员提供必要的生活保障服务，相关费用由居家观察人员自行承担。

7.外出规定　居家观察人员如有就医等特殊情况确需外出的，提前报告所在社区居委会，经所在街道（社工委）同意后，方可外出。外出时按相关要求做好防护措施，尽量避免乘坐公共交通工具，社区居委会要做好电话随访，跟进掌握相关情况。外出后需要重新计算隔离时间。

8.解除观察　观察期结束无异常后，社区居委会出具"解除隔离通知单"，由小区物业或者社区进行摘牌。

## 二、居家隔离

医学观察是针对密切接触者或可疑暴露者，医学观察包括居家隔离医学观察和集中隔离医学观察。对于社区居民，以居家隔离医学观察为主。新型冠状病毒流行期间，各地主要采取的是居家隔离医学观察。医学观察期限为被观察对象自最后一次与病例发生无有效防护的接触或可疑暴露后14 d。观察期满未发病者可恢复正常的学习、工作和生活。

居家隔离人员要主动避免与共同居住人员（家庭人员）接触。共同居住人员（家庭人员）也要加强自我防护，尽可能减少外出活动，避免与亲朋好友、邻居或周边居民的接触。各乡镇（街道）要充分发动村居（社区）建立网格化的群防群治组织，积极发挥老年协会、小区业委会、热心群众的作用，共同做好对居家隔离医学观察人员的监督，发现未按要求居家隔离等其他异常情况的要立即向所在乡镇（街道）或县疾控中心反映，形成全社会群防群控的良好氛围。

居家隔离需要在相对独立的房间居住，尽可能减少与共同居住人员接触，如必须接触，要佩戴口罩。房间每天开窗通风3次，每次30 min以上。若出现发热、乏力、咳嗽等症状，及时报告，由指定专人、专车转运到定点医院发热门诊就诊。

14 d后身体状况良好，向村居（社区）报告经同意后方可解除观察。

居家隔离期间，要明确责任：

（1）在小区内居住的居民，社区工作人员为第一包保责任人。

（2）第一包保责任人要切实履行包保职责，加强教育与管控，在生活物资采购等方面要提供帮助；网格员要按照网格员职责及日报告要求做好信息互通，加强监管。

（3）对居家观察期间私自外出、不如实报告体温等情况的，一律向其工作单位通报，无工作单位的居民一律报社区；造成严重后果的，一律依法予以追究。

（4）包保责任人不认真履行职责，造成不良影响的，一律予以纪律处分；造成严重后果的，一律依法予以追究。

（5）各网格员要加强教育与引导，及时将相关通知传达到居家观察对象。

在居民居家隔离期间，人员的管理很重要，需设定专人负责，这样会增加一线防疫人员的工作量，人长期处于疲乏状态，有时效果也不见得很好。随着信息科技的发展，对居家人员观察还可以借助目前的高科技手段，避免人员接触。按要求做到无接触上报居家情况。

目前可用的技术监测手段有：

1.采用云监控　居民家可安装门磁传感器+二维码。传感器可感应开关门状态，后台记录开门时间，管理人员可接到开门提醒，电话询问并记录开门原因，同时可扫描二维码，定期上报体温及咳嗽等情况。

2.采用智能电子体温计　居民居家隔离期间可借助电子体温计测量体温，同时系统可记录体温并将结果传至后台管理人员。

3.借助新开发的官方微信小程序　建立居民隔离档案，每日进行个人信息的收集和上报，社区管理者可以在后台进行数据提取和监督。

社区管理人员每日收集统计整理居家隔离人员的检测信息，进行总结，信息提取，制定成表，把有发热、咳嗽、咳痰等症状的隔离人员信息提取上报给社区医生，并对这部分人员进行重点管理及排查，督促及时就医。


# 第三节　如何配合上级部门进行流行病学调查


## 一、社区流行病学调查的重要意义

流行病学中，传染病流行的三个主要环节为传染源、传播途径和易感人群。三个环节缺一不可。因此传染病防治主要是隔离传染源、切断传播途径及保护易感人群。而流行病学调查是防止疾病传播和扩散的重要手段，主要调查病例的暴露情况、接触情况、活动轨迹、就医情况等多个内容，寻找与传染源、传播途径有关的蛛丝马迹，为判定密切接触者并采取隔离措施、确定消毒范围等提供依据。在疫情防控中，流行病学调查是疫情防控措施落实的基础。最终要求做到早发现、早诊断、早治疗、早隔离、早报告，尽快控制疫情的发生和发展。

## 二、社区进行流行病学调查的途径

社区全科医生是疫情防控的一线人员，也是疫情的第一接触人，有责任和义务做好流行病学调查，在配合上级部门流行病学调查中起着最重要的作用。具体途径有：

（1）进行现场调查，与患者及相关人员面对面交流，询问患者患病前后的暴露、接触史、活动轨迹、就医情况等。

（2）根据所得调查数据信息，从中找出规律，按图索骥，寻找有关传染源和传播途径、易感人群的蛛丝马迹，进行分析、统计、总结。

（3）根据最终数据信息总结，明确传染源，判定接触者及可能的传播途径。

（4）制订隔离措施、明确消毒范围。

（5）配合上级流行病学调查工作部门，向流行病学调查人员提供真实、详细的信息。

## 三、社区进行流行病学调查的准备及流程

社区工作人员在配合上级进行流行病学调查时的具体准备及流程：

1.社区医疗工作人员现场工作准备　包括人员准备、技术准备、物资准备等。

（1）人员准备：中心根据事件性质，安排相关专业人员参加现场处置工作组，确定工作组负责人，明确成员职责和分工。

（2）技术准备：现场工作组根据已经掌握的线索，开展文献检索或处置技术复习，咨询有关专家意见，以及与相关实验室联系现场采样和检测准备事宜。

（3）物资准备：现场工作组领取应急箱、消杀药品和器械、现场警示标志等，清理准备个人防护用品、样本和标本采集、运输设备和工具、现场快速检测设备和试剂、预防药物或疫苗、消杀器械、痕迹记录器材（照相机、录音笔、摄像机）、调查表、参考资料（专业、法律）、宣传资料、通信设备、电脑、现场联系资料（联系人及联系电话）等。

（4）其他事项：现场工作组与事件发生地取得联系，预约预备会，交流情况、共商现场工作方案和实施计划。

（5）响应时限：派出现场工作组的指令下达后，工作组应在1 h内准备完毕，从中心出发赶赴事件发生地。

2.现场工作实施　现场工作的实施较为复杂，下面将其要点依次介绍如下：

（1）核实疫情或事件：现场工作组一旦到达现场，应立即与当地有关部门一起核实疫情或事件，召开有关会议，了解情况，交流意见，安排布置有关工作。

主要内容包括以下几方面。①听取汇报：了解事件发生、发展过程及最新情况；了解当地过去有无类似事件发生；发病地区人群近期与事件相关的生产、生活、娱乐等活动情况；共同暴露或接触人群；已采取的措施及效果；周边地区或单位有无类似病例发生。②核实疫情或事件：与参与诊治的临床医生进行访谈，查阅病历记录，核实化验结果，收集临床相关资料；访视部分病例，必要时亲自对现症病例进行体格检查和采样检测。

根据病例的临床表现和体征、实验室结果，结合流行病学资料进行综合分析，对疫情或事件性质做出初步判断。

（2）制订现场工作计划：商讨现场工作思路，商议初步的预防控制措施实施计划，根据对已有资料的分析和已采取的措施效果，形成初步的预防控制方案，列出现场必须完成的工作项目，确定联络人和现场工作例会制度，商议落实实施计划。

（3）设计调查表：根据事件性质，采用现有调查表，并根据现场具体情况进行补充或重新拟订。在病原或流行因素还未明确的情况下，调查表内容应尽可能全面和详尽。流行病学个案调查表内容如下。①基本信息：姓名、性别、年龄（15岁以下要填家长姓名）、职业、住址、工作单位（学生填学校名称和班级）、联系方式等。②临床相关信息：发病日期、就诊日期、临床症状、体征、就诊和治疗经过、临床检查和检验结果等，以及病情的进展或转归。③流行病学信息：患者感染、暴露来源及途径等。④实验室资料：采样、检测情况及结果。

（4）社区医生需配合上级部门确定病例定义，搜索病例：在初步调查的基础上建立病例定义，定义应包括时间、地点、人群范围界限及临床表现、实验室检测结果等基本内容。病例定义分确诊病例、临床诊断病例和疑似病例。在现场调查早期或搜索病例阶段，使用敏感性高的病例定义（也就是"较为宽松"病例定义），以便发现更多可能的病例及线索；如进行病因研究则使用特异性高的病例定义。按照确定的病例定义开展病例搜索，列出病例信息清单（或一览表），并对病例进行流行病学个案调查。

除在事件发生地通过医院、社区调查、接触者追踪进行病例搜索外，还需了解周边地区或单位有无类似病例发生，同时建立临时的监测系统，动态收集新发病例资料。

（5）流行病学调查：适合社区进行的流行病学调查主要有以下两种。①个案调查：对发现并核实后的每一个病例都应及时地进行详尽的流行病学调查，完整地逐项填写个案调查表。在进行个案调查时应注意对调查表中虽没有列入，但在调查中发现有流行病学意义的内容（或线索）进行详细追问和描述，特别要注意收集指征病例和特殊病例的资料。②专题调查：在个案调查基础上，根据需要，有针对性地对某一情况进行深入调查，调查前应设计专用调查表和调查提纲，在调查过程中要注意采集有价值的标本。

（6）标本采集、运输和检测：社区全科医生需根据调查情况，配合上级部门，采集患者、宿主动物和传播媒介等标本，按"及时、准确、足量、代表性强和安全"的原则，及时进行实验室血清学和病原学检测，综合患者的临床症状及流行病学调查结果，在规定时间以最快的速度出具检测报告。

（7）描述性分析，提出假设：在全面调查的基础上，对调查资料进行归纳分析，选用恰当的统计图表，以形象、直观、明了的方式展示疾病的三间分布状况。必要时建立和提出病因假设。病因假设应具有合理性，可解释各种分布的特征；可被调查中的事实所验证；能够解释大多数的病例情况。

（8）确定防控措施和督促落实：根据事件起因、发生发展途径及事件的特征确定控制和预防措施。现场控制措施主要包括控制或消除传染源，减少与暴露因素的接触，保护易感人群，开展卫生救援，控制事态进一步发展。必要时建议启动相关预案。工作人员在现场处置过程中，应做好个人防护。

在此阶段，社区或基层全科医生需配合上级部门做好以下几点：①开展卫生救援，协助救治患者，怀疑为传染病时，应对尚未隔离的患者进行隔离治疗。②对疑似病例、密切接触者（共同暴露者）进行追踪和医学观察。③必要时，对易感者进行预防服药、应急接种，针对性地开展健康教育和行为干预。④在现场及周边地区开展主动监测，必要时实行日报、零报。⑤提出对传染病划分疫点、疫区的建议；对影响范围广的疫情应视情况协助有关部门制订疫区封锁、人员疏散方案。⑥开展应急健康教育，编印相应的健康传播材料，采取多种形式，开展健康教育和危机干预。

（9）进一步深入进行流行病学调查，针对可能的危险因素、传播途径和暴露人群，应用病例对照研究、队列研究等分析流行病学研究方法，对病因假设、传播规律等进行调查。

（10）做好现场工作报告，现场工作组应及时通过有效方式向疾控中心报告现场工作处置与控制进展情况，包括初次报告、进程报告、阶段报告、结案报告等。

（11）当现场工作基本完成，事件得到有效控制，可结束现场工作。在撤离现场前应与当地有关部门召开会议，对现场流行病学调查和处置工作进行正式的总结，反馈调查结果和下一步工作建议。

3.现场工作总结与结案　在现场工作结束后，现场工作组返回后应及时对现场工作进行总结，主要包括：

（1）对现场流行病学调查、实验室检测资料和相关影像资料进行清理归总。

（2）对现场使用的物品包括现场工作服、应急箱、采样箱进行卫生消毒处理，清理相关物品消耗使用情况，在归还时及时通知后勤进行补充更新。

（3）对本次现场要进行总结与评估，并形成现场工作总结报告、现场处置评估报告，总结评估本次现场工作处理中的经验和教训，以便今后工作借鉴。

## 四、进行流行病学调查的三个关键点

1.全面　流行病学调查要尽可能摸清病例的活动情况，时间不留空白，不漏一人。但让患者完全复盘发病前14 d中每一天的活动，甚至有些值得怀疑的环节要精确到分和秒，是一个相当大的挑战。

2.判断感染来源　在感染来源判断上，如果一个患者在发病前14 d去过多个省份、多个城市，参加过多次活动，要判断这个病例在哪个地方、哪个环节上感染也是一大挑战。

3.去伪存真　有时候被调查对象不配合流行病学调查，甚至隐瞒信息，会让流行病学调查工作更加困难。为了解决这些难点问题，我们在询问病例时，会通过特殊时间节点（如节假日）、标志性人物和事件等来提示和帮助病例回忆，包括借助手机支付记录等途径和信息。对难以查明的关键环节，必要时通过联防联控机制，在相关部门的支持下，对流行病学史进行核实和明确。

在疫情防控中，流行病学调查是疫情防控措施落实的基础。因为流行病学调查的主要作用是通过对传染源的追索调查，明确两个方面的信息：一是传染源（患者）的特征和来源；二是传染源排出的病原体（病毒）波及的范围，也就是明确哪些是密切接触者。普通人配合流行病学调查，主要是要求主动并如实报告个人健康状况和流行病学史，不隐瞒、不谎报。积极配合专业人员的流行病学调查，既是每个公民的应尽义务，也是为当前"战疫"做出贡献。

## 五、配合上级单位进行流行病学调查的四个注意事项

（1）配合流行病学调查工作，向流行病学调查人员提供真实、详细信息，是对自己及他人的健康负责，让可能的感染者尽快得到排查和及时救治，是防止更多人感染的关键措施。我们会保护被调查对象个人隐私，公民可安心予以配合。

（2）积极配合流行病学调查工作是每一位公民应尽的法定义务，如果隐瞒事实或者提供虚假情况，要承担相应的法律责任。

（3）保护被调查对象个人隐私是流行病学调查工作必须遵守的原则，《中华人民共和国传染病防治法》中明确规定，医疗机构故意泄露传染病患者、病原携带者、疑似传染病患者、密切接触者涉及个人隐私的有关信息、资料的，由县级以上人民政府卫生行政部门责令改正，通报批评，给予警告；造成传染病传播、流行或者其他严重后果的，对负有责任的主管人员和其他直接责任人员，依法给予降级、撤职、开除的处分，并可依法吊销有关责任人员的执业证书；构成犯罪的，依法追究刑事责任。因此，开展流行病学调查后会保护被调查对象隐私，民众可安心配合。

（4）有些患者隐瞒行程、病情，不仅不利于自身的治疗，而且对疫情防控工作造成极为不利的影响。积极配合流行病学调查，是每一位公民应尽的义务，也是履行法律职责。

# 第四节　如何利用信息化手段进行居民健康宣教

健康宣教是健康教育的一种，是通过各种教育方式，使人们自觉地采纳有益于健康的行为和生活方式，消除或减少影响健康的危险因素，预防疾病，促进健康，提高生活质量。核心是教育人们树立健康意识、促使人们改变不健康的行为生活方式。健康宣教能帮助人们了解哪些行为是影响健康的，并使其能自觉地选择有益于健康的行为生活方式。社区是健康宣教的基础，应以重大卫生问题、重点场所和重点人群为重点，开展多种形式的健康宣教活动，普及健康知识，增强人们的健康意识和自我保健能力，促进全民健康素质提高。

疫情期间，对于传染病的救治，不在于治疗手段的精湛，而重点在于预防，从源头来减少发病率，才能更好地控制疫情。这种情况下，社区的健康宣教更为重要，可以从最基础的社区居民开始，进行基本的疾病知识普及与疫情防控知识宣教，让每位居民知晓各种疫情知识，提前做好防护。

社区居民居家隔离期间，更多的是对新冠肺炎的心理恐惧和对单调生活的厌倦等极为负面的心理环境。健康宣教是心理干预的一种有效方式，因为有效的健康宣教不仅可以告知居民对疾病的正确认识，还能告知居民如何对疾病正确的预防。健康宣教实质是贯穿于疾病的预防、治疗、护理整个过程。它作为心理干预手段的优越性就体现在防病于初始，断患于未然。

健康宣教的重要意义在于预防疾病的发生，通过宣教的健康保健知识的有效传播，人们可以借此改变原来本身不自知的错误生活习惯，减少普通疾病的发生和入院次数，从这个意义上说，健康宣教是缓解和节约医疗资源的根本方法。

## 一、健康宣教工作的开展方式

1.公开媒体的示范和学习　这种方式主要指通过电视媒体对社会大众讲授新冠肺炎的疾病相关知识、日常保健知识及预防指导等。要求从全科医生中选择善于交流表达的医生、护士或者参与抗击疫情的医生做主讲，事先要求充分准备宣教内容，做到内容丰富，知识科学准确，能够运用大众化的语言来传达宣教内容，以便普通人更好地理解相关知识。讲课注重生动、互动，检查听者是否正确掌握所授知识。同时，也可安排住院时间较长、重症趋于康复的患者做主讲，普通人的交流会更有亲切感，而且可以丰富宣教形式，有利于患者对健康知识的掌握。

2.网络形式宣教　将有关宣教内容整理成网页，发布在医院的官方网站或微信公众号，让更多的普通人阅读学习，例如新冠肺炎的疫情现状、治愈患者的生活情况等。为了增加宣传手册的生动性、直观性，可以采用健康知识结合相关科普图片的形式，图文并茂，采用生活化的语言，尽量少采用过度深奥、过度专业的词汇，以便于所有普通人都能理解掌握。

3.视频电话的一对一的健康宣教　利用视频电话对疫情发生的小区中具有心理危机的人进行随时宣教。一对一的宣教更有针对性，如可根据新冠肺炎对其造成的压力程度，进行不同层次的健康宣教，这样更贴近实际需求，患者也愿意接受，因此，宣教也能达到理想的效果。

4.问卷调查形式　为了更好地了解疫情期间大家的心理状态、对疫情的认知及对宣教效果进行考证，及时与接触疫情期间曾经接受信息普及的人进行沟通，发现宣教过程中的不足，逐渐完善宣教形式，丰富宣教内容，可以采用问卷或者调查表的形式。此种方式可以认为是反馈式宣教的一种，有利于形成"宣教—调查反馈—再宣教—再调查反馈"的良性循环流程。增进与宣教对象的直接沟通，有助于了解其心理状态，对日后健康宣教方式的改进有促进作用，且调查结果可以备案，以便日后查阅。

## 二、健康宣教的重要性

社区健康宣教是一门研究传播保健知识和技术、影响个体和群体行为、消除危险因素、预防疾病、促进健康的科学。有计划、有组织的健康宣教过程，以人作为服务对象，通过一定教育手段的实施，使人们具有自我保健能力，可以依靠家庭及自身能力达到保持健康的目的，而不需要单纯依靠医疗机构。健康宣教可以增进人们的健康，增强人们提高和维护健康的意识，预防非正常死亡、疾病和残疾的发生，还可以提高人们自我保健的能力。

通过健康宣教，人们可以认识到疾病发生的原因及传播的途径，在日常生活中可以有效地通过自身努力克服疾病的发生与传播，减少到医疗卫生机构就医的频率。通过健康宣教还可以促使医务人员熟悉病例和大量的学习材料，提高医务人员的学习积极性，提高理论知识水平和业务素质。

# 第五节　利用新媒体延展医疗服务范围

随着网络技术的飞速发展，网络就医环境的不断提高，相关法律的不断完善，"互联网+医疗健康"的服务理念也越来越受到大家的重视和接受。而在疫情防控期间，为了减少人员聚集，防止疫情的传播中，"互联网+医疗健康"更起到了举足轻重的作用，国家在这方面也给予强有力的支持。

## 一、夯实"互联网 + 医疗健康"基础

1.完善全民健康信息平台功能

（1）加快全民健康信息平台建设。加快建成统一权威、互联互通的市、县、社区三级全民健康信息平台，整合现有业务应用系统，实现与市统一政务数据共享交换平台的对接联通，促进全民健康信息跨机构、跨区域互联互通和共享。

（2）建设基础信息数据库。充分依托全民健康信息平台，进一步完善全员人口信息、居民电子健康档案、电子病历和基础资源等基础数据库，支撑公共卫生、医疗服务、人口信息、医疗保障、药品管理、综合管理等业务应用。

2.健全"互联网+医疗健康"标准体系

（1）健全统一规范的全民健康信息资源目录与标准体系，强化居民健康信息

服务规范管理，明确信息使用权限，切实保护相关各方的合法权益。加强"互联网+医疗健康"标准管理，遵循医疗服务、数据安全、个人信息保护、信息共享等国家、行业基础标准，全面推进病案首页书写规范、疾病分类与代码、手术操作分类与代码、医学名词术语"四统一"。

（2）逐步实现电子健康档案、电子病历、检验检查结果在各级各类医院共享，以及在不同层级医疗卫生机构间的授权使用。加快应用医院信息化建设标准和规范，统一数据接口，为信息互通共享提供支撑。

3.提升医疗卫生机构基础设施保障能力

（1）面向远程医疗、医疗信息共享等需求，鼓励电信企业向医疗机构提供优质互联网专线、虚拟专用网等网络接入服务，推进远程医疗专网建设，保障医疗相关数据传输服务质量。支持各医疗卫生机构选择使用高速率、高可靠的网络接入服务。

（2）重点支持高速宽带网络普遍覆盖城乡各级医疗卫生机构，深入开展电信普遍服务试点，持续提升农村医疗卫生机构光纤宽带网络接入能力。推动电信企业加快宽带网络演进升级步伐，部署大容量光纤宽带网络，提供高速率网络接入服务。扩大移动宽带网络覆盖面，支撑开展急救车载远程诊疗。

（3）逐步实现全市所有公立医院信息系统与全民健康信息平台的对接和数据交换共享。二级以上医院要完善医院信息平台功能，整合院内各类系统资源，实施标准化改造。三级医院尽快实现院内医疗服务信息互通共享。

（4）推进院前急救车载监护系统与区域或医院信息平台连接，做好患者信息规范共享、远程急救指导和院内急救准备等工作，提高急救效能。

4.制定完善相关配套政策

（1）适应"互联网+医疗健康"发展需要，进一步完善医保支付政策。逐步将符合条件的互联网诊疗服务纳入医保支付范围，健全互联网诊疗收费政策和定价机制，完善远程会诊、远程诊断（影像、病理、心电、检验等）等互联网诊疗服务收费项目和价格动态调整机制，健全费用分摊机制，促进形成合理的利益分配机制，充分调动各方积极性。加强使用管理，促进互联网医疗服务可持续发展。

（2）完善医师多点执业政策，鼓励执业医师依法开展"互联网+医疗健康"服务。

（3）支持医学检验机构、医疗卫生机构联合互联网企业，开展疾病预防、检验检测等医疗健康服务。

## 二、健全"互联网＋医疗健康"服务体系

### 1.开展"互联网＋"医疗服务

（1）鼓励医疗卫生机构应用互联网等信息技术拓展医疗服务空间和内容，构建覆盖诊前、诊中、诊后的线上线下一体化医疗服务模式。

（2）允许依托医疗卫生机构发展互联网医院。医疗卫生机构可以使用互联网医院作为第二名称，在实体医院基础上，运用互联网技术提供安全适宜的医疗服务，允许在线开展部分常见病、慢性病复诊。医生掌握患者病历资料后，允许在线开具部分常见病、慢性病处方。

（3）整合现有的远程医疗服务资源，基于分级诊疗制度，采用"多点对多点、平台对平台"的模式，依托全省统一的远程医疗服务信息系统，实现分层级、跨地域、公平有序的远程医疗服务。积极开展远程会诊、远程诊断等业务，便捷开展预约诊疗、双向转诊、远程医疗等服务，优先覆盖贫困地区和贫困人口，推进"基层检查、上级诊断"，推动构建有序的分级诊疗格局。

### 2.创新"互联网＋"公共卫生服务

（1）推动居民电子健康档案在线查询和规范使用。完善慢性病在线服务管理，以高血压、糖尿病等为重点，构建慢性病管理平台和网络。加快建设和完善现有妇幼保健业务应用系统，提供系统、规范的预防接种、优生优育、妇幼健康等服务。加强对严重精神障碍患者的信息管理、随访评估和分类干预。

（2）鼓励医疗卫生机构与互联网企业合作，加强区域医疗卫生信息资源整合，探索运用人群流动、气候变化等大数据技术分析手段，预测疾病流行趋势，加强对传染病等疾病的智能监测，提高重大疾病防控和突发公共卫生事件应对能力。

### 3.优化"互联网＋"家庭医生签约服务

（1）加快家庭医生签约服务智能化信息平台建设与应用，加强上级医院对基层的技术支持，探索线上考核评价、日常监管和激励机制，提高家庭医生团队服务能力，提升签约服务质量和效率，增强群众对家庭医生的信任度。

（2）鼓励开展网上签约服务，为签约居民在线提供健康咨询、预约转诊、慢性病随访、健康管理、延伸处方、中医药养生保健等服务，推进家庭医生服务模式转变，改善群众签约服务感受。

### 4.完善"互联网＋"药品供应保障服务

（1）对线上开具的常见病、慢性病处方，经药师审核后，医疗卫生机构、药品经营企业可委托符合条件的第三方机构配送。探索医疗卫生机构处方信息与药

品零售消费信息互联互通、实时共享，促进药品网络销售和医疗物流配送等规范发展。

（2）依托全民健康信息平台，加强基于互联网的短缺药品多源信息采集和供应业务协同应用，提升基本药物和通过仿制药一致性评价药品的供应保障能力。

5.推进"互联网+"医疗保障结算服务

（1）加快医疗保障信息系统对接整合，实现医疗保障数据与相关部门数据联通共享，逐步拓展在线支付功能，推进"一站式"结算，为参保人员提供更加便利的服务。

（2）继续扩大联网定点医疗卫生机构范围，逐步将更多基层医疗卫生机构纳入异地就医直接结算范围。进一步做好外出务工人员和广大"双创"（大众创业、万众创新）人员跨省异地住院费用直接结算工作。

（3）大力推行医保智能审核和实时监控，将临床路径、合理用药、支付政策等规则嵌入医院信息系统，严格医疗行为和费用监管。

6.加强"互联网+"医学教育服务

（1）鼓励建立医疗健康教育培训云平台，提供多样化的医学在线课程和医学教育服务。构建网络化、数字化、个性化、终身化的医学教育培训体系，鼓励医疗工作者开展疑难杂症及重大疾病病例探讨交流，提升业务素质。

（2）实施"继续医学教育+适宜技术推广"行动，围绕健康扶贫需求，重点针对基层和贫困地区，通过远程教育手段，推广普及实用型适宜技术。

（3）建立网络科普平台，利用互联网开展健康科普知识精准教育，提供群众健康状况自我评估服务及矫正建议，普及健康生活方式，提高居民自我健康管理能力和健康素养。

7.加快推进"互联网+"人工智能应用服务

（1）研发基于人工智能的临床诊疗决策支持系统，开展智能医学影像识别、病理分型和多学科会诊及多种医疗健康场景下的智能语音技术应用，提高医疗服务效率。支持中医辨证论治智能辅助系统应用，提升基层中医诊疗服务能力。开展基于人工智能技术、医疗健康智能设备的移动医疗示范，实现个人健康实时监测与评估、疾病预警、慢性病筛查、主动干预。

（2）加强临床、科研数据整合共享和应用，支持研发医疗健康相关的人工智能技术、医用机器人、大型医疗设备、应急救援医疗设备、生物三维打印技术和可穿戴设备等。顺应工业互联网创新发展趋势，提升医疗健康设备的数字化、智能化制造水平，促进产业升级。

8.提高"互联网+"便民惠民服务水平

（1）围绕群众日益增长的需求，利用信息技术，优化服务流程，提升服务效能，提高医疗服务供给与需求匹配度。二级以上医院普遍提供分时段预约诊疗、智能导医分诊、候诊提醒、检验检查结果查询、诊间结算、移动支付等线上服务。有条件的医疗卫生机构可以开展移动护理、生命体征在线监测、智能医学影像识别、家庭监测等服务。

（2）依托全民健康信息平台，开发全市统一的全民健康APP（手机的第三方应用程序）平台，为公众提供就医导航、预约挂号、健康档案查询、健康教育、公共卫生信息发布以及个人事项的在线办理等医疗健康服务，并逐步将免疫接种、卫生监督、生育服务登记、职业健康管理等涉及公众健康信息和便民服务应用纳入平台集成管理，不断提高医疗健康信息服务可及性和公平性。

（3）推进居民电子健康卡普及应用。稳妥推进安全、可信的健康卡虚拟化应用，整合医疗机构院内"一卡通"，实现患者在全市各医疗机构间统一的线上线下一体化身份认证服务，实现全市内跨区域、跨医院扫码就医，为患者提供方便、快捷、高效的医疗卫生服务。

（4）鼓励发展中医养生保健服务。构建中医养生保健信息服务平台，推进中医特色管理智能化，加强中医特色康复信息服务，针对不同健康状态人群，提供融中医健康监测、咨询评估、养生调理、跟踪管理于一体的中医养生保健服务。

9.鼓励定点医药机构提供"不见面"购药服务　积极推进城乡居民高血压、糖尿病门诊用药保障机制落地。参保人员凭定点医疗机构在线开具的处方，可以在本医疗机构或定点零售药店配药。探索推进定点零售药店配药直接结算，按照统筹地区规定的医保政策和标准，分别由个人和医保基金进行结算，助力疫情防控。鼓励定点医药机构在保障患者用药安全的前提下，创新配送方式，减少人群聚集和交叉感染风险。

10.完善经办服务　统筹地区医保经办机构与提供"互联网+"医疗服务的定点医疗机构签订补充协议时，应明确纳入医保支付的"互联网+"医疗服务范围、条件、收费和结算标准、支付方式、总额指标管理及医疗行为监管、处方审核标准等，原则上对线上线下医疗服务实行统一管理。医保经办机构要与定点医药机构密切配合、做好对接，对符合规定的"互联网+"医疗服务、在线处方药费等实现在线医保结算。

11.不断提升信息化水平　使用医保电子凭证实现互联网医保服务无卡办理。按照《国家医疗保障局办公室关于全面推广应用医保电子凭证的通知》（医保办

〔2020〕10号）要求，开通医保电子凭证实现互联网医保服务工作。同步做好互联网医保服务有关数据的网络安全工作，防止数据泄露。

12.加强医保基金监管　根据"互联网+"医疗服务特点，落实线上实名制就医，配套建立在线处方审核制度、医疗服务行为监管机制，保障诊疗、用药合理性，防止虚构医疗服务，确保医保基金安全。定点医药机构应当为患者建立和妥善保存电子病历、在线电子处方、购药记录等信息档案，做到诊疗、处方、交易、配送全程可追溯，实现信息流、资金流、物流全程可监控，患者可以在线查询检查检验结果、诊断治疗方案、处方和医嘱等病历资料。

13.确保工作平稳有序开展　要做好"互联网+"医保服务政策宣传，坚持正确舆论导向，准确解读相关政策。要提供必要的电话和网上咨询服务，及时为群众解答有关问题。要做好疫情期间系统上线、完善应用、情况上报、评估总结等工作，及时总结推广成功经验做法，逐步向有条件的定点医药机构和地区推广，更好为广大参保群众提供优质的服务。

# 第六节　信息甄别与正确理念的传播

## 一、信息传播的无序性

在现今发达的互联网时代，随着2020年的新冠肺炎在中华大地的快速蔓延，疫情相关信息的传播之快更是让人难以置信。2020年2月2日，世界卫生组织（WHO）关于新冠病毒的疫情报告中首次提出了"信息疫情"一词，指在伴随着新冠病毒的暴发和防控中出现的信息泛滥。这些消息，有视频，有图片，有官方通告，有小道消息，有真有假，各种信息泛滥令人们难辨真伪。世界卫生组织数据内容管理者安德鲁·派特森（Andrew Pattison）指出："关于病毒的虚假信息传播速度比病毒快，虚假信息已经进入了人们的生活之中，且其对人类影响比病毒自身所产生的影响还要大。"谣言造成的危害很大，会让恐慌情绪蔓延，让本来不需要去医院的人涌向发热门诊，造成医疗资源紧张，交叉感染，进而增加一线医疗人员压力，使得真正需要救助的人得不到救助等。

从"白岩松邀请钟南山讲解新冠肺炎"到"双黄连可以用于抗病毒治疗"这一系列的信息层出不穷地飞到我们眼前，有部分人会对上述信息提出质疑，会去证实信息，而大部分人会去盲目接受，因为在当时的环境和心情中，大部分人会认为"宁可信其有，不可信其无"，就像双黄连可以用于抗病毒治疗一样，大部人会选择相信，最终导致大家凌晨去药店排队抢购双黄连事件的发生，出现大量人群聚集现象，甚至有部分人在药店买药时感染了新冠肺炎。

互联网的飞速发展，使得信息传播十分迅速。在这种情况下，我们应该怎样辨别真伪，特别是在信息疫情中，关乎我们自己和家人的身心健康之时，应该怎样理性地去查阅信息呢？

## 二、全科医生如何帮助居民甄别信息

在社区，全科医生是健康的"守门人"，因此在疫情期间，有责任和义务帮助社区居民来甄别疫情信息的真伪，传播正确的疫情防护信息及疫情的发展趋势，稳定社区居民的心理，减少其内心的恐慌，不定时对相关信息进行辟谣，传递正确的防疫理念，防止相关不良事件的发生。

全科医生可以通过以下几点在社区中帮助居民鉴别信息疫情的真伪和传播正确的防疫信息。

1.提供社区居民获取信息的官方渠道　目前不管是微博、微信公众号、微信群、QQ群，还是报纸、电视，有官方的，有非官方的，每天都可以接收到各种各样铺天盖地的疫情信息。信息传播速度快，有利也有弊，一方面可以让大家更快更方便地获取信息；另一方面，伴随而来的又是假信息的快速传播，特别是引发人们焦虑、恐慌的信息更容易被自主传播。社区中，应该建议社区居民从国家的官方渠道获取信息，像中央的各类新闻，避免接收传播来自非官方的信息。第一时间了解疫情信息，应关注各地卫生行政部门官网或官方微博，关注人民日报、新华社等权威媒体对疫情的报道和解读。

2.根据信息内容辨别真伪　看到一条消息，越是煽动性的、言辞激烈的消息，假的可能性越大；如果自己无法确认信息来源的真假，则自己不要去传播这条消息。另外推荐几个信息真伪辨别平台：中国互联网联合辟谣平台、腾讯新闻较真查证平台、百度《新型冠状病毒实时辟谣》专栏、微信谣言查询小程序。

3.总结经验教训，辨别信息真伪　新冠肺炎本身是一种传染病，又称之为瘟疫。瘟疫不是一个新词，这是一个全球性问题。在历史长河中，在全球范围内，瘟疫的大规模传播不止一次。在历次瘟疫中，社会及人类的生命本身都遭遇了残酷的伤害。无论是当时的人们，还是后来的历史学家、社会学家、经济学家甚至是诗人，都曾努力地去寻找疫情发生的真相，并留下了诸多经典作品，这些作品让我们看到了希望、生命和理性之光。前人给我们总结了很多的经验，我们应该从前人的历史经验中辨别现在疫情中信息的真假。在查看、相信相关信息之前，建议大家去阅读相关书籍，在此推荐可读的相关书目。

国内书目：《哈尔滨1910：晚清东北大鼠疫纪实》《隔离时期的爱与情》《瘟疫》《乌合之众》《中国中古时期的宗教与医疗》《麻风：一种疾病的医疗社会史》。

国外书目：《疾病改变历史》《瘟疫年纪事》《传染病的文化史》《死亡地图：伦敦瘟疫如何重塑今天的城市和世界》《瘟疫，人类的影子》《瘟疫与人》《病毒来袭》《十日谈》《鼠疫》《谣言：世界最古老的传媒》《病毒星球》。

这些图书从社会的各个方面总结记录了有关疫情下的方方面面，有助于大家更深层次地了解瘟疫。

4.整合信息，有效传播　有关这次疫情的信息鱼龙混杂，不同部门、机构也在单独对外发布信息，民众很难从中甄别出有价值的、真实的信息。所有的相关信息有待整合，社区可设专人负责，建立自己的官方微信公众号，借助此平台，梳理整合各种信息，在自己的权威平台中发布自己的声音。这种有逻辑性的信息，便于受众的接受和理解，有效指导他们的疫情防控行为。同时在社区中大力宣传及推送社区平台信息，做到每个社区中每户均能查阅到平台信息，做到居民全知晓。

5.明确疫情下媒体社会职责　信息爆炸时代，信息过多会加重民众的认知负荷，而且很多信息在逻辑上是相互矛盾的，这会使民众产生信息焦虑，甚至怀疑所有信息。繁杂的信息对民众的接受、理解、记忆提出挑战，并影响其行为。在疫情期间，信息繁杂的情况更为明显，当下媒体的重要职责是提供有价值的、真实的信息，助力打赢防控疫情阻击战，而不是抢头条、发独家。政府、主流媒体等应该成为民众最信任的权威主体。

6.不信谣，不传谣，了解法律法规　对于非官方的相关疫情信息，如果难以分辨真伪，请尽量不要去转发，避免成为谣言的传播者。更不能去制造谣言，在这个时候，恶意编造、传播谣言会受到严厉打击，被治安管理处罚和刑事拘留。

【相关法律条文】《治安管理处罚法》第25条规定，散布谣言，谎报险情、疫情、警情或者以其他方法故意扰乱公共秩序的，处5日以上10日以下拘留，可以并处500元以下罚款；情节较轻的，处5日以下拘留或者500元以下罚款。

最高人民法院、最高人民检察院《关于办理利用信息网络实施诽谤等刑事案件适用法律若干问题的解释》（法释〔2013〕21号）第5条第2款规定，编造虚假信息，或者明知是编造的虚假信息，在信息网络上散布，或者组织、指使人员在信息网络上散布，起哄闹事，造成公共秩序严重混乱的，依照刑法第293条第1款第（4）项的规定，以寻衅滋事罪定罪处罚。

最高人民法院、最高人民检察院《关于办理妨害预防、控制突发传染病疫情等灾害的刑事案件具体应用法律若干问题的解释》（法释〔2003〕8号）第10条规定，编造与突发传染病疫情等灾害有关的恐怖信息，或者明知是编造的此类恐怖信息而故意传播，严重扰乱社会秩序的，依照刑法第291条之一的规定，以编造、故意传播虚假恐怖信息罪定罪处罚。

# 第七节　社区科普创作

## 一、社区科普创作的重要性

社区全科医生是社区居民健康的"守门人"，在日常生活中负责居民的常见病及多发病的预防及诊治活动。而在疫情期间，全科医生更能体现服务于基层全科的理念。除了处理日常的疫情筛查、管理、上报外，还要负责社区中的健康科普宣教。健康科普创作是疫情工作的重要部分，可提高社区居民的健康知识知晓率，更好地配合社区工作的开展。

社区科普内容应多倾向于新冠肺炎的知识介绍，包括疫情发生发展，个人及家庭防护，公共场所的人员管理等各个方面，除此之外，在这种特殊形式下，处理宣传疫情相关知识以外，还需加强常见病、慢性病的居家管理内容。

科普阅读人群为社区居民，科普原则应为知识可靠、内容实用、有趣可读，用观众听得懂、记得牢的语言替代专业性强的医学术语，将健康知识宣传与临床工作经验相结合，熟练运用别有新意、实用性强的科普知识作为主题，以常见病、多发病的预防知识、治疗方法、健康宣教为主要内容，构思巧妙，内容策划趣味性及实用性极强。

## 二、社区健康科普创作的原则

1.信息可靠真实，具有一定的科学性　新时期的全科医生，除了自己本身的医疗服务以外，还要做好健康科普宣教，将正确的防病治病理念和健康教育防范传播给社会大众。写科普虽然没有写论文那样严谨，但所写内容必须经得起推敲和时间的考验，不能自己杜撰，必须要有科学依据，这样才能给大家传递正确的健康理念。

2.变专业为通俗，变生僻为亲近  科普知识通俗易懂才有好的效果。医疗卫生领域的知识对于大多数人来说较为晦涩难懂，这是由医学的专业性决定的。而健康科普传播却要面向大众，具有广阔的传播面，所以尽量"变专业为通俗，变生僻为亲近"，这样大众才能感兴趣、看得懂，健康科普也才能具有生命力。

3.可读性、趣味性和艺术性  科普内容的呈现形式不能单纯用文字叙述，呆板枯燥，这样吸引不到大众的眼球，关注度不够，也不能起到广泛宣传的目的。要让更多的居民感兴趣，有阅读欲望，除了科普语言的运用外，还可以用成语典故、俗语谚语等来解说医学道理，图文并茂更直观地呈现内涵，那么科普作品也会增添意想不到的效果。

4.调动社区全科医生书写科普的积极性  健康知识普及行动要求医务人员掌握与岗位相适应的健康科普知识，积极投入到科普工作中来。社区中需针对科普创作设立一定的激励机制，组织开展各种科普活动，包括科普讲座、科普竞赛等，对表现突出者进行奖励。当然在疫情期间，需减少人群聚集活动，可改为视频方式。

5.采用社区专门设有的信息平台进行发布  可采用健康手册、院报、官网、官方微博、官方微信、微信公众号等多元化的方式进行宣传传播，也可以通过个人微信、微博、朋友圈等多种方式进行宣传。

6.内容应以疫情介绍的防范为主  在疫情期间的特殊形势下，社区更应该承担起利用健康科普向社区居民传播疫情知识的重责。内容主要包括新冠肺炎疾病介绍、疫情发展趋势、不同年龄阶段人群防护措施、外出及公共场所如何做好防护、居民居家隔离期间的注意事项，有疑似症状时该怎样就医等，还有居民疫情期间的心理干预。

7.加强社区常见病及多发病的管理  在新冠肺炎发生后，大家几乎把所有的关注点都给了疫情，而忽略了常见病、多发病的管理，使得某些应该救治的患者得不到很好的医治，导致病情的拖延，当然这其中也有部分原因是因为大家不敢外出看病，担心感染新冠肺炎。这时社区科普工作内容应该涵盖疫情下常见病、多发病的居家管理，帮助隔离期间居民能够安心平安地度过疫情期。

# 第七章

# 疫情下的社区护理

## 第一节 疫情期间社区护理管理

### 一、疫情下社区护理的工作范围

社区护理的定义为："社区护理学是将护理学与公共卫生学理论相结合，以维护和促进居民健康的一门综合学科，以健康为中心，以社区居民为服务群体，以呵护居民健康为目标。"社区护理不仅关注健康人、患者及弱势群体的躯体健康，还致力于预防疾病、延缓疾病进程及促进康复，减轻疾病给躯体带来的不可逆影响。社区护理深入居民家庭，对社区居民或有健康问题的失能失智老人提供家庭呵护，对个人、家庭、弱势群体及整个社区提供健康知识，并提倡有益于健康的生活方式。

社区护理的职能：①提供社区健康护理。②提供个人及家庭康健护理。③提供社区保健服务。④开展社区健康教育。⑤开展计划免疫与预防接种。⑥进行定期健康检查。⑦实施社区慢性疾病患者与其他疾病患者的管理。⑧提供社区临终护理服务。⑨提供社区急重症患者的转诊服务。⑩参与社区卫生监督管理工作。在传染病暴发状态下，社区护理应在原有职能基础上，重点发挥传染病防控相关功能。社区护理应借助社会力量，将传染病的预防及护理知识与技能相结合，从群体角度预防与控制疾病，保护和促进社区居民的健康。为达到此目的，社区护士必须熟悉和掌握传染病的流行特征、发生、发展规律，临床特点及流行病学的研究和统计方法。从早期控制传染源，切断传播途径，保护易感人群等方面来减少发病率、残疾率、死亡率，保护社区居民的健康。

## 二、疫情下社区护士的角色

传染病暴发状态下社区护士应发挥多样化角色，充分发挥自主性的同时，协助社区医生做好社区传染病防控。

1.健康照顾者 社区护士以照顾者的角色为有需求的居民提供医疗照顾，尤其是居家隔离有症状的患者、慢性病患者、孕妇、儿童、失能失智老人等，指导居民学会自我健康管理，避免由于疫情导致原有症状加重。社区护士同时应关注居民的心理健康，帮助居民缓解疫情状态下的心理应激反应。

2.健康信息提供者 社区护士及时向社区居民提供传染病相关健康卫生知识，指导居民如何通过官方渠道获取传染病相关信息，利用网络、报纸等各种形式向居民提供准确信息，避免不实信息误导居民，造成居民恐慌。

3.健康教育者 社区护士以教导者的角色向社区居民提供各种传染病防控知识，指导社区居民做好居家隔离，家庭环境消毒，自我生命体征检测，慢性病自我管理等。

4.组织协调者 传染病暴发状态下，社区护士是与社区居民接触最紧密的医务工作者，也最了解社区人群特点和环境特点，易于调动各种社区资源进行社区传染病防控。社区护士组织协调社区内各类人群的关系，不仅包含医疗卫生机构各类人员之间的关系，还包括社区居民，社区内单位的职工，社区管理者、居民小区物业、办事处等之间的关系，共同出谋划策，营造群防群治的传染病社区防治氛围。

5.护理研究者 社区护士不仅是社区人群的健康维护者，也是社区护理理论的主要研究者。要善于用科学的方法发现问题，研究问题及解决问题，如深入研究本次新型冠状病毒肺炎社区护理方面的重点和难点问题，为今后传染病暴发下社区护理提供理论依据及参考模式。

## 三、社区护理人员防控知识培训

1.全面培训护理人员传染病防护原则、知识和技能 相关内容详见第三章第二节。社区护士对于传染病防控相关知识、措施、技能相对缺乏，需要强化培训。由于在抗击疫情的特殊时期不适合开展集中培训，社区应通过视频会议、网络视频教学、拍摄操作视频、制作工作流程图等形式，确保每个社区护士熟悉掌握防控方案、防控知识、工作制度、工作流程和防护要点等。

2.评估风险分级，正确选用防护用品 根据不同的操作选择不同的防护用品。

（1）低风险操作：间接接触患者，如导诊、发放健康宣教单等。防护用品选择：工作服或加穿防护服、医用外科口罩、工作帽、手部卫生用品。

（2）中风险操作：直接接触患者，如查体、注射、穿刺等。防护用品选择：工作服并加穿防护服，医用外科口罩/医用防护口罩、工作帽、防护眼镜/防护面屏、手套、手部卫生用品。

（3）高风险操作：有血液、体液、分泌物等喷溅或可能产生气溶胶的操作或手术等，如咽拭子采集、吸痰、口腔护理、留置胃管等。防护用品选择：防护服、医用防护口罩、工作帽、防护眼镜/防护面屏、双层手套、手部卫生用品。

3.社区护理人员防护用品建议　参照第三章第一节内容。

（1）预检分诊：戴医用外科口罩、工作帽，穿工作服、普通防护服，戴乳胶检查手套。禁止戴手套离开诊疗区域，戴手套不能取代手部卫生。预检分诊处必须配备使用含可有效杀灭新型冠状病毒成分的速干消毒剂。

（2）临床一线护理人员：戴医用外科口罩/医用防护口罩、工作帽，穿工作服，注意手部卫生。根据具体诊疗情况评估风险等级，可加穿防护服，戴乳胶手套、防护眼镜。

（3）家庭病床上门服务：尽量避免家庭病床上门服务，确需上门者，上门服务前需进行详细的流行病学史调查。非疫区、无流行病学史的家庭，工作人员着工作服、工作帽、医用外科口罩、一次性鞋套入户。离开时进行规范的手部消毒。如需进行查体、换药、更换胃管等直接接触患者的操作，根据暴露风险等级做相应防护，如佩戴防护眼镜、更换医用防护口罩、戴一次性乳胶手套、加穿一次性防护服等。在疫区或有流行病学史的家庭则要在充分评估风险等级后，提升相应的防护。疫情期间家庭访视建议实行分时段预约进行上门服务，合理安排时间，遵守"一患一防护"的原则。

4.社区环境管理　社区环境管理主要有以下情况：

（1）通风管理：开窗通风每天2~3次，每次不低于30 min。

（2）诊疗环境清洁和消毒管理：诊室紫外线空气消毒，每天2次，每次1 h。物表及地面每天用500 mg/L二氧化氯或其他含氯消毒剂擦拭或喷洒消毒，作用30 min，每天消毒2~3次。

（3）办公物品消毒管理：办公物品每天用500 mg/L含氯消毒液擦拭消毒2~3次，30 min后用清水擦拭，防止物品腐蚀。

（4）医疗器械消毒管理：基层医疗卫生机构诊室常用接触皮肤的一般诊疗用品，如血压计袖带、听诊器。血压计袖带若被血液、体液污染，应在清洁的基础上使用含有效溴或有效氯 250~500 mg/L 的消毒剂浸泡 30 min 后再清洗干净，晾干备用。听诊器可在清洁的基础上用 75%乙醇擦拭消毒。腋下体温表每次用后应在清洁的基础上选用75%乙醇或过氧乙酸1 000 mg/L浸泡10~30 min，然后用流动水冲洗、晾干、备用。

5.人员管理　社区工作人员之间应尽量减少不必要的人员交往流动，必须见面时，尽量保持1 m以上距离。

## 四、社区家庭访视的防控管理

1.访视方式　首选电话、微信或视频等非接触方式访视。若根据居民健康状况，确实工作需要方可采取入户或现场访视。

2.家庭访视者防护标准　防护标准及注意事项如下：

（1）普通访视：常规正确佩戴工作帽、外科口罩或医用防护口罩，穿工作服、一次性防护服、一次性鞋套。防护服每班更换，污染、破损时随时更换。杜绝重复使用外科口罩或医用防护口罩，口罩4 h更换，潮湿、污染时随时更换。

（2）加强消毒防护：在进行家访前应对可能接触的门铃、门把手等部位进行消毒；对接触受访人员前后、接触可能污染的表面或离开其住所时，进行手部消毒，用含75%乙醇速干手消毒剂揉搓双手1~3 min至干。不要用手接触自己的皮肤、眼、口、鼻等，必须接触时先进行手部卫生。

（3）保持距离：一般情况下与居家隔离医学观察人员接触时保持1.5 m以上的距离。现场随访及采样时尽量保持房间通风良好，被访视对象应当处于下风向。

（4）查体及其他密切接触：需要为居家隔离医学观察人员检查而密切接触时，可加戴乳胶手套，检查完后脱手套进行手消毒，更换一次性防护服；如需进行换药、更换胃管等直接接触患者的操作，应做相应防护，如穿戴防护服、医用防护口罩、工作帽、防护眼镜或防护面屏、双层手套等。

（5）携带必需的医疗防控物资：家庭访视者至少须随身携带健康教育宣传单、速干手消毒剂、防护眼镜或防护面屏、乳胶手套、外科口罩/医用防护口罩、一次性防护服、医疗废物收集袋。

（6）妥善处置医疗废物：实地访视中产生的医疗废物须随身带回单位按医疗废物处置。

# 第二节 疫情期间社区新冠肺炎患者的护理

## 一、轻症患者及无症状患者的护理

1. 病情观察 轻症患者和无症状患者应在集中隔离点进行病情观察。主要监测体温，观察呼吸、脉搏、血压等生命体征及有无相关症状。

（1）体温监测：督促患者及时测量体温，至少每天2次，早晚汇报，教会患者正确测量体温的方法。

1）水银体温计的正确使用方法。①使用前首先检查体温计有无破损，水银柱是否有断裂、自行下降等异常，确保完好，并将体温计水银柱甩至35 ℃以下。②注意避开吃饭、喝水、运动后出汗等情况，应擦干汗液并休息至少30 min，待情绪平稳再进行测量，测量时间不小于10 min。

2）电子体温计的正确使用方法：使用前首先将体温计充分擦干消毒，将金属探头置于腋窝顶部并夹紧，时间至少5 min。

3）体温枪的正确使用方法：①体温枪枪头应对准额头，距离5~10 cm。②更换电池或改变测量环境后，应放置5~10 min再进行测量。③测量时避开门口、窗口等风大处，避开辐射。

（2）观察患者呼吸、脉搏、血压等：教会患者病情监测的方法，如出现呼吸急促、胸闷、乏力、腹泻等情况应及时汇报，正确就医。

2. 医疗护理 主要有发热的护理、用药护理和诊查护理。

（1）发热的护理：如患者出现发热，指导其采取相应的退热措施，包括物理降温和药物降温。

1）体温在37~38.5 ℃之间，建议使用物理降温。①多喝热水、温水浴。②冰敷额头、双侧腋窝、腹股沟等部位，注意观察局部皮肤，避免冻伤。③乙醇擦浴，部位同上。

2）药物降温。如物理降温效果不佳，体温超过38.5 ℃时，需指导患者正确使用药物，常用退热药物有布洛芬、对乙酰氨基酚等，按照说明书服用即可。

3）退热过程中如有大量出汗，嘱患者及时补充水分和电解质，避免出现脱水及电解质紊乱。

（2）用药护理：指导督促患者用药，确保剂量和服药方式正确，观察用药后的反应。

（3）诊查护理：教会患者正确留取化验标本，如咽拭子、痰标本等。

3. 生活护理　包括个人卫生、环境消毒等。

（1）个人卫生：

1）勤洗手。①洗手时机：餐前便后，以及接触垃圾、抚摸动物、戴脱口罩、制备食物前后。②方法：使用肥皂或洗手液（揉搓时间不少于20 s），在流动水下彻底清洗双手，必要时用75%乙醇消毒双手。避免用未清洁的手触摸眼和口鼻。洗手口诀：内—外—夹—弓—大—立—腕（完）。

2）多通风。建议每天早中晚开窗通风，至少每天3次，每次至少30 min。

3）咳嗽礼仪：建议佩戴口罩，污染后及时更换；如未佩戴口罩，咳嗽或打喷嚏时，避免直接使用双手遮掩口鼻，应使用纸巾或手肘遮掩，污染纸巾应放入塑料袋密封后丢弃在垃圾桶内，并及时清洁双手。

4）洗漱用品、餐具等单独使用，并及时消毒。

（2）环境消毒：

1）消毒液的选择：75%乙醇、含氯消毒剂（如84消毒液）。

2）地面消毒：使用含氯消毒剂拖地，至少每天2次。

3）物体表面消毒：含氯消毒剂着重对桌椅、门把手、洗漱盆、便器等公共区域擦拭消毒，然后用清水洁净。

4）注意消毒安全：乙醇不可用于地面、衣物等的消毒，以免浓度过大，引发火灾事故；乙醇和含氯消毒液不可混用。

4.饮食与运动　饮食方面，在清淡易消化的同时要保证足够的营养摄入，肉、蛋、奶类要完全熟透，烹调方式应以蒸煮为主，避免油炸、烧烤类；坚持运动，根据自身情况选择合适的运动方式，时间每次不小于30 min，每天至少2次，强度以微微出汗为宜，运动结束后及时擦干汗液，更换衣物，避免受凉。

5.休息与睡眠　避免劳累，适当休息，晚上睡眠时间应保持在7 h左右，坚持午睡（30 min左右）。

6.心理护理　教育患者通过官方渠道获取疫情信息，适当关注，避免恐慌；帮助患者做好心理调适，学会缓解压力的方法，如听轻音乐、看电视、看书、冥想等；可通过建立微信群等推荐优秀读物，鼓励患者分享心得体会，充实居家隔离生活，分散注意力，帮助其保持乐观心态。

## 二、重症患者的转运护理

1. 转运前　转运前做好用物准备、病情评估和心理护理。

（1）用物准备：

1）根据病情通知，准备并检查仪器设备是否完好，备抢救药物。

2）转运护士着防护服、佩戴N95防护口罩及防护眼镜。穿戴防护物品流程：洗手或手部消毒→戴帽子→戴医用防护口罩→穿工作服→穿防护服→戴手套。

3）病房护士整理好床单位、监护仪、吸氧/痰装置等，必要时备呼吸机。

（2）评估：首先给患者佩戴外科口罩，再进行病情评估，在确保安全的情况下方可转运；或者配合医生，就地抢救，待生命体征平稳后转运。

（3）心理护理：安慰患者及其家属，并做好解释工作。

2. **转运中**　转运中主要是患者病情、生命体征等情况的观察与异常情况的处理。

（1）密切观察患者病情变化，并安慰患者，一旦异常，立即抢救，并在6 h内补记抢救过程。

（2）保持呼吸道通畅，如患者出现气促，RR≥30次/min或静息状态下，指氧饱和度≤93%时，给予氧气吸入，根据情况可选择鼻导管、面罩给氧和经鼻高流量氧疗。

（3）在进行吸痰等侵入性操作时，除了穿防护服还必须佩戴正压头套，防止患者分泌物喷射污染。

（4）安慰患者，缓解紧张情绪。

3. **转运后**　转运后的注意事项如下：

（1）向接诊人员详细交接班，并记录签名。

（2）指导并协助家属按要求对患者所居住的房间及所用物品进行消毒处理。

（3）使用含氯消毒剂对救护车、仪器设备及所有接触过患者的物品进行彻底消毒。

（4）脱摘防护物品流程：摘手套→洗手或手部消毒→脱防护服→洗手或手部消毒→摘口罩帽子→洗手或手部消毒。

（5）医护人员下班前进行手部消毒、淋浴更衣。


## 三、治愈出院患者的护理

1. **信息交接**　与患者居住地基层医疗机构取得联系，共享病历资料，及时将出院患者信息推送至患者辖区或居住地居委会和基层医疗卫生机构，教育患者配合所在社区医护人员工作。

2. **出院指导**　嘱患者进行14 d自我健康状况监测，佩戴口罩，有条件的居住在通风良好的单人房间，减少与家人的近距离密切接触，分餐饮食，做好手部消毒，避免外出活动。

3. 定期复查　建议在出院后第2周、第4周到医院随访、复诊。

4. 健康宣教　向出院患者讲解疾病相关知识及正确使用口罩的方法，嘱其保持良好的生活习惯。

5. 延续护理　主要包括下列几项：

（1）社区护士做好患者的信息登记，监督患者按要求进行居家隔离，并及时询问登记其他家庭成员健康状况。

（2）指导患者对居家环境等进行有效消毒。

（3）教育患者合理膳食，均衡营养，适当锻炼，增强免疫力。

（4）关注患者及其家属心理变化，如有不良情绪及时疏导。

# 第三节　疫情期间社区慢性非传染性疾病的居家护理

疫情期间居民居家不宜外出，慢性病患者的居家护理此时显得更加重要，结合具体情况，来给大家介绍一下疫情防控期间社区慢性非传染性疾病的居家护理。

## 一、慢性阻塞性肺疾病患者的居家护理

1.居家环境　居室温度20~22 ℃，相对湿度50%~70%；保持空气清新，避免烟、尘等，定时开窗通风，空气污染严重的天气关闭门窗，开启空气过滤装置。

2.功能锻炼　增加活动耐力，维持日常生活活动能力。

（1）呼吸锻炼：缩唇呼吸、腹式呼吸（表7-1）。

表7-1　慢性阻塞性肺疾病患者呼吸锻炼

| 呼吸方式 | 方法 | 时间 |
| --- | --- | --- |
| 缩唇呼吸 | 鼻吸气，口呼气（缩唇呈吹口哨样），吸气与呼气时间之比为（1：2），缩唇大小程度及呼气流量以能使距离口唇15~20 cm处，与口唇等高点水平的蜡烛火焰随气流倾斜而又不至于熄灭为宜 | 每天1~3次，每次30 min |
| 腹式呼吸 | 鼻吸气，口呼气，取立位，体弱者可取坐位/仰卧位，一手放腹部，一手放胸前，吸气时尽量挺腹，呼气时腹部内陷，胸廓保持最小活动幅度；吸气与呼气时间之比为（1：2或1：3） | 每天2次，每次10~15 min |

（2）运动锻炼：耐力+强度训练，上肢、下肢和全身活动，如空中踩车、拉伸起坐、室内散步、打太极拳、日常生活活动等。选择适合的运动方式、锻炼强

度及锻炼时间，运动量宜从小量开始，量力而行，逐渐增强运动耐受能力。运动锻炼的强度以出现轻微气促和心率增快为限，气促症状在运动停止后10 min内完全恢复至平静状态为强度适宜。

3.氧疗护理　氧疗护理的注意事项如下：

（1）用通俗易懂的语言向患者及其家属介绍关于疾病的临床特点、持续低流量吸氧的意义及用氧安全。

（2）强调不间断吸氧时间＞15 h/d、吸氧浓度25%~30%、吸氧流量1~2 L/min。

（3）灭菌注射用水进行湿化氧疗并每日更换，湿化液温度保持在31~35 ℃。

（4）检查氧导管有无扭曲，氧气装置有无漏气。更换氧导管时观察鼻腔有无破损和出血。

4.饮食护理　宜高蛋白、高热量、高维生素等清淡可口、易消化饮食，少量多餐，吃饭速度减慢，吃饭时少说话；保证充足的水分（≥1 500 mL/d）和能量；避免易产气的食物及刺激性食物，如大豆、胡椒粉等。

5.防止感染　注意防寒保暖，避免感冒发热；保持居家空气清洁，勤开窗通风；戒烟；坚持身体锻炼。

6.用药护理　遵医嘱按时按量规律服药，不可擅自停药或增减药物用量。对病情有疑问时，可远程联系熟悉的医生进行沟通。

7.心理护理　长时间宅在家中，加上疫情的各种负面信息，难免会产生焦虑和不安的情绪，患者应多注意休息，避免情绪波动过大，保持心情愉悦，及时疏导不良情绪，针对疫情端正心态，既要重视又要避免不必要的恐慌，可以通过看书，听音乐等缓解焦虑不安情绪；家属要多与患者沟通，观察患者的情绪及内心感受，给予患者情感支持。

## 二、高血压患者居家护理

1.高血压诊断标准　未使用降压药的情况下收缩压≥140 mmHg，和/或舒张压≥90 mmHg。非同日3次以上。

2.高血压分级（表7-2）。

表7-2　高血压分级

| 类别 | 收缩压（mmHg） | 舒张压（mmHg） |
|------|------|------|
| 正常血压 | <120 | <80 |
| 正常高值 | 120~139 | 80~89 |
| 高血压 | ≥140 | ≥90 |

| 类别 | 收缩压（mmHg） | 舒张压（mmHg） |
|---|---|---|
| 1级（轻度） | 140~159 | 90~99 |
| 2级（中度） | 160~179 | 100~109 |
| 3级（重度） | ≥180 | ≥110 |
| 单纯收缩期高血压 | ≥140 | <90 |

3.做好血压监测　初诊或血压不稳定的高血压患者，建议每日清晨和睡前测量血压，每次测量2~3次取平均值，记录结果。通过远程方式向医生反馈病情。如果医生认为需要当面诊疗，应做好防护后就诊。

4.饮食护理　疫情期间应饮食多样化，以提高免疫力。

（1）限盐：高血压患者食盐（包括酱油和其他食物中的食盐量）摄入量≤6 g/d。可使用限盐勺控制盐量，或啤酒瓶盖去掉胶垫后平铺的盐量约为6 g。

（2）限脂：少吃动物内脏。避免动物油，可适当食用植物油，但每天不超过25 g。以含蛋白质较高而脂肪较少的禽类（鸡、鸭、鹅）和鱼虾代替脂肪高的红肉（猪、牛、羊等）。

（3）戒烟限酒。

5.坚持运动　适量运动不仅可以提高免疫力，还有助于控制血压、血糖、血脂水平、缓解压力和焦虑。高血压患者运动以中低强度为主（感觉有体力付出或微微出汗，运动后10 min内呼吸心率恢复平稳），在家可选择占地面积较小的运动，如瑜伽、太极拳等。运动要循序渐进、量力而行，避免憋气，可每次10 min逐渐达到30 min。运动前后注意拉伸和放松。运动期间避免血压过高，应保证收缩压≤220 mmHg，舒张压≤105 mmHg。运动时如果出现不适，应立即休息。休息后，若症状仍未缓解，做好防护后就诊。

6.管理体重　高血压患者体重应控制在正常范围（18.5 kg/m² ≤BMI<24 kg/m²），腰围男性<90 cm，女性<85 cm。疫情期间，不建议节食减肥。应合理饮食，适量运动控制体重。

7.心理护理　高血压患者的病程长，而且还有反复发作的特点，加上疫情期间长时间宅在家中，患者易产生恐惧、焦虑心理，社区护士应根据患者的性格特点提出改变不良性格和生活习惯的方法，使患者学会自我调节，保持平和乐观的心态，要加强医疗行为的指导。

### 三、冠心病患者居家护理

1.饮食指导　宜摄取低盐、低脂、低热量饮食，盐≤6 g/d，少吃油炸辛辣刺激食物，多吃富含维生素和膳食纤维的食物，如各种蔬菜、水果、鱼等，避免便秘；多食降低血压、血脂、胆固醇作用的食物，如燕麦、荞麦、玉米、洋葱、芹菜等；少食多餐，避免暴饮暴食；戒烟限酒。

2.用药护理　用药护理方面主要有如下注意事项：

（1）指导患者按医嘱合理用药，不可擅自停药、换药或者调整药量。

（2）告知无禁忌证的稳定性，冠心病患者均应终身服用阿司匹林和中等剂量的他汀类药物。

（3）告知患者服用硝酸酯类制剂时取坐位或卧位，用药后休息片刻，防止低血压。

（4）服用抗凝药时注意有无出血症状。

（5）服用洋地黄类药时要监测心率的变化。

（6）养成随身携带硝酸甘油、速效救心丸等急救药物的习惯。

3.运动指导　疫情期间不宜外出，冠心病患者应选择适宜的身体活动，如打太极拳，室内散步，整理房间等，遵循"动则有益、贵在坚持、多动更好、适度量力"的四项基本原则。

4.急救护理　当冠心病患者出现紧急情况时，应当注意：

（1）当心绞痛发作时，立即停止活动，舌下含服硝酸甘油，一般3~5 min疼痛症状就会缓解，若5 min之后疼痛仍不缓解，可以再服一片硝酸甘油，若10~15 min疼痛未缓解，则有发生心肌梗死的可能，应立即拨打120急救。

（2）学会识别急性心肌梗死发作的早期表现：如乏力、气短、烦躁、大汗、频发心绞痛，并且程度加重、持续时间较长、经休息或含服硝酸甘油后也难以缓解，发作时伴有呼吸困难、大汗、恶心、呕吐、心率过快或过慢、血压波动较大等。出现上述情况时，患者应立即就地休息，舌下含服速效救心丸或硝酸甘油，立即拨打120急救。

5.心理护理　冠心病患者因心绞痛反复发作或心肌梗死发作时的濒死感，常会出现恐惧、焦虑等不良情绪，而情绪波动过大又是冠心病发作的常见诱因。因此疫情期间居家患者应多注意休息，避免情绪波动过大，保持心情愉悦，及时疏导不利情绪。可以通过看书，听音乐，打太极拳等缓解焦虑不安情绪；家属要多与患者沟通，观察患者的情绪及内心感受，给予患者情感支持。

## 四、糖尿病患者居家护理

1.**定期监测血糖** 患者养成自我记录每日饮食、胰岛素用量、血糖水平的习惯。血糖控制差或病情危重者应每天监测4~7次。当病情稳定或已达血糖控制目标时可每周监测1~2 d。口服药物治疗的患者，建议每周监测 2 ~ 4 次空腹或餐后2 h 血糖。使用基础胰岛素者，建议监测晨起空腹血糖；预混胰岛素治疗者，建议监测晨起空腹和晚餐前血糖。

2.**饮食护理** 合理膳食，控制总能量、食盐和脂肪的摄入。建议脂肪能量占总能量的20%~30%，碳水化合物占45%~60%，蛋白质占15%~20%；少食多餐，定时定量，清淡饮食，多饮水；盐摄入量≤6 g/d；忌烟酒。

3.**运动锻炼** 运动与饮食管理共同配合维持理想体重，改善和纠正高血糖及胰岛素抵抗状况。疫情期间，糖尿病患者可选择轻中度的运动强度，如散步、打扫房间、做保健操、跳舞、打太极拳等。运动过程中注意预防低血糖的发生，宜在饭后0.5~1 h运动；使用胰岛素促泌剂或胰岛素的糖尿病患者应在运动前后测量血糖，若运动前血糖≤5.6 mmol/L应在运动前适当补充碳水化合物，并在家人看护下运动。

4.**用药指导** 依据医嘱合理用药，不可擅自停药、换药或者调整药量。

5.**足部护理** 足部护理主要注意以下几点：

（1）评估患者有无溃疡的危险因素：既往足溃疡史，神经病变的症状或体征（如足部麻木、触觉痛觉减弱或消失、发热、皮肤不出汗、肌肉萎缩、鹰爪样趾、压力点的皮肤增厚）及缺血性血管病变的体征，其他严重的足畸形。

（2）保持局部的清洁，避免感染。

（3）预防外伤。

（4）促进血液循环。

（5）积极控制血糖，说服患者戒烟。

6.**并发症护理** 糖尿病患者的急性并发症主要有糖尿病酮症酸中毒、糖尿病乳酸酸中毒、糖尿病高渗综合征，这些急性并发症出现之前都会有明显的口干、多饮、多尿、消瘦、乏力等症状。有的甚至会出现恶心、食欲不振、呕吐、腹痛等情况，需要及时就诊，以免导致昏迷。患者因某些原因进食少而未调整降糖药时易导致低血糖，如进食含糖食物不能缓解或出现意识改变时也需及时到医院就诊，以免出现严重后果。

7.**心理护理** 糖尿病患者因需终生用药治疗和控制饮食，加上长时间宅在家中及疫情的各种负面信息，难免会产生紧张、焦虑和悲观失望的情绪。社区护士可通过远程方式，鼓励患者适当的运动，既能使患者心情舒畅，又有利于葡萄糖的利用，降低血糖，帮助他们树立正确的疾病观，树立信心，调节情志。

## 五、脑卒中患者居家护理

1.躯体活动障碍的护理　脑卒中患者遗留躯体活动障碍时应当注意：

（1）生活护理：可根据Barthel指数评分确定患者的日常生活活动能力，并根据自理程度给予相应的协助。卧床及瘫痪患者保持床单位的整洁干燥，减少对皮肤的刺激；瘫痪患者垫气垫床或按摩床，抬高患肢并协助被动运动，必要时对骶尾部及足跟部位给予减压贴保护，预防压疮和下肢深静脉血栓的形成；帮助患者建立舒适卧位，协助定时翻身叩背，每天全身温水擦拭1~2次，促进肢体血液循环，增进睡眠；养成定时排便的习惯，便秘者可适当运动和按摩下腹部，促进肠蠕动，预防肠胀气；注意口腔卫生，保持口腔的清洁。

（2）运动训练：考虑患者的年龄、性别、体能、疾病性质及程度选择合适的运动方式、持续时间、运动频率和进展速度。

（3）安全护理：运动障碍的患者最重要的是防止跌倒坠床，确保安全。地面要保持平整干燥，去除门槛；患者最好穿防滑软橡胶底鞋；步态不稳，则选择用三脚手杖等合适的辅助工具，并有人陪伴。

2.吞咽障碍的护理　脑卒中患者是误吸的高发人群，应需特别注意：

（1）饮食护理：体位选择，选择既安全又有利的进食体位。能坐起的患者取坐位进食，不能坐起的患者取仰卧位将床头摇高30°，头下垫枕使头部前屈；食物的选择，选择患者喜爱的营养丰富、易消化的食物。注意食物的色、香、味及温度，为防止误吸便于食物在口腔内移动和吞咽，食物应该柔软、不易松散、利于通过口腔和咽部，不易粘在黏膜上；吞咽方法的选择，空吞咽和吞咽食物交替进行；对不能吞咽的患者应给予鼻饲饮食并教会照顾者鼻饲的方法及注意事项，加强留置胃管的护理。

（2）防止窒息：进食前多注意休息，进餐时不要讲话，减少进餐时环境中分散注意力的干扰因素，如关闭电视机和收音机，以免误吸和呛咳；因用吸管饮水需要比较复杂的口腔肌肉功能，所以患者不可用吸管饮水；床边备吸引装置，如果患者呛咳、误吸或者呕吐，应立即指导其取头侧位，及时清理口鼻腔内的分泌物和呕吐物，保持呼吸道通畅，以防窒息和吸入性肺炎。

3.言语障碍的护理　当脑卒中患者遗留言语障碍时，需要注意：

（1）沟通方法指导：鼓励患者采取任何方式向医护人员或其家属表达自己的需要，可借助符号、描画、图片、表情、手势、交流手册等来表达自己的意思；对于运动性失语的患者，应尽量提一些简单的问题，让患者回答"是""否"或者点头、摇头示意；与患者沟通时，说话语速要慢，应给予足够的时间反应；听力障碍的患者可利用实物图片法进行简单的交流，文字书写法适用于有一定文化素质、无书写障碍的患者。

（2）语言康复训练：肌群运动训练，进行唇、牙齿、舌、软腭、咽、喉与颌部肌群运动，包括缩唇、叩齿、伸舌、卷舌、鼓腮、吹气、咳嗽等活动；发音训练；复述训练、命名训练等。

4.感觉障碍的护理　日常生活保持床单位整洁干燥，防止感觉障碍的身体部位受压或机械性刺激；避免高温或过冷刺激，慎用热水袋和冰袋，肢体保暖需要用热水袋时，应外包毛巾，水温不宜超过50 ℃，每30 min查看且更换一次部位；协助患者进行感觉训练，进行肢体的拍打、按摩、被动运动和各种冷热电刺激等。

5.用药护理　患者常联合应用溶栓抗凝脑代谢活化剂等多种药物治疗。溶栓和抗凝药物治疗时，要严格掌握药物的剂量，观察有无黑便、牙龈出血、皮肤淤点、淤斑等出血表现。密切观察症状和体征的变化，如患者原有的症状和体征加重，或出现严重头痛、血压增高、脉搏减慢、恶心呕吐等，应考虑继发颅内出血，立即停用药物并做好防护进行就医。

6.心理护理　言语障碍者常因无法表达自己的需要和感情而烦躁、自卑，这时应该关心、体贴、尊重患者，避免挫伤其自尊心的言行，鼓励其克服羞怯心理，大声讲话；感觉障碍者常因缺乏正常判断而产生紧张、恐惧或烦躁心理，这时应该主动协助其日常生活活动，多与此沟通，取得信任。

## 六、消化系统慢性病患者居家护理

1.恶心与呕吐　这是消化系统比较常见的症状之一，患者出现这种情况时，应当注意：

（1）患者呕吐时帮助其坐起或侧卧，头偏向一侧，以免引起误吸，并及时漱口，更换被褥衣物，及时开窗通风。

（2）定时检测并记录生命体征，准确测量并记录24 h出入液量和体重。

（3）观察患者呕吐的特点，记录呕吐次数、呕吐物的颜色、性质、量和气味，并按医嘱给予止吐药及其他治疗。

（4）积极补充水分和电解质，给予口服补液时，应少量多次饮用，以免引起恶心呕吐；若口服补液未能达到所需补液量、剧烈呕吐不能进食及严重水电解质失衡时，需静脉输液给予纠正。

2.腹痛　腹痛患者的居家护理包括如下几个方面：

（1）腹痛的监测：观察记录疼痛的部位、性质及程度，发作的时间、频率及相关疾病的其他临床表现；如果疼痛突然加重、性质改变，且经过一般的对症处理不能缓解时，需要警惕一些并发症的发生，如消化道溃疡的穿孔、出血等。

（2）非药物性缓解疼痛的方法：行为疗法，包括指导式想象、深呼吸、冥想、音乐疗法、生物反馈等；局部热疗法，除急腹症外，对疼痛局部进行热敷，从而缓解肌肉痉挛达到止痛效果；针灸止痛。

（3）用药护理：根据病情、疼痛的性质和程度选择性用药；癌痛应遵循按需给药的原则，有效控制疼痛；急腹症未诊断明确不能随意应用止痛药。

（4）生活护理：急性剧烈腹痛患者应卧床休息，取适当体位，以减轻疼痛，从而减少疲劳感和体力消耗。烦躁不安者应采取防护措施，以防跌倒坠床。长期卧床、肢体活动受限的老年人，应进行肢体康复训练，定时翻身，预防深静脉血栓及压疮。

3.腹泻　腹泻的患者应当注意以下几点：

（1）观察患者的排便情况及伴随的症状，注意与新型冠状病毒引起的腹泻相区分，或及时就医检查。注意厕所卫生，用完厕所后及时冲水，冲水时盖上马桶盖。马桶、洗手池、卫生间门把手定期清洁并消毒。

（2）饮食护理：以少渣、易消化的食物为主，避免生冷、多纤维、味道浓烈的刺激性食物。急性腹泻根据病情和医嘱，给予禁食、流质、半流质或软食。

（3）休息与活动：急性起病全身症状明显的患者应该卧床休息，注意腹部保暖。可用热水袋热敷腹部，以减弱肠道运动，并有利于腹痛症状的减轻。

（4）用药护理：腹泻治疗以病因治疗为主，若腹泻得到控制应及时停药，并注意观察有无用药物不良反应。

（5）肛周皮肤的护理：排便后应用温水清洗肛周皮肤，保持清洁干燥，涂无菌凡士林或抗生素软膏以保护肛周皮肤。

（6）有体液不足的危险：观察患者生命体征及出入液量，及时补充水分和电解质。

4.心理护理　消化道症状的患者也可能存在心理方面的问题，应当积极面对。

（1）心理疏导：耐心细致解答问题，消除其紧张情绪，特别是恶心呕吐、腹痛、腹泻与精神因素相关的患者，紧张焦虑还会影响食欲和消化能力，必要时使用镇静剂。

（2）应用放松技术：常用的有深呼吸法、交谈、听音乐及阅读等转移患者注意力的方法，减少呕吐的发生。

（3）建立信赖关系。

（4）减轻心理压力。

## 七、肿瘤患者居家护理

1.家庭的支持和辅助　良好的环境对患者的病情很重要。患者免疫力低，需要定时对房间进行清洁和消毒，定时开窗通风，每天开窗通风至少2次，每次至少30 min；保持室内空气清新；房间温度18~22 ℃，相对湿度50%~60%；患者休息时，房间内要避免噪声。由于目前聚集性新型冠状病毒肺炎病例增多，不仅患者需要加强自我防护，与其密切接触者也要防护到位，避免主动外出与外界人员的接触。

2.生活习惯　养成良好的生活习惯，规律作息，注意个人卫生及口腔清洁。做好手部卫生，勤洗手，必要时进行消毒。

3.饮食的护理　饮食的搭配和营养的支持是肿瘤患者居家护理的重要内容之一。

（1）饮食尽量做到色、香、味俱全，少量多餐，平衡膳食，多吃水果、蔬菜及富含蛋白质、矿物质、维生素的食物，忌烟酒、腌制食品及辛辣油腻刺激饮食。

（2）卧床患者要少食产气食物，以免引起腹痛腹胀。腹胀、便秘患者，可以按顺时针方向为患者进行腹部按摩，以利于肠道蠕动增快，缓解症状。

（3）在肿瘤治疗和康复期间，若患者的饮食摄入不足不能满足目标需要时，推荐肠内和肠外营养支持治疗。

4.疼痛的护理　评估患者疼痛程度，给予用药指导，控制疼痛，提高患者在家中自我照护的能力，促进有效疼痛管理。药物镇痛是目前治疗癌痛的主要手段，转移注意力、心理护理可在一定程度上缓解患者的疼痛。

5.康复锻炼　康复锻炼应由简到繁，循序渐进，如卧床不起的患者，可选择按摩、肢体活动等主动和/或被动运动，病情好转能起床后，改为散步，打太极拳等活动，运动量以不引起疲劳为宜。

6.心理护理　家属多与患者沟通，观察患者的情绪及内心感受，耐心倾听患者的主诉，并结合实际消除患者的不必要担忧和过分焦虑，使得患者以正确的心态面对自身病情。

7.对症护理  肿瘤患者常见症状的护理方法如下：

（1）发热：发热是肿瘤患者最常见的症状之一，多在午后或傍晚开始，夜间消退。

处理方法：

1）发热时，应嘱患者多饮温开水、淡盐水，或橘汁等含维生素C、钾的果汁。

2）清淡易消化饮食，如汤、粥软质食物。

3）患者高热时，需保持口腔清洁，防止细菌滋生发生口腔炎。

4）发热较高者，可用温开水擦浴或冰块物理降温，也可进行针灸。

（2）恶心呕吐：癌症患者经过放疗、化疗后，可能出现恶心、呕吐的症状。

处理方法：

1）饮食要清淡，温热适中。过分甜腻或脂肪过多的食物及热食均易引起呕吐。

2）偏酸性的水果、硬糖及泡菜可缓解恶心。

3）避免强烈的阳光、嘈杂的声音及强烈气味的刺激。

4）分散患者的注意力，减少恶心。

# 第四节  疫情期间社区重点人群的居家护理

在当前面临疫情交叉感染严峻的情势下，做好居家护理尤为重要。在疫情防控的特殊时期，为社区人群提供相应的护理指导，更能够增强照顾者应对能力。

## 一、疫情期间婴幼儿及儿童的居家护理

1.婴幼儿居家护理与疾病防护  婴儿不能佩戴口罩，因此1岁以下婴儿以被动防护为主。

（1）婴儿需穿着合适，不要过度捂热或受凉。保持居室通风，每日每个房间轮流通风2~3次，每次开窗通风30 min到1 h，通风时，可以将孩子转移到另一个房间以免受凉感冒。

（2）每天早晚各测体温1次，并记录在册；记录喂养及呼吸情况，若出现发热或吃奶差、吐呛奶、精神反应差、呕吐、腹泻等症状应立即到医院就诊。

（3）玩具及生活用品实行专人专用，单独洗涤并定期消毒处理。设置套有塑料袋并加盖的专用垃圾桶，用过的纸巾、尿片等放置到专用垃圾桶，每天清理，

清理前可以用含有效氯500~1 000 mg/L的含氯消毒液喷洒或浇洒垃圾至完全湿润，然后扎紧塑料袋口丢弃。台面、婴儿床等新生儿日常可能接触使用的物品表面、地面、日常的织物（如毛巾、衣物、被罩等）可用含有效氯250~500 mg/L的含氯消毒剂进行消毒。

（4）不要用嘴尝试或咀嚼食物后喂食孩子（包括不要用嘴吹凉食物后给孩子喂食）。提倡母乳喂养，母亲哺乳时应佩戴口罩，注意手和乳房的清洁卫生。看护人不要亲吻婴儿，不要对着婴儿咳嗽、打喷嚏、呼气。看护人如果有呼吸道疾病或者出现发热、咳嗽、咳痰等症状时，在家中也应佩戴口罩，并适当居家隔离。

2.儿童居家护理与疾病防护　儿童的居家防护需要注意以下几点：

（1）儿童应尽量避免外出，确需外出的儿童，要正确佩戴口罩，做好防护措施。外出时尽量不乘坐公共交通工具，在人员密集和空间密闭的场所尽可能远离其他人（保持1 m以上距离）。

（2）不走亲访友，防止与呼吸道感染者、两周内去过疫情高发地区者及接触过来自疫区人员的人群接触；若与疑似患者接触后，应主动在家隔离观察14 d，无症状可以解除隔离但尽量不要外出，一旦有症状需立即到医院就诊。

（3）督促儿童勤洗手、勤洗脸，指导儿童饭前便后，以及游戏玩耍、咳嗽、打喷嚏、接触过唾液和分泌物之后，用洗手液或肥皂流动水洗手，教会孩子七步洗手法。告诉儿童不要随意碰触公共区域的物体表面（如电梯按钮等人群频繁碰触的表面）。避免儿童吃手，不要用手掏鼻孔，不要用手揉眼睛。

（4）对于在疫情期间需要接种疫苗的儿童，应视情况而定是否延迟接种。原则上疫苗接种推迟不会影响其免疫效果的，后期及时补种即可。

（5）儿童处于生长发育旺盛时期，需要提供充足的营养物质，多食用含优质蛋白质的食物、新鲜的水果蔬菜，根据实际情况适量补充维生素A、维生素D和矿物质等。多饮水，不吃野生动物，所有肉类烹饪熟透才能进食，所有饮食用具消毒。生活作息规律，睡眠充足，均衡营养，培养良好饮食习惯，不可长时间看电视或玩电子产品，适当锻炼或活动，增强抵抗力。

（6）新冠肺炎流行期间，应尽量避免户外活动，以居家运动为主。在发生疫情传播的社区，宜避免外出。在未发生疫情传播的社区，选择空旷、通风、人少的地方进行适当的户外活动，避免到人群密集的地方。

## 二、疫情期间孕产妇居家护理

孕产妇是新冠肺炎的易感人群，妊娠期妇女对病毒性呼吸系统感染的炎性应急反应明显增高，病情进展快，易演变为重症。保障孕产妇在疫情防控期间的居家防护及自我监测十分重要。

1.均衡饮食、适当活动　每天摄入高蛋白类食物，包括鱼、肉、蛋、奶、豆类和坚果，在平时的基础上加量；不吃野生动物；每天吃新鲜蔬菜和水果，在平时的基础上加量；适量多饮水，每天不少于1 500 mL；食物种类、来源及色彩丰富多样，每天不少于20种食物；不要偏食，荤素搭配；保证充足营养，既要吃饱、又要吃好；规律作息及充足睡眠，每天保证睡眠时间不少于7 h；开展个人类型体育锻炼，每天累计时间不少于1 h，不参加群体性体育活动；适量补充复合维生素、矿物质及深海鱼油等保健食品。

2.保持良好的卫生习惯　保持居室空气清新，每天开窗通风次数不少于3次，每次20~30 min，户外空气质量较差时，通风换气频次和时间应适当减少；咳嗽或打喷嚏时，用纸巾、毛巾等遮住口鼻，没有纸巾、毛巾的情况下用衣袖遮挡，咳嗽或打喷嚏后洗手；家庭成员不共用毛巾，保持家具、餐具的清洁与消毒。

3.减少聚集　疾病流行期间自觉避免与他人近距离接触，减少去人多或密闭的地方；减少接触公共场所物品的机会；避免与呼吸道感染者及去过疫情高发地区的人群接触；家人为密切接触者的家庭，需居家隔离的，应当与孕产妇分开居住；如必须外出时，需正确佩戴合适口罩，尽量避免乘坐公共交通工具。

4.正确洗手　正确洗手是预防感染的有效措施之一。从公共场所返回、饭前便后，用肥皂和流动水充分洗手，没有洗手条件的情况下使用含乙醇的免洗洗手液；不确定手是否清洁时，避免用手接触口、鼻、眼。

5.保证良好的睡眠　调查研究显示，87%的孕产妇会经历睡眠障碍，一般孕产妇的睡眠质量下降。虽然居家时间较多，但要避免常常躺在床上（在医生建议下需要卧床静养的孕产妇除外）。尽量在有困意、打算睡觉时再卧床，睡前关掉电子产品，适当做一些放松练习，如呼吸、冥想、听音乐等。

6.外出就医做好防护　如确实需要外出就医，则应当注意如下事项：

（1）合理选择医疗机构和时间。妊娠期妇女如遇突发不适时应就近选择能满足需求的、门诊量较少的医疗机构，优先做必需的、急需的医疗检查和医疗操作；就诊前做好预约和准备，熟悉医院科室布局和步骤流程，尽可能减少就诊时间。产检应选择建档医院，并提前与建档医院预约产检时间。

（2）做好防护准备。孕产妇与陪同家属均应该全程正确佩戴医用外科口罩；可随身携带免洗洗手液或消毒湿巾，保持手部卫生；人与人之间尽可能保持距离（至少1 m）。注意防寒保暖，避免感冒。

（3）及时洗手或手消毒。接触医院门把手、门帘、医生白大褂等医院物品后，应立即洗手或使用含醇类的手消毒液，如果不能及时洗手或消毒，不要接触口、鼻、眼。

（4）妥善处理衣物等。回家后妥善处理口罩，更换衣物、鞋，洗手，清洗面部等暴露部位。外出衣物应尽快清洗消毒，外套置于空气流通处。

## 三、疫情期间精神障碍患者居家护理

家庭的作用贯穿于精神障碍患者整个康复过程。当下，全民都在积极地应对疫情，面对铺天盖地的信息，难免忧虑和恐慌，更易诱发疾病或致原有的症状加重，家庭护理就显得更为重要。家庭护理主要是以下三大目标：稳定患者病情，避免危险行为的发生；预防复发；改善功能，提高生活质量。

为了达到目标，家庭护理可从以下7个方面着手。

1.常见精神症状的护理　面对患者妄想或幻觉的内容、言行，家属可不表态，采取中立态度，并列举一些事实提出疑问，让患者思考。避免与其争辩或指责，但也不要附和，以免加强患者的病态信念。要注意培养与患者之间的信任，使其愿意吐露心声。

2.常见风险的护理　对于有自伤、自杀风险的患者，家属应妥善保管好家中危险物品，陪伴患者身边，必要时寻求专业帮助；对于有暴力风险的患者，家属应避免用言语或行为刺激患者，保持警惕，注意自我保护；对于有外走风险的患者，家属加强对患者的看护，避免患者在外发生危险或感染新冠肺炎；对于有慢性躯体疾病如高血压、糖尿病等的患者，应遵从专科医生的医嘱每天监测血压或血糖，遵医嘱服药和治疗。

3.用药护理　患者和其家属应明白坚持服药的重要性，服药依从性是影响精神病患者疗效及复发的一个重要因素。遵医嘱按时按量服药，不随意停药和断药，以免造成病情波动和复发。为做好新冠肺炎的防控工作，避免交叉感染，建议患者就地诊治及取药。家属应妥善保管药物，避免患者误服及大量服用药物；患者及其家属应掌握所服药物的疗效、服用方法、剂量、副作用的识别与一般处理等；在患者欠缺服药主动性和自知力的情况下，家属应做好相关的教育和解释工作，督促患者服药。

4.心理调适　面对疫情和疾病本身造成的心理压力，应采取正确的方式调整心态：家庭成员要尊重、关心、理解患者，加强与患者的交流沟通，积极帮助患者解决实际问题，改善家庭成员之间的交往方式，降低病耻感，督促患者积极主动地参与活动。

5.饮食指导　保证每日正常的进食量，不暴饮暴食，定期监测体重；不饮酒、不吸烟、不吃辛辣刺激的食物；饮食结构合理，注意营养搭配，增加蛋白质的摄入，多喝温开水，多食用新鲜的蔬菜、水果，增强免疫力，有利于抵抗病毒。

6.睡眠帮助　创造良好的睡眠环境，避免强光和噪声刺激；规律作息，不熬夜，不日夜颠倒，不喝浓茶和咖啡，避免睡前过度兴奋及长时间使用电子产品；入睡困难的患者可做睡前的肌肉放松训练或听轻音乐；即使在当前疫情形势下，倡导少出门，白天也不要长时间卧床。

7.其他注意事项　目前疫情紧张，尽量避免外出，如需外出一定要做好个人防护，如勤洗手、戴口罩、避免去人群聚集地；每天开窗通风换气，呼吸新鲜空气；帮助患者建立自理模式，让患者做一些力所能及的事情；每天适量运动，在家条件有限可选择做瑜伽、跳健身操、做拉伸运动等简便的运动方法，避免久坐、久躺。

若患者原有的精神症状重新出现，或突然情绪大变、失眠加重、反应迟钝、行为反常、生活懒散，或原来能主动服药，突然拒绝服药，否认有病，这些都很有可能是复发先兆，应及时就医，避免病情拖延加重。

# 第五节　疫情期间留置管路患者的居家护理

由于老年人数量和慢性病患者的不断增加，医院床位紧张，部分患者常需带管出院，康复期留置管道或因为疾病原因需要永久携带管道的患者大部分时间居住在家里，在疫情防控的特殊时期给予照顾者相应的护理指导，可以提高应对能力，减轻其紧张情绪，为患者提供优质的护理服务。疫情期间，照顾者为患者护理前应先洗手，做好个人防护，社区护士护理指导内容具体如下：

## 一、留置胃管患者居家护理

1.胃管的护理　胃管的常规护理如下：

（1）确认胃管在胃内，保持胃管的通畅，具体方法有：

1）用注射器回抽可从胃管内抽出胃内容物。

2）用注射器向胃管内打气，用听诊器在胃部听到气过水声。

3）将胃管插入水中无气泡逸出。

（2）胃管固定贴每日更换，先清洁患者面部油脂、汗液等，再将胶布固定于鼻头及耳垂附近。搬动患者或给其翻身时应注意防止扭曲、打折和脱出。

（3）社区护士应给照顾者做好宣教，对于抑郁、意识障碍类存在高危胃管拔出倾向患者实施一定的肢体约束，有拔管史的清醒患者夜间给予佩戴专用约束手套，以防熟睡中误拔。

2.鼻饲护理　如果患者需要鼻饲护理，则应当注意：

（1）社区护士应指导照顾者根据患者情况和营养需求制订膳食种类，食物种类要多样化、粗细搭配并满足患者的喜好，如有特殊饮食，可根据患者的疾病情况调整，在食物的烹调过程中减少调味料及腌制食品的使用。

（2）指导家庭自备鼻饲膳食用具，如灌食器、带刻度的水杯、搅拌机、料理机或豆浆机等，用具需注意清洁，定时消毒。

（3）鼻饲液时最好现用现配，指导家属配制鼻饲流质饮食时应将固体食物如鸡肉、瘦肉、鱼、蔬菜等先洗干净，去骨、去皮、去刺，切成小块分别加工成熟食，加水用搅拌机搅碎成匀浆，充分打碎搅拌均匀，不宜过稠；要注意不同营养液之间配伍禁忌。

（4）鼻饲前应先确定胃管在胃内，回抽胃内无残留内容物后，给予20~30 mL温开水冲洗胃管。

（5）鼻饲量每次不超过200 mL，开始时宜少量多餐，待患者适应后逐渐加量并准确记录鼻饲量，根据全天总量和患者的消化吸收情况合理分配，制订间隔时间。持续鼻饲应均匀灌入。

（6）鼻饲液温度控制在38~40 ℃，可将鼻饲液滴在前臂内侧试温。持续灌入时鼻饲液温度应与室温相同。过热易烫伤胃壁黏膜，过凉易引起消化不良、腹泻。配制好的鼻饲液放置时间不得超过24 h。

（7）社区护士应指导照顾者灌注药液前先核对药物名称及剂量，确定无误后充分研磨药物，注意药物的药理与配伍禁忌，冲入温开水不少于30 mL。不同药物分批注入，注意抗酸药物不应与肠内营养制剂一同输注，避免产生反应生成凝块堵塞管道。

（8）鼻饲后应用20~30 mL温开水冲管，边冲边停顿，使液体在管腔内形成漩涡，防止食物和药物微粒沉积在管腔。

（9）社区护士应鼓励患者养成良好的卫生习惯，勤刷牙漱口，告知口腔清洁的重要性。对于生活不能自理或昏迷的患者，指导照顾者给予口腔护理。

3.特殊情况的处理　如果出现下列特殊情况，则应当注意：

（1）胃液的颜色、性质的改变：社区护士应指导患者和照顾者学会观察，胃液颜色一般为墨绿色（混有胆汁）。若颜色为鲜红色，提示胃内有出血。若颜色为咖啡色，提示胃内有陈旧性血液。胃液出现颜色或性质的改变时，应暂禁食水，及时联系医生，给予相应处理。

（2）胃潴留：患者有恶心、呕吐、腹胀症状时，社区护士应指导给予适当抬高患者床头，抽吸胃内容物＞150 mL时，停止提供营养液2~4 h，必要时使用胃肠动力药。

（3）胃管堵塞：若患者发生胃管堵塞，社区护士应指导照顾者使用5 mL或10 mL注射器通过温开水冲洗解决轻度的堵管，如果无法疏通时，社区护士应做好自我防护后上门给予更换。

（4）口腔疾患：患者发生口臭、龋齿、牙周炎、牙龈炎等口腔疾病时，社区护士应指导患者做好口腔护理，必要时使用漱口水和药物。

（5）感染：帮助患者调整适当体位，合理固定胃管，及时判断和处理误吸、痰液，保证口鼻和呼吸道顺畅，严格按照医嘱为患者使用抗生素，降低感染发生率。

4.心理护理　社区护士应积极主动与患者建立联系，向患者及其家属讲解护理的重要性，鼓励其抒发自我感受，并针对不良心理进行处理。除自我进行心理调适外，社区护士同时鼓励患者家属多予以患者心理支持和安慰，使其感受到无微不至的关怀，增强康复信心。

## 二、深静脉导管患者居家护理

（1）观察穿刺点局部皮肤有无红、肿、热、痛、渗血及脓性分泌物等炎性反应，常规每7 d更换一次无菌敷贴，若患者出汗较多，贴膜卷边、穿刺点有渗出、皮肤完整性受损等污染迹象时，社区护士应在做好自我防护的情况下，携带用物至患者家中为其维护，或患者做好个人防护前往大型医院静疗门诊就诊。

（2）患者翻身、睡眠、更衣、沐浴、活动、出汗时需注意深静脉导管的保护，注意防止受压、导管脱出。若脱出不可擅自插入，应做好自我防护前往医院就诊，若导管移动3 cm以上，需拍X线片来确定导管顶端位置。

（3）置管的上肢勿负重（举重，提重物等），洗澡时用薄膜包好，避免浸湿敷料。

（4）社区护士应给照顾者做好宣教，如果患者躁动，应适当给予约束双手，必要时给予镇静药物，避免深静脉导管非计划性拔出。

（5）心理护理：疫情期间，社区护士可通过电话、微信等多种形式加强与患者家属的沟通，让家属对治疗方案、生活护理中的有关注意事项详细了解并积极配合，患者从家庭中获得的支持越多，负面情绪越少，精神生活质量也就越高。

## 三、尿管（膀胱造瘘管）患者居家护理

1.尿管（膀胱造瘘管）的护理　尿管的常规护理如下：

（1）每日检查尿管（膀胱造瘘管）外露及引流尿液情况，确保尿管固定妥善，保持通畅。患者翻身活动时防止扭曲、打折、受压，同时注意避免尿管（膀胱造瘘管）牵拉、脱出损伤尿道或引起膀胱痉挛。

（2）长期留置导尿管宜定期更换，普通导尿管7~10 d更换，特殊类型导尿管按说明书更换；更换尿管时集尿袋一块更换，尿管到期需要社区护士上门更换时，均需做好个人防护措施。

（3）造瘘管一般是1~1.5个月更换1次，如有血凝块、黏膜碎片阻塞时，及时做好个人防护并到医院更换。

（4）应保持尿液引流的密闭性，尽量不卸接口处，以减少感染机会。

（5）保持造瘘管管口周围清洁干燥；保持尿道口及会阴部清洁，每日会阴部擦洗2次，可使用长效抗菌材料喷洒尿道口、尿管插入口近端以及尿管和集尿袋连接口处，以预防尿路感染。

（6）应保持集尿袋低于引流管口水平，患者下床活动时，可用别针将尿袋固定在衣、裤上，防止反流，随时倾倒尿袋中的积尿，引流管和集尿袋不与便器接触。

（7）除禁食水及肾功不良、严重水肿者外，应督促患者多饮水，确保患者每天尿量在2 000 mL以上，以自然冲洗尿道，减少尿路感染。

2.特殊情况的处理　如果出现下列特殊情况时，需注意：

（1）尿液量、颜色、性质的改变：成人正常尿液：1 500~2 000 mL/d，呈淡黄色；多尿：＞2 500 mL/d；少尿：＜400 mL/d。当出现尿量增多、减少、颜色异常或混浊时，应及时联系医生。

（2）膀胱痉挛：患者出现下腹部痉挛性疼痛，多是由于心理紧张、尿道异物感明显等因素造成膀胱逼尿肌收缩不稳定，症状较轻者社区护士可予以适当心理干预，症状较为严重者可遵医嘱应用解痉镇痛药物。

（3）尿管堵塞：当患者尿袋引流量减少或消失，甚至尿管（膀胱造瘘管）周围漏尿时，应检查尿管是否曲折、受压，并合理固定尿管。排除受压因素外仍不通畅时，可给予挤捏引流管，有时随着一些絮状物的排出便会恢复通畅，若未恢复，且患者下腹部膨隆不适，社区护士在做好防护措施下上门进行冲洗或更换。

（4）漏尿：社区护士应指导患者多食用粗纤维食物，保持大便通畅，若排便困难时可使用缓泻剂，避免用力排便时压迫膀胱而发生漏尿。针对吸烟患者应告知其戒烟，以防因咳嗽、咳痰而导致腹内高压造成的漏尿。若因尿管型号不适造成漏尿，则需要社区护士做好防护，上门更换导尿管。

（5）感染：引流尿液混浊，颜色异常时，社区护士应指导留取尿标本进行检验，根据检验结果遵医嘱使用抗菌药物。

3.心理护理　长期留置膀胱造瘘管患者因给日常生活带来许多不便之处，患者心理压力较大，社区护士应对患者进行疏导，讲解管道留置的重要性，缓解焦虑情绪，引导其逐渐适应。

## 四、腹部造口患者居家护理

（1）社区护士应指导患者避免重体力活动和腹部碰撞，注意休息，保证充足的睡眠，适当锻炼，增强体质。

（2）应指导患者根据自身情况选择合适的造口护理用品，教会患者粘贴造口袋的技巧，以便既能很好地收集粪便又能延长造口袋的使用时间。

（3）患者尽量穿棉质宽松、透气性能较好的衣物，系腰带时，应避开造口的位置。

（4）经常检查造口袋的密闭性，造口底盘发白或卷边时，宜尽快更换，造口袋一般情况下使用不宜超过1周，即使无渗漏也必须更换造口袋。宜在清晨空腹时进行。

（5）造口袋内容物达到1/3~1/2时，宜排放造口袋内排泄物。

（6）指导患者均衡饮食，多给予高蛋白、高热量、高维生素、低脂易消化少渣食物，少食胀气食物，少量多餐，避免暴饮暴食，忌烟酒和刺激性食物，多食新鲜水果、蔬菜，保持大便通畅。同时要注意饮食卫生，进食规律，防止腹泻、便秘等胃肠功能紊乱的发生。

（7）待患者手术切口愈合、体力恢复，可沐浴。结肠造口者可将造口袋揭除后沐浴，回肠造口者宜佩戴造口袋沐浴。

（8）造口并发症的护理：

1）造口黏膜水肿：更换两件式造口袋，内圈略剪大（比造口略大1~1.5 mm即可），水肿的黏膜可用3%氯化钠或50%硫酸镁湿敷。

2）造口周围皮肤炎：社区护士应指导患者更换造口袋时正确使用皮肤保护膜，护肤粉及防漏膏，加强护理，对造口器材过敏者更换造口产品。

3）造口脱垂：患者应减少活动，做好防护后到大型医院造口门诊就诊。

4）造口狭窄：社区护士可指导照顾者给予造口扩张。右手戴手套，示指涂液状石蜡，将手指顺造口方向插入2~3 cm，手指不应旋转，插入时间2~3 min。每日扩张1次。

（9）心理护理：社区护士应指导家属给患者以精神上的关心鼓励和生活上的体贴，增强对患者的家庭责任感，还可通过指导患者家属来培养患者的自我护理能力，指导家属监督患者日常生活行为，鼓励患者自己主动做些力所能及的事，尽量减少患者对家属产生依赖心理。另外，社区护士可为造口患者之间建立联系，使患者在联谊群这样一个知识传递、信息交流与信心共建的环境中获得相互间的支持理解，可从心理上帮助患者减少孤独感，促进心理恢复。

# 第六节　疫情期间长期卧床患者的居家护理

长期卧床患者主要为昏迷患者、骨折患者、瘫痪患者及一些癌症后期患者等。长期卧床导致的一系列并发症成为当前我们护理长期卧床患者所遇到的主要问题，护理不当，病情易反复，就需再入院治疗。疫情防控期间，希望通过合理的基础居家护理，有效减少长期卧床患者的并发症，降低再入院率，改善患者的预后，提高患者的生活质量。

## 一、饮食护理

长期卧床的患者消化功能差，应正确指导患者均衡搭配膳食，合理饮食。

长期卧床患者应给予清淡易消化、营养价值高的高蛋白饮食，如牛奶、豆制品、鸡蛋、瘦肉等，因为蛋白质是组织生长、修复所必需的营养物质。长期卧床的患者活动量小、肠蠕动减少，在补充营养的同时，要注意粗纤维食物的补充，以预防大便干结、便秘等。此外，患者还应该多食用富含钾等微量元素的水果、蔬菜，例如橘子、香蕉、绿叶蔬菜等。长期卧床患者还需多饮水，补充充足的液体，可防止血液浓缩及降低血液黏稠度。含纤维素较高的新鲜蔬菜和水果有利于血液稀释，改变血液黏稠度，促进血液循环。

对于不能够自己主动进食的患者，应该选择床上喂饭，患者取坐位或者半坐位，喂饭者应该提前洗净双手，喂饭时动作应缓慢，注意防止食物呛入气管。喂患者进食汤水时，禁止从嘴正中直倒，应该从唇边缓倒，也可给患者配制糊状食物，出现呛咳时，需立即停止对患者喂食，并迅速将患者口中的食物挖出。有吞咽困难的患者宜取侧卧位，尽量不采取仰卧位，以免患者口中的食物残渣、唾液或咳出的痰液等吸入呼吸道引发呛咳，甚至呼吸阻滞。

## 二、用药护理

指导患者遵照医嘱合理用药。严格遵照医嘱要求，定时服药，严格禁止擅自更改药物种类、用量和用药时间。家庭和医院的支持与帮助直接影响到患者的用药依从性。医务人员要与患者家属加强合作，指导家属用正确的方法支持患者用药，提高其用药依从性。注意监测患者用药之后的治疗效果及反应，作为将来更换药物和调整剂量的依据，一旦发生药物不良反应需要及时治疗。

## 三、康复护理

为最大限度降低长期卧床患者的并发症，发挥其残存功能，提高患者的生存质量，进行康复锻炼必不可少。

1.肢体功能位的摆放　肢体功能位的摆放可有效预防偏瘫肢体的并发症，如肩关节半脱位、肩疼痛、肌肉挛缩、足内翻、足下垂等。患者家属参照肢体功能位摆放视频进行操作，同时社区医护人员进行指导纠错。

2.肢体功能训练　长期卧床的患者，适当的肢体运动不仅可以缓解由患肢肌肉痉挛所引发的疼痛，还有利于改善患者的心肺功能，减少痰量，从而有效地防止肺炎。社区医护人员或康复师首先示范指导家属对患者进行肌肉按摩和关节松动，每天3次，每次30 min。待患者能够伸展四肢后，辅助患者做Bobath握手、桥式运动、翻身、爬行等运动，鼓励患者做力所能及的事情。

3.呼吸功能训练　进行腹式呼吸锻炼与做呼吸操。患者取坐位或仰卧位，以仰卧位为例，嘱患者两手分别置于胸前与腹部，吸气时尽量挺腹，胸部不动，呼气时腹部内陷。然后把口缩小呈"鱼口状"使气体由口缓慢呼出，每天锻炼两三次，每次深呼吸10~15 min。为防止枯燥感，可按节律进行，吸气时间比为1∶2或1∶3，以恢复肺功能改善缺氧状态。锻炼时间可由短逐渐增长，且须长期坚持。

4.床上坐起训练　长期卧床患者坐起时有倾倒现象，要经过训练，才能保持躯体平衡。可先把患者扶起呈半卧位到坐位，支持患者待基本坐稳后，向左右前后轻推患者，指导和鼓励患者重新保持躯体平衡。然后弯曲躯干和旋转躯干，进一步训练和增强患者维持平衡和稳定的能力。

由于社区医护人力资源有限，从而导致社区康复护理在很多城市难以推广实施。鉴于现状，建议社区向辖区内长期卧床患者家庭推广家庭康复护理光盘和视频。同时联合各大医学院校师生和医护人员利用专业所长为患者制订个体化家庭康复护理方案，定期进行示范指导和随访。此方法若能得到推广，不仅能够改善患者的生存质量和生活质量，还能减轻社会负担和家庭的负担，同时也给各大医学院校的师生提供了很好的社会实践课题。

## 四、常见并发症的护理

1.压疮　患者皮肤出现压疮时应当注意：

（1）建议使用电动气垫床，气垫床主要是由充气机和气垫两个部分组成，具有塌陷与膨胀相交替的作用，通过改变患者身体的受力点，发挥按摩的功效，此外，还可以使气垫与身体之间保持良好的空气流通，保持皮肤干燥。

（2）勤翻身，注意在翻身的时候，先将患者的身体抬起，然后再挪动位置，避免对患者的拖、拉等。每日用温热水为患者擦洗皮肤、腹股沟部、腋下、会阴部，对受压部位及隆突处进行按摩，防止患者出现骨突处皮肤损伤。使用海绵垫或者软枕，将患者身体与病床部位的空隙处进行补充，减缓患者皮肤受压处的压力。

（3）保持患者的床单干净、干燥、无渣屑，及时处理患者的大小便。

2.肺部感染　长期卧床患者发生肺部感染多见于老年人，老年人的肺活量减弱，肺功能降低，咳嗽反射减弱，痰堆积在肺内不易咳出，容易导致肺炎，是目前危及患者生命的严重并发症。

对于长期卧床患者，取卧位时，应将患者的床头抬高30°左右，可以较为有效地防止患者发生误吸及食物反流。在患者病情允许的情况下，护理人员或其家属可以帮助患者间断性地取半卧位或坐位，进行有效排痰训练：嘱患者深吸一口气，用力将气管深处的痰液咳出。对于不能取坐位的患者，要帮助患者勤叩背，叩背时手掌屈曲呈勺状，用力适中、均匀，从下往上、由外而内拍，同时鼓励患者咳嗽排痰。对于痰液黏稠的患者可给予雾化吸入，促进痰液的排出。

3.尿路感染　注意补液要充足，保持患者的出入液量平衡，认真观察患者尿量、性质、颜色等。对于留置尿管的患者，注意为防止尿液反流，在任何时候都要保证集尿袋低于膀胱的水平，预防尿道逆行感染。为患者进行翻身等动作前，应该先夹闭尿管，因为尿液在患者的膀胱充盈后，翻身的动作可以达到冲洗膀胱的效果，此外，还应鼓励患者多饮水。

保持局部皮肤清洁和尿道外口清洁，预防细菌自尿道外口进入尿路。定时采用消毒液清洗尿道外口和会阴以预防微生物侵入诱发感染，做好个人卫生，保持会阴部和肛周皮肤清洁，及时发现泌尿道的感染，必要时就医。

4.下肢深静脉血栓　　长期卧床患者极易发生下肢深静脉血栓。长期卧床、肥胖等因素导致的血液瘀滞，高龄引起的血管损伤等均可能引发下肢深静脉血栓。充分掌握下肢深静脉血栓形成的发病原因和起病规律，对预防护理下肢深静脉血栓形成可起到有效的指导作用。

（1）促进血液循环，避免血流瘀滞。长期卧床患者定时变换体位，2 h翻身1次可促进下肢静脉血液回流。踝关节主动和被动运动时可增加股静脉的流速、流量，缩短血流加速时间。膝关节及足踝运动可以增强腓肠肌泵的功能，足踝的屈伸、内外翻及环转运动能增加股静脉血流速度，可促进血液循环，进而预防下肢深静脉血栓的发生。其中以主动环转运动对股静脉血流的促进作用最强，预防作用最为理想，可以降低下肢深静脉血栓发生率75%~77%。适当地抬高下肢，但应尽量避免仅在膝下垫枕导致屈膝、腘窝血管受压，影响静脉血液回流。

（2）注意日常给予腓肠肌和比目鱼肌的按摩及保暖。若患者已经发生肢体肿胀疼痛，应避免按摩或热敷常规护理。提高患者的自我防护意识，教会患者及其家属观察肢体皮肤颜色、温度及肿胀程度。

（3）中医穴位按摩：可使用穴位按摩治疗仪按摩足三里及三阴交，30 min/次。足阳明胃经和足太阴脾经均走行于下肢，取足阳明胃经的足三里穴和足太阴脾经的三阴交穴可激发两经的经气，调节脾胃生理功能，达到健脾益气、活血化瘀、疏通经络之效使毛细血管及微静脉扩张，充分改善下肢血液循环。

# 第七节　疫情期间社区居民心理护理

有关研究显示，大众对突发疫情的心理反应强度与其和患者社会关系密切程度有关，虽然此反应强度同时也受个体性别、职业、文化程度、认知及性格等多方面因素影响，但恐惧、强迫、焦虑和疑病是普遍负面情绪，因此，疫情防控期间及时识别高危人群，开展心理干预及支持，避免应激后创伤十分必要。

## 一、居家隔离患者心理护理

居家隔离患者因为突然活动受限，担心自己生病或传染家人，心理处于高应激状态，通常会伴随情绪和行为的改变，一般人会表现为：不确定感、不知所措、焦虑、恐惧、急躁等，甚至有人会出现不配合回答个人资料信息、患得患失、担心预后等情绪。所以要求我们在护理上要给予更多的耐心与热情，取得患者及其家属的信任与配合，使患者能耐心配合完成相关检测。

1.给予及时信息支持　及时推送有关疫情权威的信息，帮助患者了解事态变化及正确的防护知识，了解自己被确诊或被排除的各种可能结局，做好相应的思想准备，并学会过滤不客观评论带来的负面情绪。

2.接纳情绪　理解和接受患者负面情绪的表达，采用一些方法（放松技巧，发泄疏导技术，聚焦技术等）缓解不愉快情绪。单独居家隔离者应保持与外界的联系，可以向家人、朋友倾诉，亲人的陪伴是最有力量的支持。也可以记录自己的情绪日记，提高患者应激适应能力，同时教会患者尽量保持情绪平稳、不恐慌，不悲观，像平时一样规律地生活。

3.鼓励适应　引导患者学会独处，学会做深呼吸或室内舒缓运动等缓释紧张情绪。多给自己一些积极的心理暗示，多听音乐、看有意义的视频，回忆美好的事物，调动自己抵抗疾病的免疫力，帮助身体更好地促进健康。

4.保持对他人的关怀　让患者明白自己的治疗经验也可能作为他人有价值的借鉴。帮助别人是获得愉快感和自我价值感的重要途径。

5.开展危机干预，提供线上心理支持　解决患者出现的严重创伤反应，如失眠、噩梦、呼吸困难、窒息感或消化不良等，构建疫情暴发下的健康心理状态。

## 二、隔离患者家属心理护理

当家庭成员被隔离，家属会因为帮不上忙，又担心自己会不会染病而产生双份焦虑。而家属的支持，可以极大程度降低患者的负面心理，促进康复。因而，尽早给予家属心理护理干预，缓解家属焦虑、恐惧、自卑情绪，可以更好地配合疫情防控工作。

1.关注家属情绪状态　善用专业的心理帮助途径，如心理科普文章，心理热线咨询及线上心理援助来缓解焦虑。

2.情绪会影响和相互传导　家属作为隔离患者强大的物资与精神支持者，除了优化自身情绪，保持心态平和外，还应加强与患者的联系与沟通，及时关注患者的情绪变化，多与患者分享感受，分享情绪，分享家庭近况，给予家人足够的爱与鼓励。

3.理智关注官方信息　细心留意生活中可能出现的感染风险，做好自身消毒隔离防护。

4.家属要留意自己的症状 家属在留意自己的同时，也不要过度关注自己的不适，并与疫情联系起来。过度关注会放大躯体化症状，出现假性感染症状。但如果有明显生理和情绪困扰，需积极就诊，首选网络就诊平台。

### 三、普通人群心理护理

普通人群在疫情防控期间虽然没有直面疫情的威胁，但由于正常的生活规律被打乱，获取有关疫情的信息太多，周边环境安全的不确定性，有可能出现不恰当的情绪反应，如恐慌、恐惧、易怒、攻击行为、行为退缩或盲目乐观。

1.正确对待官方信息 以恰当的心态对待官方权威信息，了解疾病进展情况，做到"心中有数"，化恐慌为科学、适当的防护，同时做到不听谣、不信谣、不传谣。

2.正视自己的心境反应 传染病的暴发的确会给大众带来巨大的心理压力，学会接纳恐惧、紧张、焦虑的情绪是正常的，不是个人太脆弱。对抗焦虑、失控感最好的办法就是正视自己的恐惧。利用互联网平台，多与家人、朋友联系，沟通感情、相互鼓励及支持，建立线上抗疫同盟。合理宣泄情绪，及时进行自我调整。

3.保持健康的生活方式 规律作息，适度运动，合理饮食，养成良好的卫生习惯。不使用烟、酒作为缓解焦虑的途径。对疫情抱着积极和科学的态度，听从专业的建议，科学防治。

4.正向思维 做有意义、有价值感的事情。结合自身情况，做力所能及的事情来帮助他人，宣传正确的科普知识或传播正能量，哪怕仅仅是读一本书或陪伴家人，都是有意义的事情。虽然不能像一线的白衣战士一样战斗，但是通过自我居家隔离，也能为战胜疫情贡献自己积极的力量。

# 第八节 疫情期间的社区居民健康宣教

## 一、疫情期间的健康宣教内容

1.新型冠状病毒肺炎相关知识 新型冠状病毒肺炎的定义、传播途径、易感人群、什么是疑似病例和确诊病例及无症状感染者、什么是聚集性疫情、传染病防控中如何做到"四早"。

2.个人防护知识　不同人群如何正确选择口罩、各类型口罩的佩戴要点、口罩的保持和清洁、七步洗手法的正确操作步骤及洗手的时机。

3.特殊人群防护知识　妊娠期妇女、儿童、老年人防护要点。

4.家庭消毒　常用的家庭消毒方式及消毒剂选择、消毒的注意事项、有居家医学观察人员的家庭消毒方法。

5.居家防护　公共场所自我防护知识、与确诊或疑似病例密切接触者居家隔离应观察什么、小区出现确诊或疑似病例该如何预防传染、居家期间如何保持健康生活。

6.个人出行　乘坐公共交通工具、骑坐自行车及电动车、乘坐私家车分别如何做好个人防护、外出返回家中的注意事项。

7.工作场所防护知识　上下班途中注意事项、办公区域如何做好防护、乘坐电梯、员工就餐、召开会议的注意事项。

8.就医相关知识　哪些情况下需要就医、出现发热及呼吸道症状如何就医。

9.心理防护　普通人群如何保持心理健康、哪些人群需要进行心理干预。

10.健康生活方式　如何合理膳食、普通人及特殊人群适量运动的标准。

## 二、疫情期间的健康宣教方式

良好的宣教方式可以让居民了解传染病，不再"谈病色变"，减少未知造成的居民恐慌现象，在科学的指导下认识疾病，防范疾病。

1.宣传栏　社区管理者可利用社区公共卫生宣传栏、宣传橱宣传科普知识，同时在居民小区制作板报、横幅、标语等醒目标志进行提醒，宣传内容做到图文并茂、通俗易懂。

2.宣传手册　社区制作图文并茂的宣传手册，发放给社区居民，提高传染病相关知识普及度。

3.媒体宣传　社区工作人员以向社区居民推荐权威新闻媒体、权威微信公众账号、电视专家讲座等，提高社区居民获取疫情相关信息能力，同时保证居民所获取信息的质量和权威性。

4.线上宣教　社区护理人员可建立居民小区微信群、QQ群，或利用智慧社区客户端等信息平台与社区居民建立密切联系，进行线上疫情防控知识宣教。

# 参考文献

[1]王玲.突发公共卫生事件危机管理体系构建与评测研究[D].天津：天津大学，2004.

[2]李超凡.公共卫生突发事件的社区卫生服务保障体系研究[D].陕西杨凌：西北农林科技大学，2013.

[3]周志衡，王家骥.发挥全科医生在突发公共卫生事件中的积极作用[J].全科医学临床与教育，2005，3（2）：65-67.

[4]梁纪伟，薛爱丽.从SARS到甲型H1N1流感看我国公共卫生的进步[J].海峡预防医学杂志，2010，16（6）：78-79.

[5]ZHOU P，YANG X，WANG X，et al.A pneumonia outbreak associated with a new coronavirus of probable bat origin[J].Nature，2020，579（7798）：270-273.

[6]国家卫生健康委办公厅，国家中医药管理局办公室.关于印发新型冠状病毒感染的肺炎诊疗方案（试行第五版）的通知（国卫办医函〔2020〕103号）[EB/OL].http：//www.gov.cn/zhengce/zhengceku/2020-02-05/content_5474791.htm，[2020-02-04].

[7] ZHAO Y，ZHAO Z，WANG Y，et al.Single-cell RNA expression profiling of ACE2，the putative receptor of Wuhan 2019-nCov[J/OL].2020-01-26.https：// www.medrxiv.org.

[8] ZHANG H，KANG Z，GONG H，et al.The digestive system is a potential route of 2019-nCov infection：a bioinformatics analysis based on single-cell transcriptomes[J/OL].2020-01-31.https：// www.medrxiv.org.

[9] HUANG C，WANG Y，LI X，et al.Clinical features of patients infected with 2019 novelcoronavirus in Wuhan，China[J].Lancet，2020，395（10223）：497-506.

[10] MAHALLAWI W H，KHABOUR OF，ZHANG Q，et al.MERS-CoV infectionin humans is associated with a pro-inflammatory Th1 and Th17 cytokineprofile[J].Cytokine，2018，104：8-13.

[11] GUO X J，THOMAS P G.New fronts emerge in the influenza cytokine storm[J].Semin Immunopathol，2017，39（5）：281-017.

更多参考文献请扫码查看